临床技能培训丛书

眼视光实践技能操作手册

主　编　刘陇黔

编　者（以姓氏笔画为序）

马　薇　王　雪　王晓悦　包　力　刘陇黔
杨　必　杨旭波　杨国渊　吴倩影　陈　浩
陈涛文　唐昂藏　唐雪林　董光静　曾志冰
熊　玲　颜　月　魏　红　魏　欣

编写秘书

马　薇　周　舟　何　霄

编写单位

四川大学华西临床医学院眼视光学系

人民卫生出版社

图书在版编目（CIP）数据

眼视光实践技能操作手册 / 刘陇黔主编.—北京：人民卫生出版社，2019

（临床技能培训丛书）

ISBN 978-7-117-27852-2

Ⅰ.①眼… Ⅱ.①刘… Ⅲ.①屈光学－手册 Ⅳ.①R778-62

中国版本图书馆 CIP 数据核字（2019）第 020672 号

临床技能培训丛书

眼视光实践技能操作手册

主　　编：刘陇黔
出版发行：人民卫生出版社（中继线 010-59780011）
地　　址：北京市朝阳区潘家园南里 19 号
邮　　编：100021
E - mail：pmph @ pmph. com
购书热线：010-59787592　010-59787584　010-65264830
印　　刷：中农印务有限公司
经　　销：新华书店
开　　本：889×1194　1/32　**印张**：12
字　　数：301 千字
版　　次：2019 年 9 月第 1 版　2021 年 11 月第 1 版第 2 次印刷
标准书号：ISBN 978-7-117-27852-2
定　　价：118.00 元

（凡属印装质量问题请与本社市场营销中心联系退换）

前言

眼视光学是一门眼睛和视觉健康保健医学专业，通过处方配镜、视功能训练、光学及药物等方法来诊断、治疗和预防相关疾病和障碍，达到增进视力的目的。眼视光的高等教育在发达国家已有一百多年的历史，而国内仅有近三十年的历史。由此导致国内眼视光学从业人员学历及其相应的水平参差不齐，尤其是技能水平高低悬殊。

在学习知识的过程中，实践技能操作一直处于一个举足轻重的地位。眼视光学作为理论和实践结合的学科，实践教学历来在眼视光学教学中扮演着极为重要的角色。实践是检验理论的标准，学科创新与发展也与实践息息相关，通过实践过程可以为理论的创新提供证据。随着信息化的推进，人们对眼部健康提出了新的要求，规范的实践流程，严谨、科学的检查步骤有利于准确分析与诊断。医学临床技能操作性要求极高，更需要强化实践操作才能真正将理论知识与实践结合并掌握透彻。眼视光学作为一门使用非手术方式，运用各种仪器与光学手段进行眼部异常评估、诊断和矫正的专业，对实践操作的要求也是十分严格。

由于目前全国各地四年制眼视光专业尚无一本较为全面与规范的操作手册，为了规范实践操作的步骤与方法，促进学科发展，我们参照国内外相应的教材书籍，结合我们多年的实践和教学经验编写了《临床技能培训丛书——眼视光实践技能操作手册》一书。本书编写体系适应广大眼视光学专业的教学内容，对眼视光学检查以及处理操作进行了规范。

本书秉承传承、创新、实用、规范、全面的原则撰写，共分为七章，分别为大家介绍了视光学基础检查、眼部检查、双眼视和眼球运动异常检查、眼镜学、接触镜验配、低视力检查与验配以及眼科特殊器械检查。全面是本书的最大的特点。书籍内容丰富，几乎涵盖了眼视光学专业所涉及的所有操作内容。另外，书中每一章节的内容均包括了实验目的、操作前准备、操作步骤和结果分析。同时还有大量图片、图示、标准参考值、表格、注意事项以及复习思考。借此希望阅读此书的读者可以在达到规范操作步骤的同时，更容易理解如此操作的原因；并通过每章节最后的“复习思考”，将所学习的内容进一步扩展。

本书在编写过程中，尽量做到了简洁、全面且实用，由于篇幅和章节的限制不能更具体和详尽地阐述每一步骤的具体原因，所以还需要读者具备一定专业理论基础。期望通过本书为眼视光专业学生学习专业课程提供较为全面且准确的实践指导，为他们日后工作打下扎实的基础，同时也可成为眼视光从业人员的必备手册。本书可作为眼视光专业本科或大专的实践课教材，亦可作为眼镜行业验光师培训教材或自学用书。

本书的撰写、修订和出版得到了人民卫生出版社的大力支持；特别感谢眼视光专业的开拓者们积累的丰富经验，使得本书内容翔实。本书凝聚了编者们多年的工作实践经验和教学积累，谨在此书出版发行之际一并奉上我们衷心的感谢。

撰写过程中，疏漏在所难免，望各位读者提出宝贵意见。

刘陇黔

2018 年 12 月

目 录

第一章 视光学基础检查

第一节 视力检查

视力是眼睛黄斑中心凹对形觉辨别的功能，也称为中心视力，是视功能的主要标志。中心视力的检查是每个眼科和视光门诊的患者或常规体检的例行检查项目，分为远视力与近视力。

一、远视力

【目的】

检查中心视功能。

【操作前准备】

1. 操作环境　可容纳 5m 的检查距离的检查室。若空间不足可在 2.5m 处设置镜子，受检者坐于视力表前，通过观察镜中视标也可使检查距离达到 5m（图 1-1）。

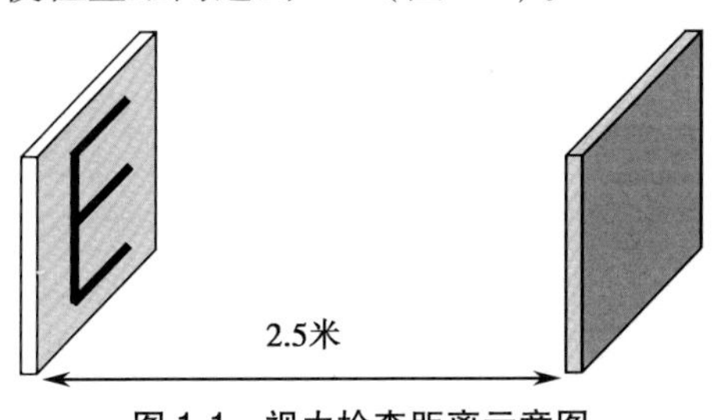

图 1-1　视力检查距离示意图

2. 仪器及物品　配有照明灯箱的视力表，带有小孔的遮眼板。

3. 人员准备　被检者如有常用眼镜，应准备。

【操作步骤】

1. 检查裸眼视力

（1）确定检查距离为5m，打开灯箱。

（2）先查右眼视力，后查左眼视力（图1-2）。遮眼板遮住即可，不要压迫眼球。

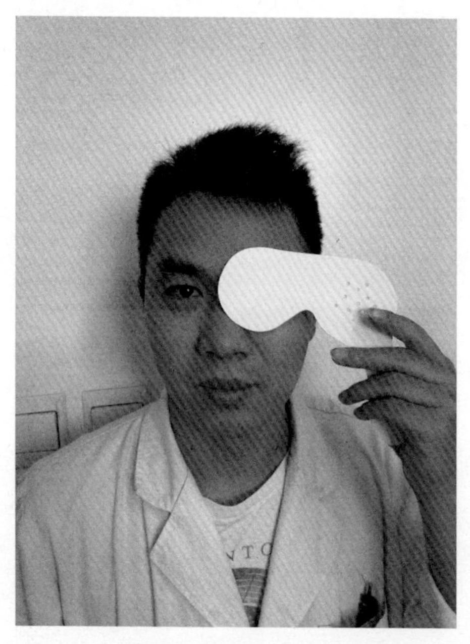

图1-2　视力检查示意图

（3）指导受检者从上往下辨认，每行应辨认正确2/3以上方可往下继续，记录视力值。

（4）若被检查者在5m处不能读出视力表的第一行视标，

嘱被检者向前走，缩短检查距离（以 1m 为单位），直至可以辨认第一行视标为止，记录检查距离并进行换算，0. 1×d/5（d 为实际检查距离）。如在 3m 看到第一行视标，则该受检者的视力为 0. 06。

2. 检查针孔视力　若被检者裸眼视力不能达到正常，应检查针孔视力。

（1）用带小孔遮眼板遮盖双眼左眼，嘱被检者右眼首先通过遮眼板上的小孔看视力表（图 1-3）。

（2）翻转遮眼板，嘱被检者左眼通过遮眼板上的小孔看视力表（图 1-3）。

（3）按照“1”的方法，分别记录左、右眼的视力。

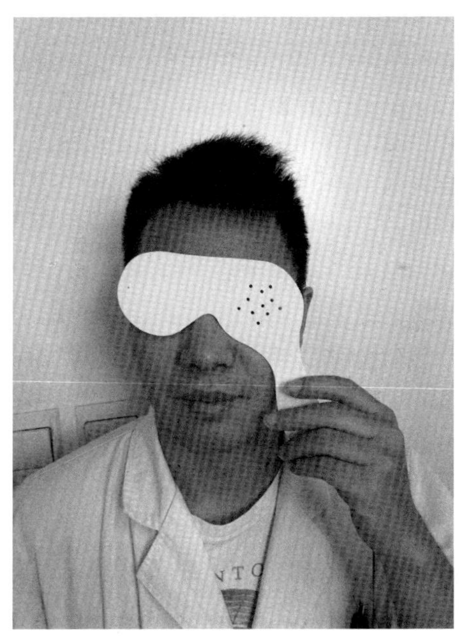

图 1-3　针孔视力检查

3. 检查矫正视力　若被检者已配有远矫正眼镜，需检查戴镜检查矫正视力。

（1）令被检者戴上眼镜，用遮眼板遮盖于眼镜前。

（2）按照“1”的方法，分别记录左右眼的视力。

4. 检查数指视力　若被检者于视力表前1m仍看不清，可用检查者的手指作为视标检查视力，所查视力称为数指视力。

（1）打开照明光源，令被检者背光而坐。

（2）伸出2或3根手指，从1m处逐渐移向眼球，直至能辨认手指数。

（3）记录为：20cm数指，CF（counting fingers）/20cm。

5. 检查手动视力　若被检者在眼前5cm仍不能辨认手指数，可用检查者的手指作为视标检查视力，所查视力称为手动视力。

（1）打开照明光源，令被检查者背光而坐。

（2）检查者摇动手，由远及近，直至能辨认手动。

（3）记录为：20cm手动，HM（hand move）/20cm。

6. 光感　若被检者不能辨别手动，需检查光感。

（1）关闭照明光源。

（2）手持笔灯于暗室中，于5m远处问受检者有无光存在，不能则继续向前1m，直至能感知光亮。

（3）若可以辨出则记录为：4m光感，LP（light perception）/4m，至眼前仍不能辨认，记录为无光感，NLP（no light perception）。

7. 光定位　对于视力低下、眼屈光介质混浊的受检者，可查光定位，以了解受检者的眼底情况。

（1）关闭照明光源。

（2）指导被检者保持头眼不动。

（3）于眼前大约1m处，手持笔灯分别放置在上、右上、右、右下、下、左下、左、左上 8 个方向（检查时，各方位应随机，不可按顺序移动，必要时重复检查），令被检者指出光的方向。

（4）用“+”代表指认正确，用“-”代表不能指认方向或方向错误。

【结果分析】

1. 单眼正常视力为 1.0，5 岁以上儿童视力应该达到 0.7，3 至 5 岁的儿童视力应达到 0.5。

2. 视力达到 1.0 而受检者自述视物稍有模糊，有可能为眼泪或者分泌物造成。也有可能是集合功能不足的患者，误将复视当成视物模糊。

3. 双眼视力为 1.0 及以上，多为正视，也可能是轻微远视，需验光鉴别。

4. 裸眼视力：若远视力不佳而近视力正常，可能有屈光不正。

5. 裸眼视力：若近视力不佳而远视力正常，可能为调节功能异常。

6. 裸眼视力：若远视力与近视力都不好，则可能有器质性病变。

7. 若裸眼视力不佳，而小孔视力有提高，同样提示屈光不正。

【注意事项】

1. 需定期更换视力表灯箱的灯管，保持标准亮度。

2. 查视力时必须严格遮盖，若被检者中心视力被病变遮挡，需要偏头方能看见，可用纱布遮盖另一眼，以免另一眼参与检查。

【复习思考】

1. 中心视力主要是反映视网膜哪个部位的功能？

2. 如果被检者在检查时眯眼会对结果有什么影响？

二、近视力

【目的】

检查近距离中心视功能，同时了解受检者的调节功能。

【操作前准备】

1. 操作环境　常光检查室。

2. 仪器及物品　遮眼板，近视力表。

3. 人员准备　被检者如有常用近用眼镜，应准备。

【操作步骤】

1. 打开照明光源，保证光线充足，检查距离33~40cm。

2. 使光照在近视力表上，遮盖被检者一眼。

3. 按照远视力的检查原则，嘱被检者读出近视力表的视标，分别记录左右眼的视力。

【结果分析】

见远视力结果分析第5~7条。

【注意事项】

近视力检查应在光线照明充分、均匀的检查室进行，避免视力表出现眩光，也要避免因光线较暗而引起的检查误差。

【复习思考】

近视力主要是反映眼的什么功能？

（曾志冰）

第二节　婴幼儿视力检查

一、注视/跟踪注视法

【目的】

通过注视法/跟踪注视法评估婴儿的视力。

【操作前准备】

1. 操作环境　自然光线下环境。

2. 仪器及物品　小灯源（如笔灯）。

3. 适用人群　出生后半岁内婴儿。

【操作步骤】

1. 打开小灯源（如笔灯）。

2. 将灯源放置于婴儿眼前约 40cm 处，左右上下来回运动。

3. 观察婴儿是否出现追随灯光的眼球运动。

4. 可前后调整测试距离。

【注意事项】

注视法/追踪注视法仅适用于定性婴儿是否存在视力损害，当婴儿未出现注视或追随灯源的眼球运动时，提示婴儿存在视力损害；但需注意出现注视或追随注视的眼球运动并不能排除婴儿不存在视力损害。

二、遮盖法

【目的】

通过遮盖法评估婴儿是否存在视力损害。

【操作前准备】

1. 操作环境　自然光线下环境。

2. 仪器及物品　遮盖板（也可用成人的手掌进行遮盖）。

3. 适用人群　1 岁以内婴儿。

【操作步骤】

1. 分左右眼检查、需仔细观察。

2. 先遮盖右眼，观察婴儿是否出现躲避遮盖的拒绝动作，如出现说明婴儿拒绝遮盖右眼。

3. 再遮盖左眼，观察婴儿是否出现躲避遮盖的拒绝动作，如出现说明婴儿拒绝遮盖左眼。

【注意事项】

遮盖法适用于定性检查婴儿的视力是否存在损害，当双眼视力相别较大时更容易判断。

三、白球定位实验法

【目的】

通过白球定位评估婴儿是否存在视力损害。

【操作前准备】

1. 操作环境　自然光线下环境。

2. 仪器及物品　大小不一的白球若干，黑色幕布。

3. 适用人群　1 岁以内婴儿。

【操作步骤】

将各种大小的白球滚在黑色的背景上，观察婴儿追踪白球运动的情况。

【注意事项】

若婴儿出现随白球滚动而出现的眼球运动，不能直接下无视力损害的结论；当未出现随白球滚动而出现的眼球运动时，提示婴儿存在视力损害。

四、视动性眼震仪

【目的】

通过观察婴儿观看视动性眼震仪时的是否会出现眼球往返运动，以评估婴儿的视力是否存在损害。

【操作前准备】

1. 操作环境　自然光线下环境。

2. 仪器及物品　视动性眼震仪。

3. 适用人群　1 岁以内婴儿。

【操作步骤】

1. 室内灯光亮度适宜，患儿由家长帮助端坐好。

2. 检查者将视动性眼震仪放置于患儿眼前，一手持视动性眼震仪，另一手转动眼震仪的转筒。

3. 观察患儿的眼睛有否出现随眼动仪转动而水平运动的眼震。

4. 在正常的情况下，当患儿能看到运动的条栅，患儿的眼睛会随着转筒运动而出现水平方向的眼震。而如果观察患儿的眼睛，未发现随转筒而运动的眼震，则可能存在视力损害。

【注意事项】

本法多用于定性检查，在用视动性眼震仪检查时，出现眼震并不能完全排除视力损害的存在。

五、优先注视法

【目的】

可定量评估婴幼儿的视力。

【操作前准备】

1. 操作环境 自然光线下环境。

2. 仪器及物品 Teller card 一套。

3. 适用人群 正常婴儿、智障幼儿、不能说话的幼儿。

【操作步骤】

1. 检查距离为 55cm，室内灯光适宜。

2. 将 Teller card 与灰色对比卡片一起插入卡槽内，置于患儿眼前。

3. 在 20 秒内观察患儿眼睛是否会移向条栅卡片的一方。

4. 若婴幼儿的眼睛注视条栅卡片的一方，逐渐降低条栅的空间频率，直至婴幼儿不表现出优先注视有条栅的一方。

5. 记录下患儿能识别出的条栅值最小的卡片。

6. Teller card 的背面印有相对应的 Snellen 视角值。

【注意事项】

1. 本检查是一种相对来说可以定量的方法。

2. 在检查时需耐心观察婴幼儿的反应。在测试过程中，观看婴幼儿对条栅卡的反应，是否有强烈的注视，或是否有长时间的注视，需仔细比较判断。

六、图形视力表法

【目的】

定量评估幼儿的视力。

【操作前准备】

1. 操作环境 自然光线下环境。

2. 仪器及物品 图形视力表、遮眼板。

3. 适用人群 4岁以下可以识别图形但不能识别标准视力表的幼儿。

【操作步骤】

1. 患儿坐于5m处，分左、右眼注视。

2. 检查时从最大的图形开始，依次减小图形视标。

3. 直至患儿不能识别出为何种图形。

4. 记录下此时的视力大小。

5. 若患儿在5m处不能识别，将检查距离缩短，可在2.5m处检查。

6. 若患儿在1m处仍不能识别出最大的图形，则改为数指。

【注意事项】

图形视力表的测试与标准视力表类似，图形视力表的优点为生动有趣，幼儿易配合。

七、视觉诱发电位检查

【目的】

评估幼儿是否存在视觉通路的异常。

【操作前准备】

与成人类似，请参照相关章节。

【操作步骤】

与成人类似，请参见第七章第六节。

【注意事项】

在用 VEP 客观评定婴幼儿的电活动时，其结果值不能参考成人的值，由于婴幼儿的大脑处于一个生长发育的阶段。因此 VEP 的结果需建立一个同年龄段的参考值，才能较准确地评估其视觉通路的损害程度。

【复习思考】

1. 婴幼儿视力检查有哪些方法?

2. 优先注视法的理论基础是什么?

（唐昂藏）

第三节　对比敏感度检查

对比敏感度是人眼在不同空间频率下分辨不同对比度或边界模糊物体的一种能力，对比敏感度检查是用正弦波条纹来检查人眼的分辨能力的检查。对比敏感度函数（contrast sensibility function，CSF）是在不同空间频率上对比敏感度的反映。许多病变早期视力、视野、色觉还未出现改变时，对比敏感度已经开始下降。

【目的】

作为最敏感的视功能检查之一，可以检查病变的早期改变。

【操作前准备】

1. 操作环境　室内空间可容纳 2. 5m 的检查距离。

2. 仪器及物品　对比敏感度仪 CSV-1000E，遮眼板。

3. 人员准备　患者如有屈光不正，需配戴矫正眼镜。

【操作步骤】

仪器分为 A、B、C、D 四个空间频率，每个空间频率分为两行圆圈，上下对应的圆圈中只有一个有条栅图案（图 1-4）。正弦波条纹频率从上到下递增，对比度从左至右递减。条栅方向一致，都是垂直方向。

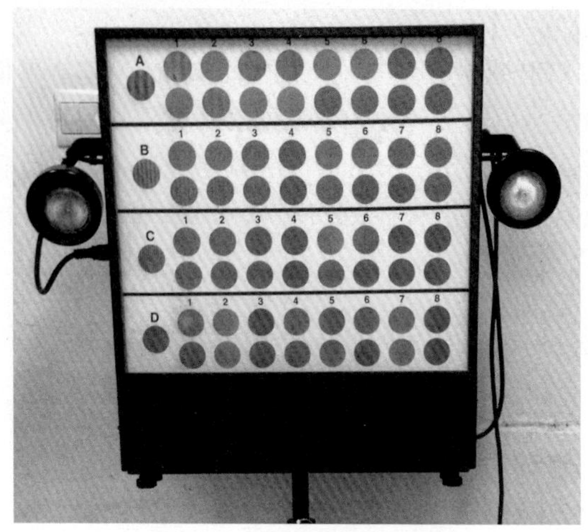

图 1-4 对比敏感度仪示意图

1. 明适应对比敏感度

（1）打开照明，确定检查距离 2. 5m，CSV-1000E 会自动将背景光保持在 85cd/m。

（2）用遮眼板遮住患者左眼。

（3）首先指导患者先看最左边的样本圆内的条栅（对比度最高），然后在其后的 8 列中寻找与样本相同的条栅（图 1-5）。B 字母下的视标即为样本视标。同一对比度的上下两行中只有一个有条栅图案。在检查 V 频率时背景光在其后点亮，而其他频率未被点亮。

（4）患者被要求说出条栅位置：上、下，直至回答上下都没有为止。

（5）记录患者能正确分辨的最后的数值作为 B 行的值。

（6）按照此方法检查并记录其他行的分值。

（7）遮盖右眼，以此方法测试左眼并记录分值。

（8）以“×”标记右眼值，以“O”标记左眼值，在表格中分别将左右眼的值用线连接（图 1-6）。将左右眼测定值分别以虚线、实线连接起来便得到对比敏感度曲线。

（9）打开眩光光源，按照上述方法测定眩光对比敏感度，记录检查结果（图 1-7）。

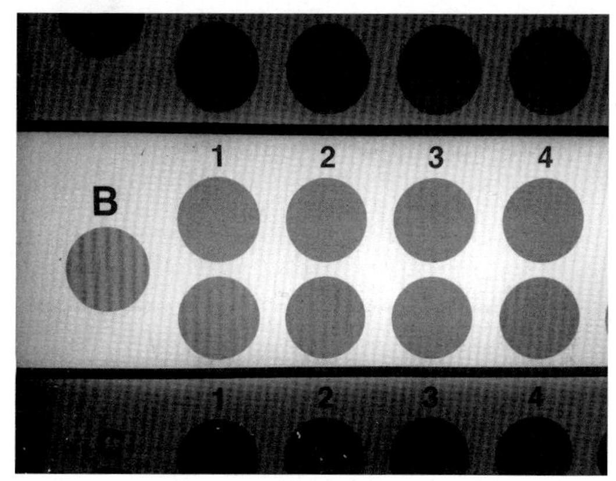

图 1-5　条栅检查示意图

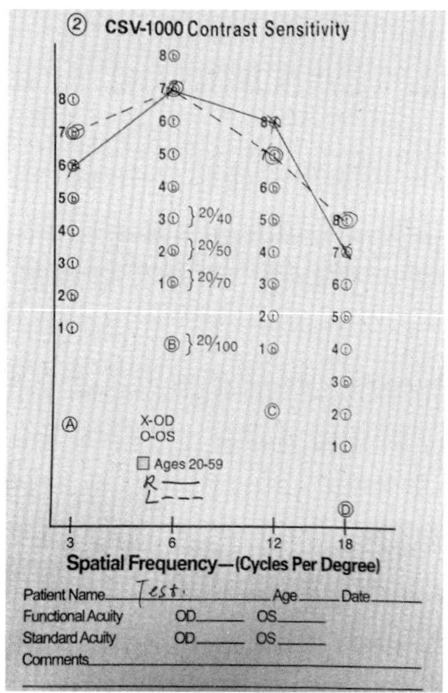

图 1-6　对比敏感度曲线

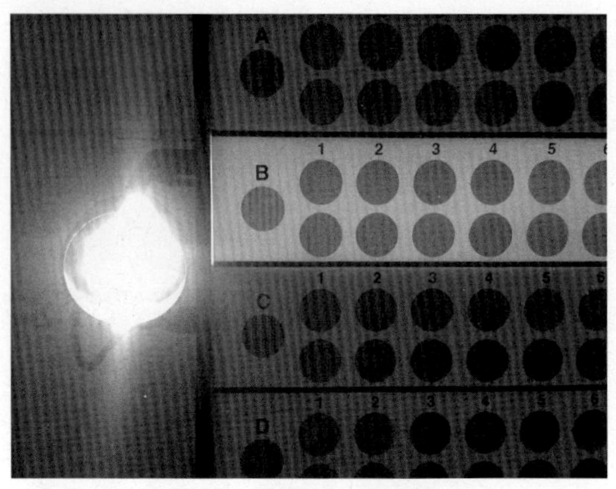

图 1-7　眩光对比敏感度检查

2. 暗适应对比敏感度

（1）关闭室内照明，CSV-1000E 会自动将背景光保持在 3cd/m。

（2）患者在此环境下暗适应 10 分钟。

（3）按照明适应的检查方法进行检查，并记录检查结果。

【结果分析】

1. 正常人对比敏感度　曲线呈倒“U”形，随着年龄增高，曲线峰值由高频向低频方向“移动”。

2. 年龄相关性黄斑病变　早期各频段 CSF 均下降，尤以中频区下降明显。

3. 糖尿病视网膜病变　即使视力达到 1.0，CSF 曲线已低于正常范围，中、低频段更明显，双眼曲线不对称。

4. 视网膜色素变性　在视力较好时，CSF 曲线即在高频段下降，随着病情发展，全频段都会降低。

5. 青光眼与高眼压症　即使中心视力达到 1.0，CSF 曲线在高频区明显低于正常。

6. 弱视　斜视性弱视表现为 CSF 曲线在高频区明显降低；屈光性弱视 CSF 在各频段均有所降低。

7. 角膜病变　角膜变形的表现为 CSF 在中、高频段下降，低频无明显变化；角膜混浊的各空间频率 CSF 均下降。

8. 白内障　早期视力无明显变化时，主要是中、低频受损。发展到成熟期时视力受损，各空间频率均下降，眩光时下降更明显。

【注意事项】

1. 检查对比敏感度时，患者若有屈光不正，应以最佳矫正视力进行检查。

2. 如果患者犹豫不决，或者重复提问发生错误时，可从对比度最低的第 8 列开始提问，避免因患者猜测产生的假象。

【复习思考】

1. 在明适应和暗适应的条件下对检查结果产生影响的因素有哪些？

2. 检查眩光对比敏感度的意义是什么？

（曾志冰）

第四节　对照视野检查法

【目的】

通过与检查者正常视野对比，粗略估计患者视野范围。

【操作前准备】

1. 操作环境　明亮安静的环境。

2. 适应人群　青光眼患者、视觉通路异常患者及其他各类可能影响视野的疾病患者。

【操作步骤】

1. 检查者与患者间隔 1m 并相对而坐，调整彼此座椅高度使双方眼睛处于同一水平高度。

2. 嘱患者用左手蒙着左眼，右眼注视检查者的左眼。

3. 检查者用右手蒙着右眼，左眼注视患者的右眼。

4. 检查者伸出示指使其置于检查者与患者中间平面。

5. 从颞侧向中央匀速地移动手指至患者报告发现手指结束。

6. 重复4、5依次检查上方、鼻侧、下方等其他3个方位。

7. 更换检查者和患者的眼别，重复4~6检查左眼。

【正常参考值】

以检查者正常视野做比较，内侧约60度，上方约49度，外侧约93度，下方约65度。

【注意事项】

1. 要求患者具有良好的固视能力。

2. 低度屈光不正患者需脱镜检查。

【复习思考】

检查发现视野范围缩小的原因有哪些？

（唐雪林）

第五节 色觉检查

【目的】

用于色觉异常的诊断和鉴别诊断。

【操作前准备】

1. 操作环境 安静明室。

2. 仪器及物品 色觉检查图谱、D-15色盘。

【操作步骤】

1. 假同色图

（1）被检测者取舒适坐位，置色觉检查图谱（图1-8）于被检测者眼前0.5m处。

（2）嘱被检测者5秒内读出图中信息。

（3）更换图片重复检查3次。

2. D-15色彩排列试验（图1-9）

（1）被检测者取舒适坐位，置打乱顺序的有色棋子于被检测者眼前 0.5m 处。

（2）嘱被检测者将多个有色棋子依次将与前一个棋子颜色最接近的棋子排列在前一个棋子的后面。

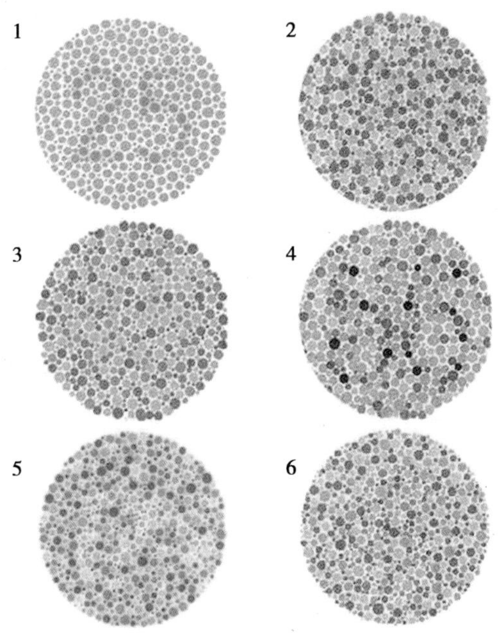

图 1-8　假同色图

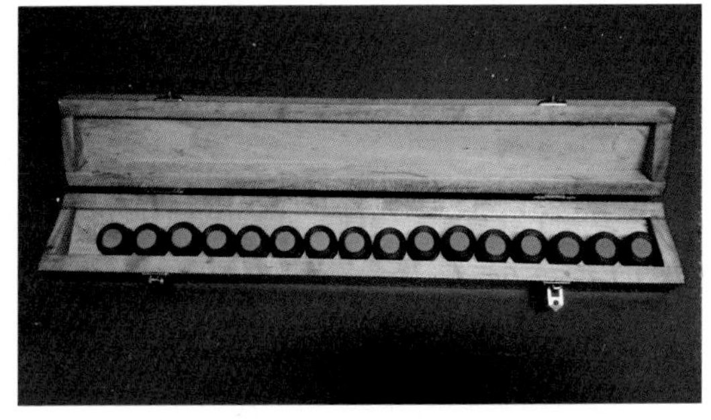

图 1-9　D-15 色彩排列盒

（3）用记录纸将结果排列好的棋子顺序记录下来（图1-10）。

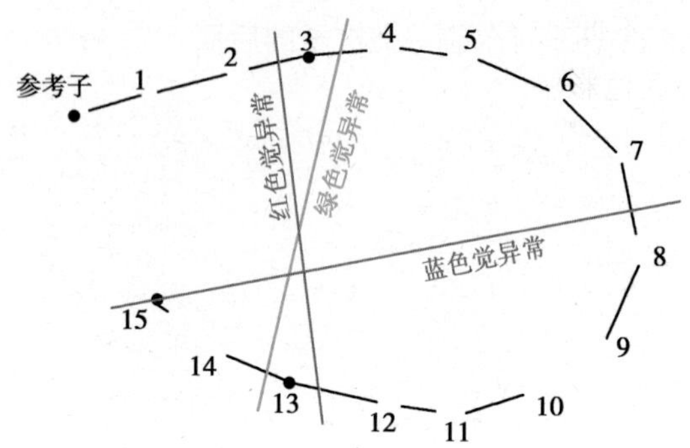

图 1-10　D-15 色彩排列实验结果单

【结果分析】

1. 结果分析原则

（1）连线顺着号数形成一圆形，则为通过，即正常视觉。

注意：若连线将圆形图横切一根时，多是因为被检者不注意，可重新检查。

（2）连线中有 2 根或以上平行横断线，视为异常。根据号码的顺序连线与指示线关系进行判断，为何种色觉异常。

2. 结果示例（图 1-11）

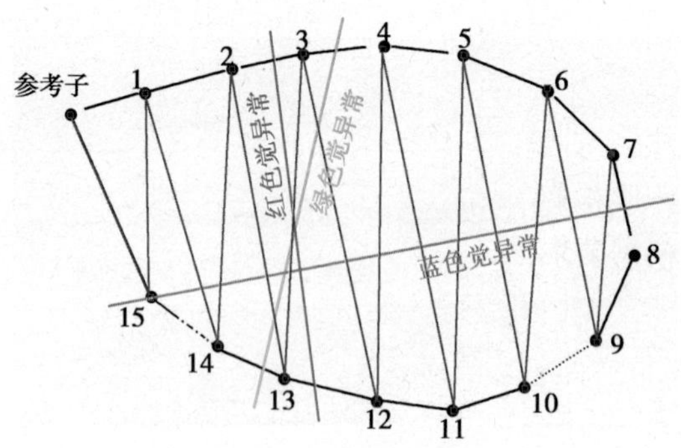

图 1-11　红色觉异常

【注意事项】

1. 屈光不正者需戴镜检查，但不能戴有色眼镜。

2. 照明不低于150lx，以500lx为宜。

3. D-15色彩排列试验允许被检者更改色相子序列，直至满意为止，正常人应在2分钟内完成。

【复习思考】

为什么要在自然弥散光下进行检查？

（陈 浩）

第六节 球面检影法

【目的】

了解检影镜的结构和光学原理，理解各种屈光状态下的影动类型，通过影动类型判断屈光状态，并且准确地量化屈光不正程度。

【操作前准备】

1. 操作环境 低照度视光学实验室。

2. 仪器及物品 带状光检影镜、试镜架、串镜箱、镜片箱、模拟眼、注视视标。

3. 人员准备 检查者应矫正自身屈光不正后进行检查；被检查者应取下框架眼镜，若配戴隐形眼镜，应取下半小时后进行检查。

【操作程序】

1. 模拟眼检影

（1）根据要求设定好模拟眼球性屈光状态。

（2）把模拟眼放置高度和检查者检影高度保持水平，调整检影镜的投射光：亮度、宽度、发散光、平行光、会聚光。

（3）检查者与模拟眼的水平距离一定（50cm、65cm、100cm），观察模拟眼瞳孔影光的运动情况，如果是“顺动”

就加远视镜片，“逆动”就加负镜片，直至“中和”。

（4）插片的度数为总检影度数，模拟眼的屈光度数等于总检影度数减去工作距离的倒数（距离以 m 为单位）。远视镜片为正，近视镜片为负。

2. 人眼检影

（1）令被测者注视视标，先检查右眼，后检查左眼（图 1-12）。

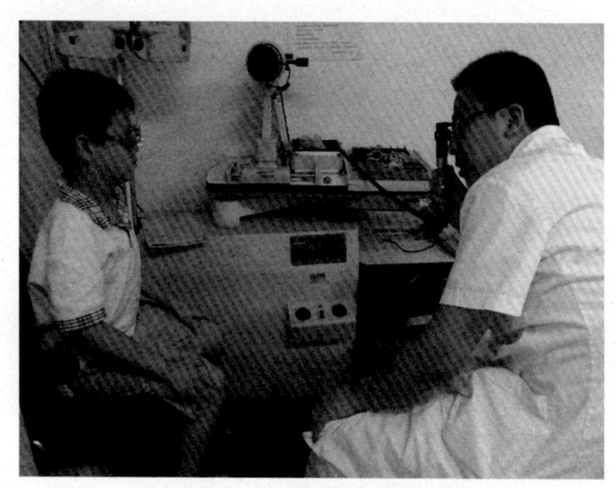

图 1-12 球面镜检影示意图

（2）改变套筒的位置或检查距离。增加影光的亮度来判断被测者屈光状态为球性或散光。

（3）360 度转动检影镜的光带，影动的状态没有改变即为球性屈光不正，如果屈光状态是球性，可观察到顺动或逆动的影光与光带的轴向无关，增加正镜片或者负镜片直到影光不动为止，此时的影像为“中和点”。

（4）一般情况下，影像充满整个瞳孔而且比较亮，初次判断中和点困难时可以观察“反转点的位置”，对检影距离稍作调整体会中和点的状态，所加镜片的类型取决于被测者的屈光不正程度。

（5）如果影动反光很暗甚至黑暗，无法判断影动的顺逆，除屈光介质混浊外，说明屈光不正程度很高，可实验性加较高的正或负镜片。

（6）如果加上后影光变亮，说明方向正确，继续加同号镜片，随着度数接近影光变亮再转动检影镜的套筒，再确定是否为球性屈光不正，中和需要的透镜度数是总检影度数。

（7）为了将总检影度数转换成纯检影度数，需要计算工作距离，将工作距离的倒数以负球镜的形式用代数法加到总检影度数中，得到的就是被检者的纯检影度数。

（8）纯检影度数作为客观验光的度数，结合试片等主观验光，得到每一眼的视力。

【结果记录】

1. 分别记录左右眼的纯检影度数。

2. 根据工作距离计算被检眼度数。

举例：工作距离为0.5m，检影度数为+3.00D，被检眼的屈光度数=+3.00－1/0.5=+1.00，即被检眼的度数为远视+1.00DS。

3. 光学十字记录：

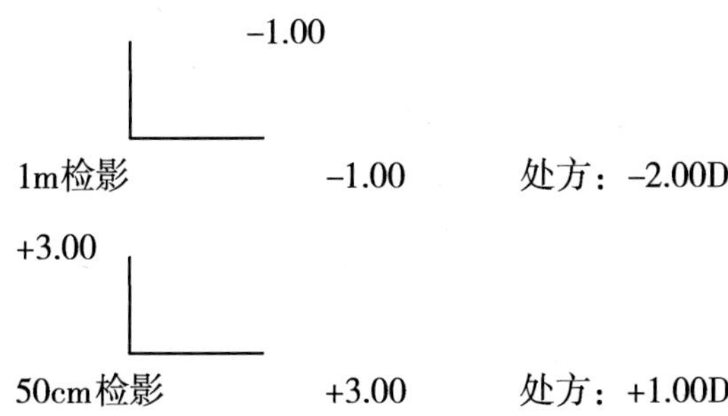

【注意事项】

1. 检影结果必须考虑工作距离进行换算。

2. 检影过程中要注意提醒被检影者，注视远方目标，睁开双眼，放松。

【复习思考】

1. 检影过程中，对不同工作距离应如何在处方里进行换算?

2. 简述如何通过影动来评估中和点。

（陈涛文）

第七节　散光检影法

【目的】

通过检影法判断散光的度数和轴向并正确记录。

【操作前准备】

1. 操作环境　暗室。

2. 仪器及物品　带状光检影镜、试镜架、镜片箱、模拟眼、记录笔纸。

3. 人员准备　检查者应矫正自身屈光不正后进行检查；被检查者应取下框架眼镜，若配戴隐形眼镜，应取下半小时后进行检查。

【操作程序】

1. 模拟眼检影

（1）对不同方位的影动进行中和，方法同第六节“球面检影法”。

（2）分别记录不同方向上中和后的度数，根据需要选择正球镜或负球镜作为散光度数及轴向。

2. 人眼检影

（1）被检查者戴上试镜架与检查者相对坐下，眼睛高度接近一致，两人距离约 50cm～1m。

（2）检查者双眼睁开，一眼靠近检影镜窥孔，嘱被检者注视后方投射视标放松调节。检查者转动投射光带并略微移动，观察各方向光带的亮度、宽度和移动速度。

（3）对不同方位的影动进行中和，方法同第六节“球面检影法”。

（4）分别记录不同方向上中和后的度数，根据需要选择正球镜或负球镜作为散光度数及轴向。

【结果记录】

1. 散光结果记录方法　同模拟眼散光检影记录方式。

2. 光学十字记录

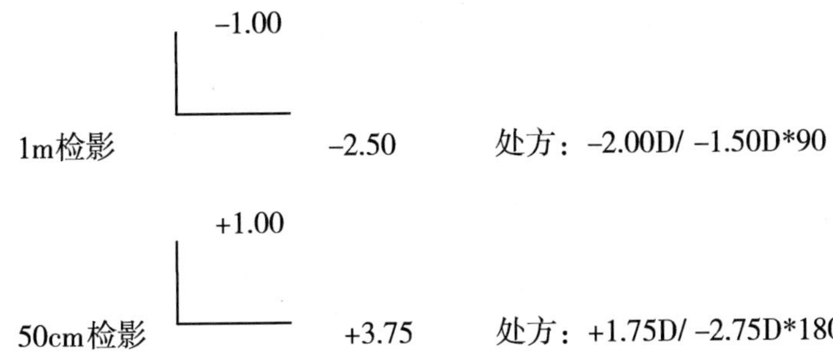

【注意事项】

1. 检影结果必须考虑工作距离进行换算，如果是使用综合验光仪上的检影片则为+1.50D，应采用67cm的检影距离。

2. 人眼小瞳检影时应嘱被检者注视远处视标减少调节影响。

3. 外伤或疾病引起的角膜形态不规则时，检影的影动很难找到合适的中和点，导致验光结果不太精确，矫正视力也不佳。

【复习思考】

1. 散光检影时如何准确的判断轴向？

2. 检影时，检查者的屈光不正为何需要矫正？

（马　薇）

第八节　综合验光仪的了解

【目的】

1. 对综合验光仪的光学原理和基本结构的初步理解。

2. 掌握综合验光仪的各种透镜和辅助镜的使用方法。

【操作前准备】

1. 操作环境　自然光环境。

2. 仪器及物品　综合验光仪、视标投射仪。

3. 人员准备　被检查者应取下框架眼镜，若配戴隐形眼镜，应取下半小时后进行检查。

【操作程序】

1. 被检者端坐于验光椅上，调整综合验光仪的验光盘（图 1-13），使其定位在受检者前面，调整坐椅或工作台高度。

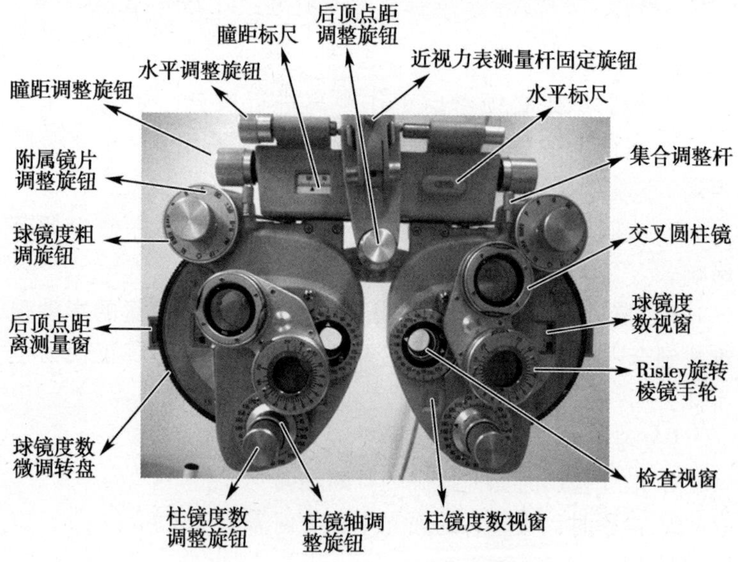

图 1-13　综合验光仪验光盘结构

2. 转动球镜旋钮及拨盘、柱镜及轴位旋钮，使所有刻度归零。转动附属镜片调整旋钮（图1-14）到0位，棱镜和交叉柱镜放在初始位置，不能加到视孔前。

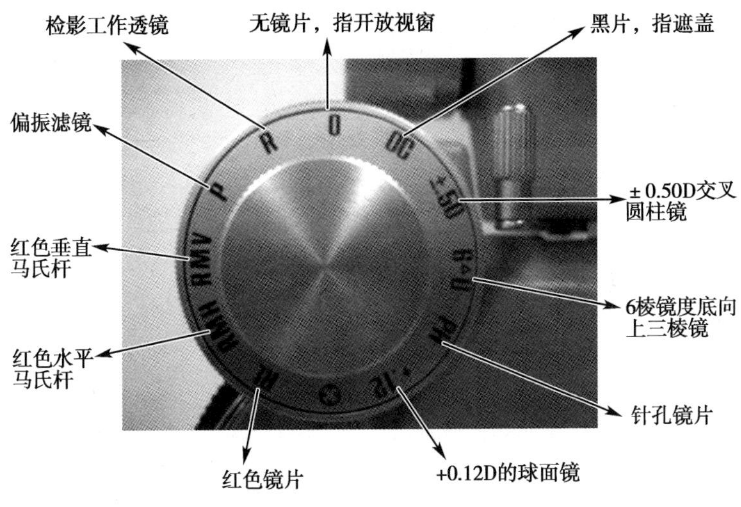

图 1-14　附属镜片调整旋钮

3. 转动水平调整旋钮，使气泡位于中心位置，保证仪器处于水平。

4. 转动瞳距旋钮，使验光盘上双眼视孔中心距离与被检者瞳距一致。看远时集合调整杆放在外侧。

5. 采用酒精消毒额托后，让受检者额头靠在额托上。

6. 调整验光盘的高度，使被检者双眼位于视孔中心。

7. 转动后顶点距调整旋钮，并从后顶点距离测量窗观察角膜和镜片间的距离。观测窗中，长线代表后顶点距为14mm，里侧每一条短线代表增加2mm。

8. 开始正式验光和视功能检查前，把室内照明调暗。看远时，不要打开头灯。远距离检查时使用视标投射仪投射远视标。

9. 看近时，集合调整杆移至内侧，打开头灯。放下测试杆，把近用视标卡移到检查所需的位置。

10. 准备工作完成后，进行后续的综合验光仪验光或视功能检查。

【注意事项】

1. 在测试前一定要检查各旋钮、拨盘、调节杆的位置是否正确，操作是否灵活。

2. 注意被检者的头位、坐姿是否正确，仪器高度是否匹配。即使验光期间被检者的头位也不要偏斜，以免柱镜轴位发生偏离。

3. 验光盘高度调好后，锁紧杆一定要锁紧，以免发生碰伤意外。

【复习思考】

1. 在综合验光仪上进行检影操作，可使用附属镜片中哪一个调整旋钮？具体操作方法和原理是什么？

2. 综合验光仪上柱镜度数都是负的，如果患者客观验光处方中柱镜是正的，预置到综合验光仪验光盘上的柱镜度数应如何调整？

（杨 必）

第九节 单眼球面主觉验光法

【目的】

通过被检者的主观反应，获得被检者单眼球镜度数。

【操作前准备】

1. 操作环境 房间亮度可调，被检者与投影屏间无障碍物。

2. 仪器及物品 综合验光仪、视标投影仪、瞳距仪或瞳距尺。

3. 人员准备 被检查者应取下框架眼镜，若配戴接触镜，应取下半小时后进行检查。

【操作程序】

1. 操作前准备工作参见本章第八节的操作步骤进行。

2. 在综合验光仪验光盘上置入双眼客观验光数据（图 1-15）。

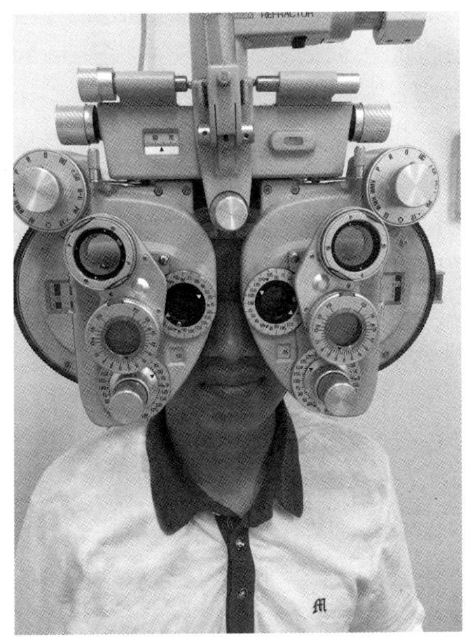

图 1-15　综合验光仪验光盘

3. 打开右眼，关闭左眼。

4. 检查被检者右眼视力。视力在 0.6 以上，直接进入下一步检查，若视力低于 0.6，则应先粗调球镜屈光度或使用内置辅镜的 PH 镜片检查视力能否提高到 0.6 以上，然后再进入下一步检查。

5. 投影仪投放 0.3 视力单行视标。

6. 雾视

（1）嘱被检者注视前方 0.3 视力视标，检查者拨动右眼球镜手轮，在眼前逐渐增加正球镜（增量约+1.50D左右），直至被检眼略感0.3视力视标模糊。

（2）嘱被检者注视视标3~5min，并告知被检者，若此行视标变清晰了，请立即告知检查者。若被检者表示视标变清晰，可继续在眼前增加正球镜，使被检者始终感觉0.3视力视标处于略模糊的状态，保持持续略模糊状态3~5min后，进入下一步检查。

7. 去雾视　以0.25D为一档逐渐增加负球镜，使被检者视力逐行提高，检查时应要求被检者逐行读出视标朝向，以确保在增加负球镜的同时视力有提高，最终达到最佳视力最大正镜化。可选择使用下列方法判断去雾视的终点：

（1）继续加负球镜，视力不再提高；

（2）红绿试验法：投影仪投放红绿视标（图1-16），嘱被检者先看绿色视标再看红色视标，比较哪个颜色视标中的数字更清晰。若红色视标中的数字更清晰，说明近视欠矫或远视过矫，应增加-0.25D球镜，若绿色视标中的数字更清晰，说明近视过矫或远视欠矫，应减少-0.25D球镜，直至红绿视标中的数字一样清晰。若不能达到红绿一样清晰，可使用0.12辅镜。

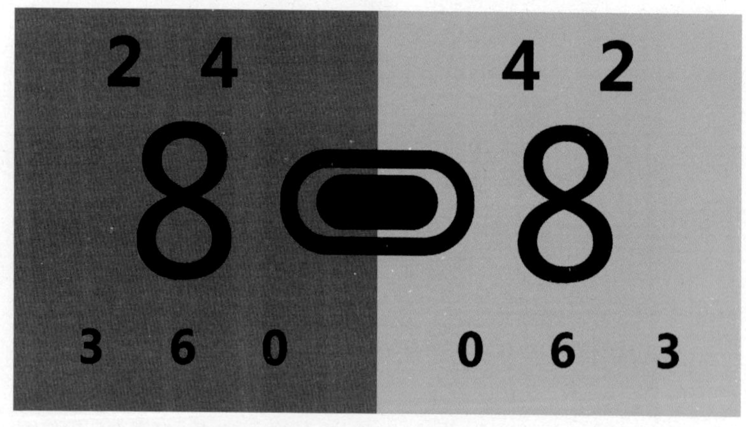

图1-16　红绿视标

如使用辅镜仍不能达到红绿一样清晰，可选择使绿色视标中的数字略清晰；

（3）更小更黑法。

【注意事项】

客观验光数据显示无散光，并不能说明被检者绝对无散光，还是应进行下一节的检查。

【复习思考】

哪种情况下，不适合选择红绿试验法判断去雾视的终点？

（董光静）

第十节 单眼散光主觉验光法

【目的】

通过被检者的主观反应，获得被检者散光度数和轴向。

【操作前准备】

1. 操作环境 房间亮度可调，被检者与投影屏间无障碍物。

2. 仪器及物品 综合验光仪、视标投影仪。

3. 人员准备 已获得被检者球镜度数（见本章第九节）。

【操作程序】

1. 若客观验光数据无散光，则先进行散光盘（图 1-17）检测，如散光盘检测结果和客观验光数据均显示无散光，可直接进入第九节检查，否则进入本节第二步检查。

散光盘检测方法：

（1）在单眼球面主觉验光数据的基础上增加+0.50D 球镜。

（2）投影仪投放散光盘视标。

（3）询问被检者散光盘中哪条线或哪几条线更黑更清晰。

（4）若被检者诉所有线条同样清晰，说明被检者无散光。

若被检者诉线条清晰度不同，说明被检者有散光，以清晰的线对应的较小刻度乘以 30，即为散光的轴向。若同时有几条线更清晰，则取几条线的中点再乘以 30。例如，被检者诉 1 点方向的线最清晰，则散光轴位是 1×30=30；被检者诉 2 点和 3 点两条线更清晰，则散光轴位是 2.5×30=75。

（5）调好轴向后，以-0.25D 为一档逐渐在眼前增加负柱镜，直至散光盘中所有线条同样清晰。每增加-0.50D 柱镜，应减少-0.25D 球镜。

（6）最后，在眼前增加-0.50D 球镜以抵消最初增加的+0.50D球镜。然后，进入下一步检查。

2. 投影仪投放蜂窝状视标（图 1-18）。

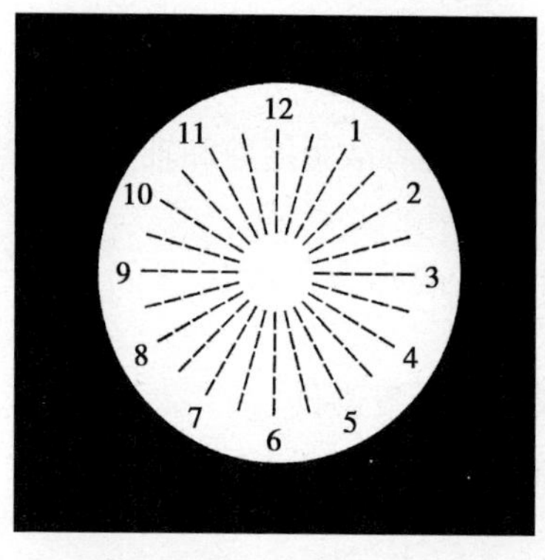

图 1-17　散光盘视标

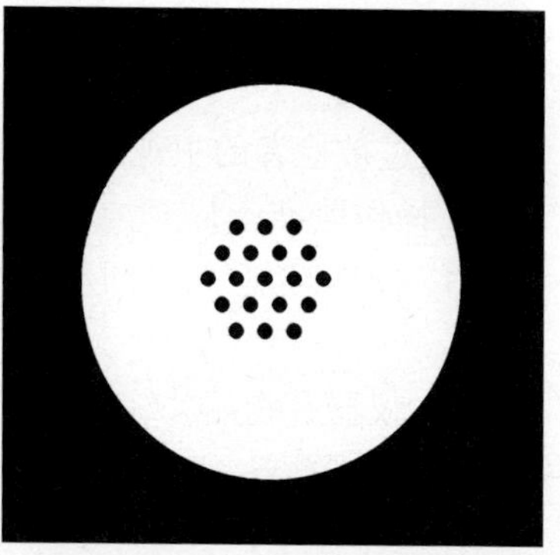

图 1-18　蜂窝状视标

3. 将交叉柱镜片转到视孔前。转动交叉柱镜片外环，使手轮轴向 A 对准已置入的柱镜轴向（图 1-19），完全对准时应发出轻微的“咔”声。

4. 确定柱镜轴向。

（1）任选交叉柱镜片的一个面作为“1”面，另一个面作为“2”面。翻转交叉柱镜片手轮，嘱被检者比较两面的清晰度（图 1-20）。

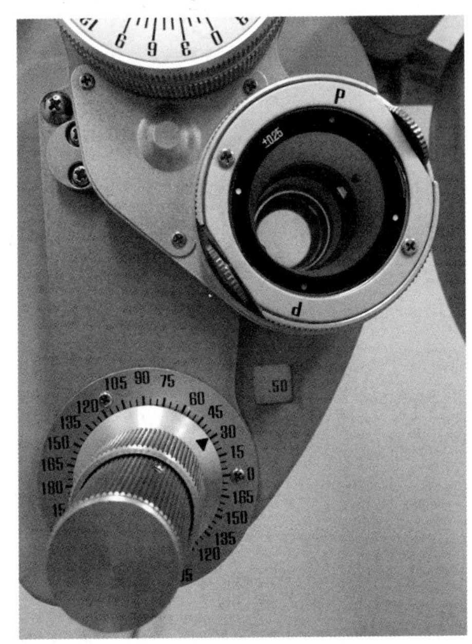

图 1-19　手轮轴向对准柱镜轴向

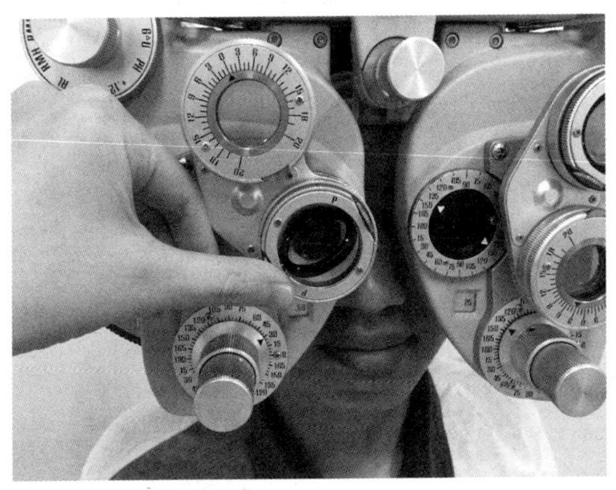

图 1-20　翻转交叉柱镜片确定柱镜轴向

（2）若“1”面和“2”面清晰度相同，则无需调整柱镜的轴向。若“1”面和“2”面清晰度不同，则需要调整柱镜轴向。

（3）将清晰面置于前方，然后找到离 A 点最近的红点位置，旋转柱镜轴向手轮，向红点方向调整，调整量由柱镜量决定。若柱镜≤1.00D，轴位“进十退五”，即每次调整 10°，再次翻转交叉柱镜片，若原来的清晰面变为模糊面，则回退 5°，直至“1”面和“2”面同样清晰。

（4）若柱镜>1.00D，轴位“进五退二”，即每次调整 5°，再次翻转交叉柱镜片，若原来的清晰面变为模糊面，则回退 2.5°，直至“1”面和“2”面同样清晰。

5. 确定柱镜度数

（1）转动交叉柱镜片外环，使交叉柱镜片上的 P 点对准柱镜轴向（图 1-21），完全对准时应发出轻微的“咔”声。同确定柱镜轴向一样，翻转交叉柱镜片手轮，嘱被检者比较两面的清晰度（图 1-22）。

（2）若“1”面和“2”面清晰度相同，则无需调整柱镜的度数。若“1”面和“2”面清晰度不同，当交叉柱镜片上红点与柱镜轴向平行时更清晰，则说明柱镜欠矫，应增加-0.25D柱镜，当交叉柱镜片上白点与柱镜轴向平行时更清晰，则说明柱镜过矫，应减少-0.25D 柱镜，然后继续比较“1”面和“2”面清晰度，直至两面同样清晰。

（3）若两面不能同样清晰，则选择较低的度数。请注意，每连续增加或减少-0.50D 柱镜，球镜应相应减少或增加-0.25D，以保持等效球镜度始终不变。

6. 再次达到最佳视力最大正镜化。依然可以选择前述三种方法判断终点：

（1）继续加负球镜，视力不再提高。

（2）红绿试验法：以 0.25D 为一档加减球镜，直至红绿

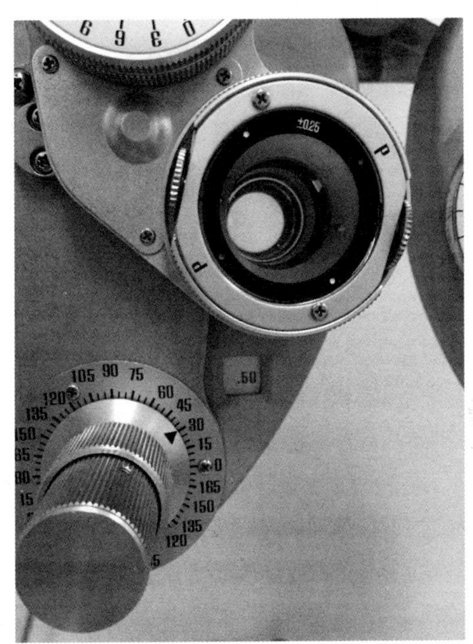

图 1-21　P 点对准柱镜轴向

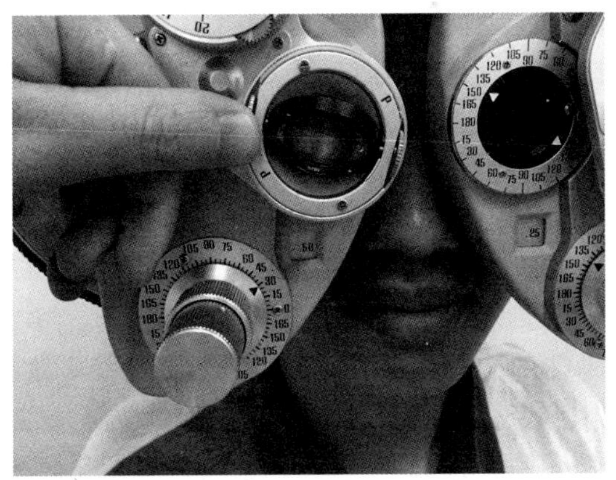

图 1-22　翻转交叉柱镜片确定柱镜度数

视标清晰度相同。若两者不能达到同样清晰，应选择使红色视标略清晰。

（3）更小更黑法。

7. 遮盖右眼，打开左眼，重复上述步骤进行左眼检查。

【注意事项】

若检查者认为通过客观验光所获得的柱镜值可信度较低，也可直接使用散光盘检测被检眼的柱镜轴向和度数，以此作为精确柱镜的起点。

【复习思考】

散光盘的原理是什么？

（董光静）

第十一节 双眼平衡

【目的】

通过双眼平衡使双眼调节刺激等同起来。

【操作前准备】

1. 操作环境 房间亮度可调，被检者与投影屏间无障碍物。

2. 仪器及物品 综合验光仪、视标投影仪。

3. 人员准备 已获得被检者单眼球镜度数、柱镜度数及柱镜轴向（见本章第九、十节）

【操作程序】

1. 调整双侧内置辅镜至“0”或“O”位。

2. 在双眼前同时增加+0. 75D 球镜。

3. 投影仪投放蜂窝状视标。

4. 将两侧旋转棱镜转到视孔前。右眼前的旋转棱镜调至$3^{\triangle}$BD，左眼前的旋转棱镜调至$3^{\triangle}$BU（图 1-23）。此时被检者应该看到两个上下分离的蜂窝状视标。

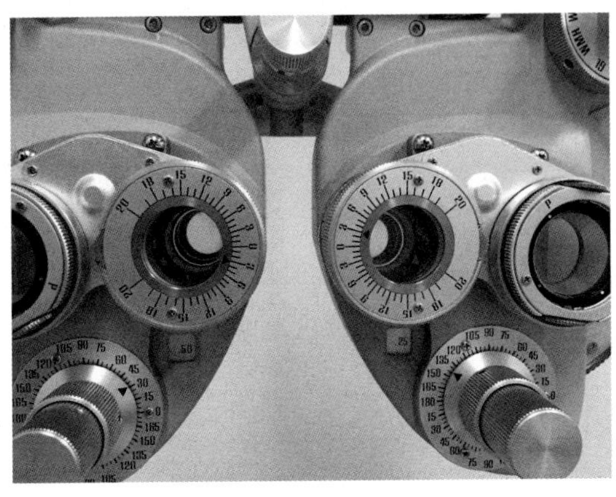

图 1-23　双眼平衡

5. 嘱被检者比较两个视标的清晰度。若被检者诉上方视标更清晰，则在右眼前逐渐增加+0. 25D 球镜至上下视标同样清晰。若被检者诉下方视标更清晰，则在左眼前逐渐增加+0. 25D球镜至上下视标同样清晰。若无法达到上下视标同样清晰，则选择让主导眼看到的视标略清晰。

6. 移开两侧旋转棱镜。

7. 投放单行“E”字视标，在双眼前以 0. 25D 为一档同时等量增加负球镜，直至达到最佳视力为止，方法同单眼去雾视法。

【注意事项】

综合验光仪检查时的镜眼距是 13. 75mm，因此，如果顾客选择的镜架鼻托不可调，且镜眼距同 13. 75mm 相差较大时，应进行屈光度的换算，然后调整配镜处方。

【复习思考】

哪些情况下，不需要进行双眼平衡检查？

（董光静）

第十二节　其他验光方法

一、电脑验光法

【目的】

用电脑验光仪检查患者的屈光不正度数。

【操作前准备】

1. 操作环境　自然光线。

2. 仪器　电脑验光仪。

3. 人员准备　戴框架眼镜的患者取下眼镜，配戴隐形眼镜的患者摘镜后休息 1 小时。

【操作步骤】

1. 打开电源，仪器进入初始化状态。

2. 清洁和消毒下颌托和头靠。

3. 嘱咐被检者将下巴放入颌托，额头靠着头靠。

4. 调整仪器高度和颌托高度，使被检者的眼外眦角和支架上的标准对齐。

5. 滑动仪器的操纵按钮前后左右调焦，使电脑验光仪上的光标位于被检者的瞳孔中心（图 1-24）。

6. 指导被检者向正前方注视，并盯着验光仪内的光标不动。

7. 按下测量按钮，重复测量 3 次取平均值。

8. 按以上方法测量对侧眼的屈光度数。

9. 按下打印按钮打印出结果（图 1-25）。图中 SPH 表示球镜度数，CYL 表示柱镜度数，AX 表示轴向，PD 表示瞳距。

【注意事项】

1. 检查对象为儿童及青少年时，由于调节的影响，验光结果误差较大。

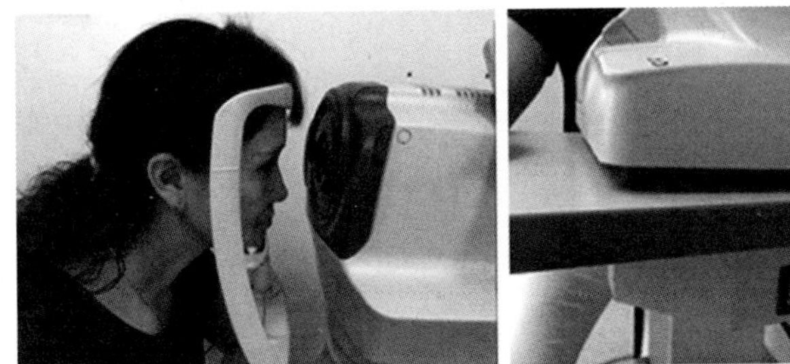

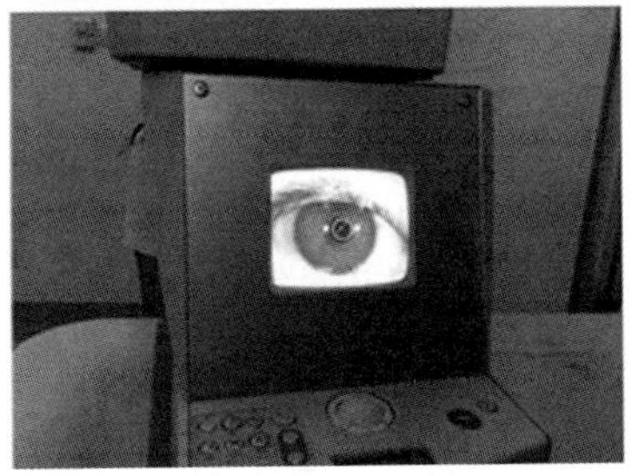

图 1-24　电脑验光仪操作示意图

<RIGHT> VD:12.0

SPH	CYL	AX
+1.37	-1.00	15
+1.25	-1.00	16
+1.37	-1.12	18
[+1.37	-1.00	16]

<LEFT >

+4.00	-1.37	168
+4.12	-1.00	157
+4.12	-1.25	158
[+4.12	-1.25	157]

PD : 56 mm

图 1-25　电脑验光打印单示意图

2. 屈光介质混浊的患者，电脑验光仪检查结果误差较大。

3. 检查过程中被检者一定要保持头位不动，否则误差较大。

4. 对于配戴接触镜的患者，应先摘掉接触镜后再测量。

【复习思考】

1. 检查对象为儿童和青少年时，电脑验光仪检查结果会怎样变化？

2. 对于屈光间质混浊的患者，电脑验光结果不准确。我们应该怎样验光？

二、摄影验光法（视力筛查仪）

【目的】

用于快速筛查婴幼儿、儿童以及成人的屈光状态。

【操作前准备】

1. 操作环境　自然光线环境。

2. 仪器　视力筛查仪。

3. 人员准备　患儿情绪稳定不哭闹，戴眼镜者取下眼镜。

【操作步骤】

1. 检查者手持视力筛查仪和被检者相对而坐（图 1-26）。

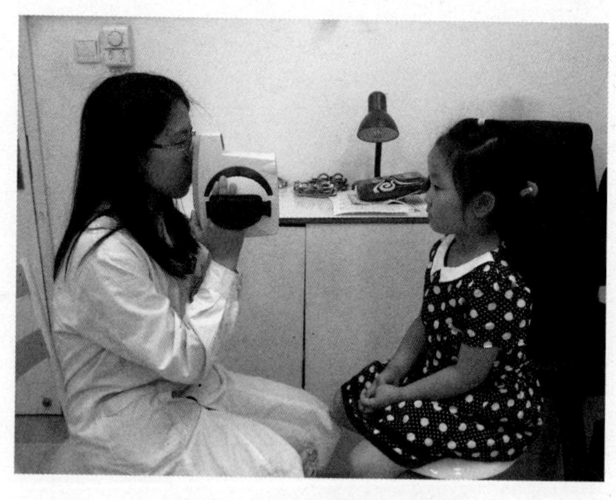

图 1-26　视力筛查示意图

2. 仪器正对着被检者并与被检者的眼睛保持水平。

3. 检查者将视力筛查仪的瞄准视窗内的十字靶对准被检者的瞳孔中央。

4. 嘱咐被检者注视仪器闪灯中央的红灯（图 1-27）。

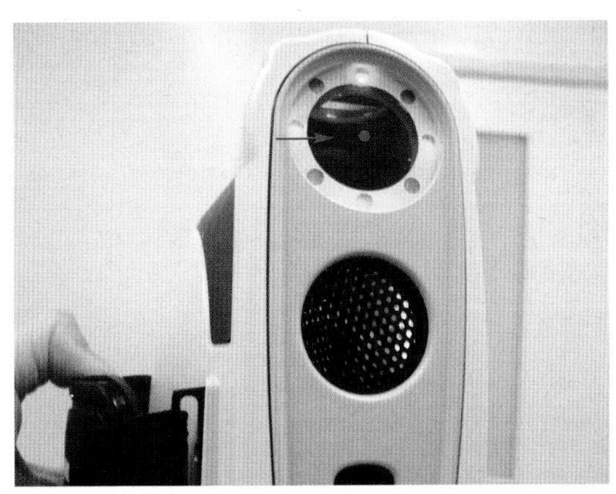

图 1-27 患者注视示意图

5. 按下确定按钮，仪器进入检查状态。

6. 检查者可以根据仪器发出的声音调整与被检者之间的距离。

7. 当检查距离太远时能听到慢频率低调的滴滴声。

8. 当检查距离太近时能听到一种急促高频率而高调的滴滴声。

9. 当检查距离合适时（一般为 35cm），将听到一种稳定而低沉的滴滴声。此时仪器将自动读取数据。

10. 测试得出结果后，可使用随仪器配套提供的便携式热敏打印机打印出结果。

【注意事项】

1. 检查者动作要轻柔。

2. 如果患儿不配合，测量误差较大。

【复习思考】

视力筛查仪检查出的结果可以直接给出配镜处方吗？

（熊　玲）

第十三节　调节检查

一、调节幅度

【目的】

测量被检者的调节幅度。

【操作前准备】

1. 操作环境　低照度检查室。

2. 仪器和物品　综合验光仪、投影仪、近视力表、近视标尺。

3. 人员准备　在综合验光仪上置入被检者远用眼镜处方。打开近读灯，保持视标清晰照明。

【操作程序】

1. 移近法/移远法

（1）调整综合验光仪上的瞳距为被检者的近用瞳距。

（2）遮盖被检者左眼，检查右眼。嘱被检者注视近十字视标。

（3）缓慢将近视力表向被检者移动，直至十字视标的线状间隙达到模糊临界。

（4）测量该点到被检者镜片平面的距离，该距离即调节近点。转换为屈光度：100/调节近点，该值即为调节幅度。

（5）将近视力表移到调节近点以内，缓慢将近视力表朝远离被测眼方向移动，直至十字视标的线状间隙达到清晰临界。

（6）测量该点到被检者镜片平面的距离，该距离即调节近点。转换为屈光度：100/调节近点，该值即为调节幅度。

（7）遮盖右眼，检查左眼。

2. 近视标负镜片法

（1）调整综合验光仪上的瞳距为被检者的近用瞳距。

（2）遮盖被检者左眼，检查右眼。固定近用视力表于40cm处，嘱被检者注视近十字视标。

（3）在视孔缓慢增加负镜片，直至十字视标的线状间隙达到模糊临界。

（4）记录增加的负镜度数加上由40cm处视标所诱发的2.5D调节量即为调节幅度。

（5）遮盖右眼，检查左眼。

3. 远视标负镜片法

（1）调整综合验光仪上的瞳距为被检者的远用瞳距。

（2）遮盖被检者左眼，检查右眼。

（3）打开投影仪，嘱患者注视远视力表最好视力的上一行视标。

（4）在视孔缓慢增加负镜片，直至视标达到模糊临界。

（5）增加的负镜度数即为调节幅度。

（6）遮盖右眼，检查左眼。

【结果记录】

1. 记录本检查方法名称。

2. 记录调节幅度（小数点后取最接近的0.5D）。

3. 双眼分别记录。

【正常参考值】

1. Hofstetter公式

（1）正常低限=15−0.25×年龄

（2）平均值=18.5−0.30×年龄

（3）正常高限=25−0.40×年龄

2. Donders表　双眼相差不超过1D（表1-1）。

表 1-1　Donders 表

年龄	调节幅度	年龄	调节幅度
10	14.00	45	3.50
15	12.00	50	2.50
20	10.00	55	1.75
25	8.50	60	1.00
30	7.00	65	0.50
35	5.50	70	0.25
40	4.50	75	0.00

【注意事项】

1. 综合验光仪近视标尺以眼镜后表面为视标距离测量平面，计算调节幅度的近点值应加上眼镜后表面至眼主点距离 1.35cm。

2. 移近法测得调节幅度往往大于移远法调节幅度，可取两者平均值。

3. 受检查过程中视标大小改变影响，移近法调节幅度略高于负镜片法调节幅度。

【复习思考】

在移近法/移远法检查中，当近点很近时，测量误差带来的误差很大，为避免较大的误差，可使用什么改良方法?

二、调节敏捷度

【目的】

测定受试者在单眼/双眼情况下，调节快速转换的能力，适用于非老视者。

【操作前准备】

1. 操作环境　正常照度检查室。

2. 仪器和物品　手持+2.00D/-2.00D 翻转镜、近视力表、遮眼板、偏振镜、偏振片阅读板、照明光源、计时器。

3. 人员准备

（1）矫正被检者的屈光不正（看远）。

（2）在良好的照明下，受试者手持近视标于40cm处。

（3）双眼检查时戴上偏振镜，单眼不戴。

（4）双眼检查时将偏振栓条阅读板置于近视标上，单眼则不必。

【操作程序】

1. 被检者戴上偏振镜，确认双眼未被遮盖。

2. 将+2.00D镜片置于被检者眼前，嘱其报告文字何时变清晰。

3. 变清晰立刻翻转为-2.00D镜片，至再次变清晰时报告，此时为一次完整的切换。

4. 重复步骤1、2，记录60秒内完成的切换次数。

5. 检查过程中明确被检者是否有单眼抑制。如果有，记录哪只眼被抑制，停止双眼检查，进行第6步。

6. 去掉偏振镜和偏振栓条阅读板。

7. 遮盖被检者左眼，在右眼上进行第2、3步，记录60秒内完成的次数。

8. 遮盖右眼，检查左眼，方法同前。

【结果记录】

1. 分别记录双眼和单眼的检查结果。

2. 双眼和单眼检查均达不到正常值时，记录实际完成的次数，并指明用正镜时还是负镜时调节较困难，还是两者均感困难。

3. 双眼检查发生单眼抑制时，记录被抑制眼。

【正常参考值】

单眼≥12c/min，双眼≥（10±5）c/min。

【注意事项】

双眼测量不单可测量调节敏捷度，同时还可测量调节和聚散的相互关系。

【复习思考】

测量调节敏捷度时，被检者单眼可达正常而双眼检查不能通过说明什么问题？

三、相对调节

【目的】

了解集合固定的情况下受检者使用调节的能力。

【操作前准备】

1. 操作环境　低照度检查室。

2. 仪器和物品　综合验光仪、近视标尺、近视力表盘。

3. 人员准备

（1）矫正被检者的屈光不正（看远）。

（2）调整综合验光仪上的瞳距为被检者近用瞳距，确保双眼无遮盖。

（3）固定近用视力表于 40cm 处，保证良好照明。

【操作程序】

1. 嘱被检者注视近视力表最好视力的上一行视标。

2. 于双眼前逐渐增加正镜片，直至视标达到模糊临界。记录增加的正镜片总量，即为被检者双眼的负相对调节。

3. 将焦度调整至初始矫正度数。

4. 于双眼前逐渐增加负镜片，直至视标达到模糊临界。记录增加的负镜片总量，即为被检者双眼的正相对调节。

【结果记录】

PRA/NRA：-2.50D/+2.00D

PRA 为正相对调节，NRA 为负相对调节。

【正常参考值】

PRA：-2.37D±1.00D

NRA：+2.00D±0.50D

【注意事项】

1. 检查时先查负相对调节，后查正相对调节。

2. 正负相对调节均降低，或正相对调节低于负相对调节为异常。

【复习思考】

正负相对调节均降低发生于哪种调节异常？

四、调节反应

【目的】

测量评价被检者对调节刺激所做出的反应的准确性。

【操作前准备】

1. 操作环境 低照度检查室。

2. 仪器和物品 检影镜、MEM 检影卡、近视力表、综合验光仪、近视标尺、试镜片或串镜。

3. 人员准备

（1）将 MEM 附着在检影镜上，使检影光带可通过卡的中间孔。

（2）在综合验光仪上置入患者远用矫正处方。

（3）检查在正常室内照明下进行。

【操作程序】

1. MEM 动态检影

（1）放置 MEM 卡于距离被检者约 40cm 处。

（2）嘱被检者双眼注视近视力表最好视力的上一行视标。

（3）使用垂直方向的投射光对被检者右眼进行检影。

（4）观察被检者瞳孔中央区影动性质，使用试镜片或串镜找到反射光的中和。

（5）反射光顺动时在视孔处增加正镜片，达到中和时的正镜片度数为调节滞后量。反射光逆动时增加负镜片，达到中和时的负镜片度数为调节超前量。

（6）使用同样方法进行左眼检影检查。

2. Nott 动态检影

（1）放置测试卡于近视标尺 40cm 处（调节刺激 2.50D）。

（2）嘱被检者双眼注视近视力表最好视力的上一行视标。

（3）使用垂直方向的投射光对被检者右眼进行检影。

（4）观察被检者瞳孔中央区影动性质。

（5）反射光顺动时检查者向后移动直至反射光达到中和，记录此时检影镜距离眼镜镜片的距离。反射光逆动时检查者向前移动直至反射光达到中和，记录此时检影镜距离眼镜镜片的距离。此距离倒数为被检者调节反应量。

（6）被检者调节反应量和调节刺激的差值为调节滞后量或调节超前量。

【结果记录】

记录使用的方法，分别记录两眼到达中和时的镜片屈光度。

【正常参考值】

正常值为+0.25D～+0.50D，低于 0 或高于+0.75D 则为异常。

【注意事项】

1. 检查时需快速判断影动性质并快速更换镜片。

2. 计算方法

举例：影动到达中和时，检影镜距离眼镜镜片的距离为 50cm，调节反应量 100/50＝2.0D，调节刺激 2.50D，此种情况调节滞后为 0.50D。

【复习思考】

调节超前可发生于哪些调节异常？

（王　雪）

第十四节 老视的检查

一、交叉柱镜片检查法

【目的】

用交叉柱镜片检查法检查患者的老视近附加度数，评估患者在双眼视近目标时调节状态。给出最后的老视配镜处方。

【操作前准备】

1. 操作环境 自然光照明实验室。

2. 仪器及物品 综合验光仪，近用视力表，瞳距仪，阅读材料。

3. 人员准备 先验光确定患者的远用屈光度。

【操作步骤】

1. 测量被检者的近用瞳距。

2. 调整综合验光仪上的集合掣，确定被检者的近用瞳距。

3. 双眼前同时加上综合验光仪上的交叉柱镜（±0. 50D）（图 1-28）。

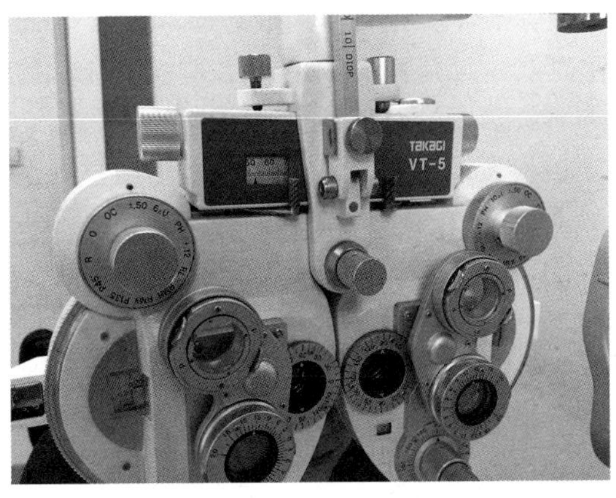

图 1-28 交叉柱镜示意图

4. 将 FCC 视标放在双眼前 40cm，将光线调得昏暗一些（景深减小而检测灵敏度增加）（图 1-29）。

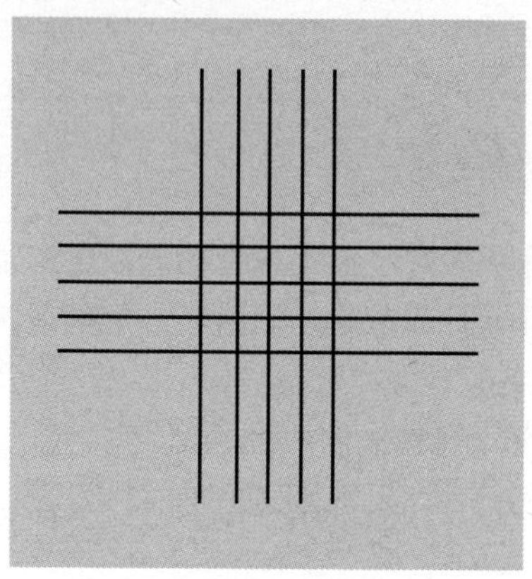

图 1-29 FCC 视标

（1）询问被检者看到的水平线与垂直线的清晰情况。

（2）若被检者回答水平线比垂直线清晰，则说明调节滞后。

（3）在被检者双眼前同时增加正镜度数。每次增加 +0.25D 直到被检者报告垂直线清晰，然后再同时减少正镜度数，直到被检者报告水平线与垂直线一样清晰。若被检者不能看到水平垂直线一样清晰，则记下水平线清晰时的最大正镜度数。

（4）若被检者回答垂直线比水平线清晰，则说明调节超前（要排除垂直偏好）。

（5）在被检者双眼同前同时增加负镜度数，每次增加 -0.25D 直到被检者报告水平线清晰。然后再同时减少负镜度数，直到被检者报告水平垂直线一样清晰，若被检者不能看到水平垂直线一样清晰，则记下垂直线清晰时的最大负镜度数。

5. 在远用屈光度的基础上增加的正镜度数即为被检者的初始老视近附加度数。

6. 精确近附加度数，在远用屈光度加初始近附加度数的基础上测量被检者的正负相对调节（图 1-30）。

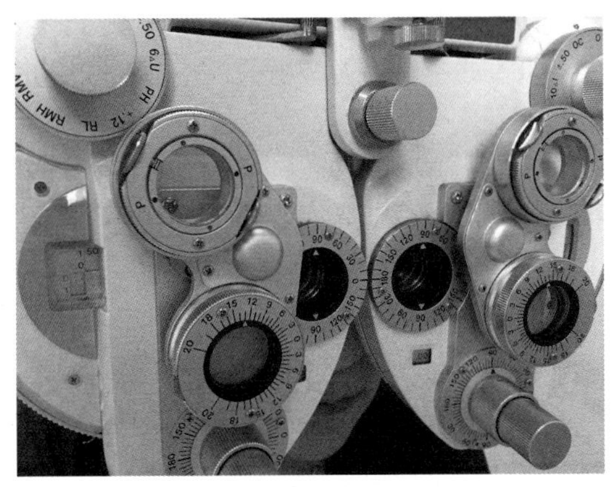

图 1-30　精确近附加示意图

（1）打开综合验光仪上的阅读灯。

（2）嘱咐被检者注视近距离视力表（40cm）上最佳视力的上一行视标。

（3）先测量被检者的负相对调节（NRA）。

（4）在被检者双眼前同时增加正镜片，每次增加+0. 25D，直到被检者报告视标出现持续模糊（视标出现持续的重影，但还能分辨出来），退回前一片镜片，记下在刚开始状态下增加的正镜度数，即为被检者负相对调节（NRA）的度数。

（5）将度数重新调整到测量正负相对调节时刚开始的状态。

（6）让被检者注视相同的视标。双眼前同时增加负镜片，每次增加-0. 25D，直到被检者报告视标持续模糊，退回前一片镜片，记录在刚开始状态下增加的负镜度数，即为被检者的正相对调节（PRA）的度数。

7. 精确的老视近附加度数=初始近附加度数+1/2（正相对调节+负相对调节）。

8. 试戴确定最后的老视近附加度数。

（1）将测量出的远用屈光度数和近附加度数放在试镜架上，在光线比较充足的环境下让被检者手拿报纸等阅读材料，并嘱咐被检者放在自己平时习惯的阅读距离，确定此时阅读材料上的字能看清楚。

（2）让被检者将阅读材料慢慢移远直到阅读材料上的字刚好变模糊，此处为最远清晰点。

（3）让被检者再将阅读材料慢慢移近直到阅读材料上的字刚好变模糊，此处为最近的清晰点。

（4）观察被检者习惯的阅读距离，该距离应该在最远清晰点和最近清晰点的中间。如果被检者的习惯阅读距离靠远或靠近，应对近附加度数进行调整（靠远应减少，靠近应增加），确保被检者能够清晰舒适持久地阅读（图1-31）。

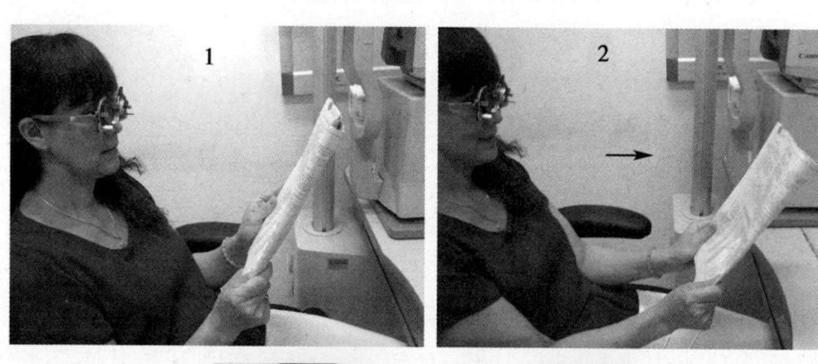

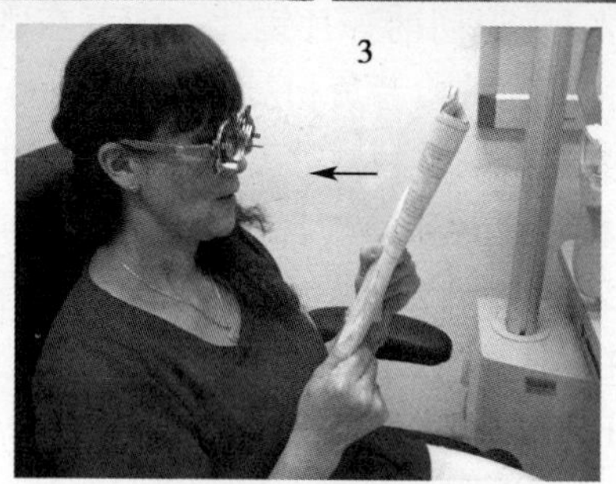

图1-31　试戴示意图

9. 给出最后的老视近附加度数。

【注意事项】

1. 交叉柱镜片检查法比较适合老视初发人群。

2. 正负相对调节测量时照明要充足。

3. 初始近附加度数测量时光线要调得昏暗些。

4. 测量被检者的正负相对调节时要先测量负相对调节。

【复习思考】

1. 交叉柱镜片检查法为什么比较适合老视初发人群?

2. 如果刚开始被检者看不清 FCC 视标，应该怎样进行下一步检查?

二、调节幅度检查法

【目的】

通过测量患者的调节幅度，计算和测量出患者的老视近附加度数，给出最后的老视配镜处方。

【操作前准备】

1. 操作环境　根据检查需要选择自然光线下环境或暗室环境。

2. 仪器及物品　综合验光仪，近用视力表，瞳距仪，阅读材料。

3. 人员准备　先验光确定患者的远用屈光度。

【操作步骤】

1. 测量被检者的近用瞳距。

2. 调整综合验光仪上的集合挚，确定被检者的近用瞳距。

3. 移近法和移远法测量被检者的调节幅度。包括单眼测量和双眼测量，更常用的是单眼测量。

（1）先打开综合验光仪上的阅读灯。

（2）然后打开右眼，遮住左眼。

（3）让被检者注视 40cm 处视标（近距离最好视力的上一

行视标），并且保持视标清晰，嘱咐被检者视标出现持续模糊（努力调节后仍不能辨认出视标）时就报告。

（4）然后检查者慢慢将视标从被检者眼前 40cm 处移近，直到被检者报告视标持续模糊为止，这时记录视标到眼镜平面的距离（单位：m）。

（5）嘱咐被检者仍然注视该行视标，检查者将视标慢慢移远，直到被检者报告视标变清晰。这时记录视标到眼镜平面的距离（单位：m）（图 1-32）。

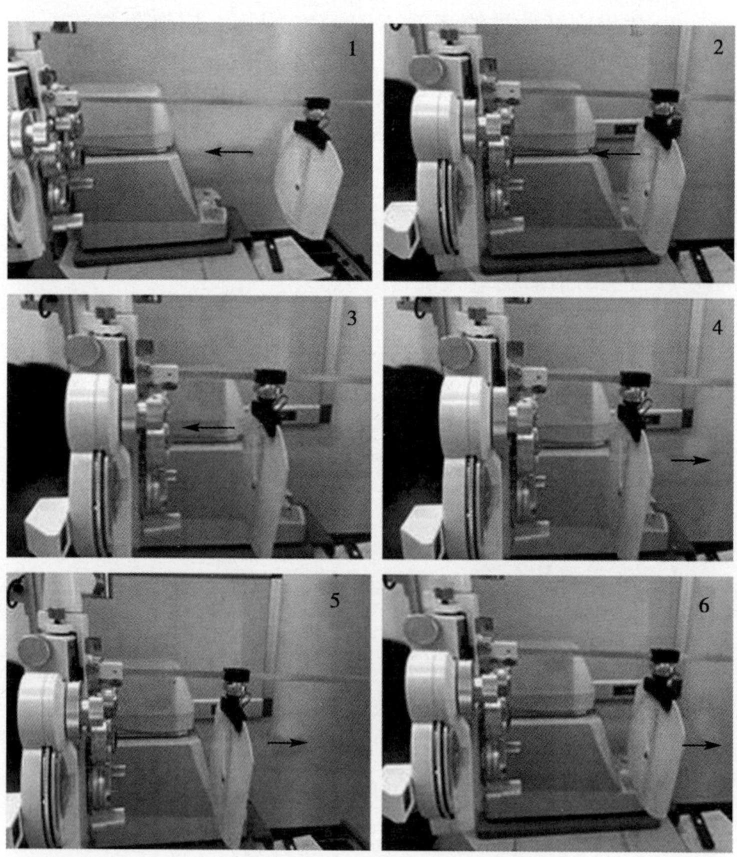

图 1-32　移近移远法测量调节幅度示意图

（6）将（4）和（5）的结果换算成屈光度取平均值（距离的倒数），即为被检者的调节幅度。

4. 用同样的方法测量左眼的调节幅度。

5. 初始的老视近附加度数＝工作距离的调节刺激（工作距离的倒数）－调节幅度/2。

6. 精确近附加度数。参考交叉柱镜片检查法中操作步骤6。

7. 精确的老视近附加度数＝初始近附加度数+1/2（正相对调节+负相对调节）。

8. 试戴确定最后的老视近附加度数。参考交叉柱镜片检查法中操作步骤8。

9. 给出最后的老视近附加度数。

【正常参考值】

调节幅度参考值见表1-2。

表1-2　调节幅度参考值

年龄（岁）	幅度（D）	年龄（岁）	幅度（D）
10	14. 00	45	3. 50
15	12. 00	50	2. 50
20	10. 00	55	1. 75
25	8. 50	60	1. 00
30	7. 00	65	0. 50
35	5. 50	70	0. 25
40	4. 50	75	0. 00

【注意事项】

1. 测量调节幅度时的模糊的界定是努力调节之后仍不能看清视标（视标不能辨认）。

2. 测量正负相对调节时模糊的界定是还能辨认出视标但没有刚开始清晰（出现重影）。

3. 测量被检者的正负相对调节时要先测量负相对调节。

【复习思考】

某女性患者，48 岁，视远为正视。习惯阅读距离为 40cm，调节幅度为 3.00D。该患者的初始近附加度数是多少？

（熊　玲）

第十五节　集合的检查

一、集合近点

【目的】

了解被检者保持融合下的集合能力。

【操作前准备】

1. 操作环境　常光检查室。

2. 仪器及物品　电筒、红色滤镜、近调节视标（贴于电筒或压舌板上的 Snellen 视标）。

3. 人员准备　先矫正被检者的屈光不正，包括看远和看近。

【操作程序】

1. 电筒（或其他视标）由检查者持于被检者面前 40cm 处。

2. 让被检者注视电筒的点光源（或其他视标），让其说出看见几个视标。

3. 如果视标为复像，应将视标移远直至被检者所见为单一视标。

4. 把视标朝被检者移动，同时观察被检者眼球的运动（图 1-33）。

5. 到被检者说视标成为复像或检查者观察到被检者一眼已未再注视视标，记下该点距离，此即破裂点。

6. 将视标移远，直到偏斜的一眼恢复注视，被检者会看见单一的视标，该点距离即恢复点。

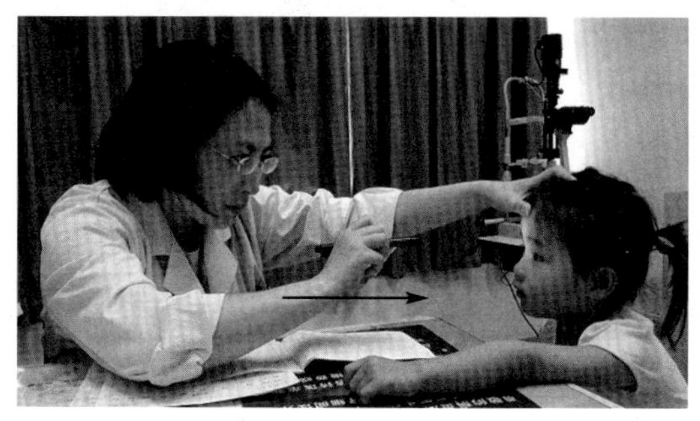

图 1-33　集合近点检查

7. 如果破裂点和恢复点距离<7cm，记下该结果。如果NPC>7cm，记下结果后将红色镜片置于右眼前重新检查一次，然后换用调节视标再检查一次。

8. 记录下所用的视标、记下破裂点距离、记下恢复点距离。

9. 如能观察到，记下哪只眼发生偏斜，朝哪个方向偏。

【结果记录】

1. 如果检查是由被检者报告复像而结束，记为“复视”。

2. 如果被检者未报告复像而是观察到眼位偏斜，记为“抑制”。

3. 如果视标移到被检者鼻梁处，其仍能注视，记为“TTN”（to the nose）。

【正常参考值】

破裂点：（3±4）cm

恢复点：（5±5）cm

【注意事项】

集合近点测量时，如果眼前 40cm 处被检者仍报告为复像，则将视标向远处移动直到双眼融像，才开始集合近点测量。

【复习思考】

集合近点是否会随年龄而有所改变？

二、近融合性集散敏捷度

【目的】

检查集散运动对双眼视差快速变化的反应敏捷度。

【操作前准备】

1. 操作环境　常光检查室。

2. 仪器及物品　$12^{\triangle}$BO 和 $3^{\triangle}$BI 棱镜反转拍、计时器、近用视力表。

3. 人员准备　先矫正被检者的屈光不正，包括看远和看近。

【操作程序】

1. 矫正屈光不正（视近），被检者手持近用视力表于面前 40cm 处。

2. 在良好的照明下，选择被检者视力较差眼的最佳视力上一行的单一视标，嘱其注视。

3. 把 $12^{\triangle}$BO 棱镜置于被检者眼前，让其报告何时视标变得单一、清晰。视标一变得单一、清晰，就立刻把棱镜换成 $3^{\triangle}$BI。

4. 重复步骤 3，记数被检者 60 秒内完成的完整次数。所谓“完整次数”包括 BO 和 BI。

【结果记录】

近集散敏捷度：4 cpm（cycles per minute）。

【正常参考值】

13 cpm

【注意事项】

如果双眼融像功能有障碍者常常不能完成集散敏捷度的检查。

【复习思考】

集散敏捷度随年龄变化是否会有降低或者提高？

三、AC/A 比率

【目的】

评估调节与集合的同步性。

【操作前准备】

1. 操作环境　低照度检查室。

2. 仪器及物品　综合验光仪、遮盖板、近用视力表、瞳距仪。

3. 人员准备　先矫正被检者的屈光不正，包括看远和看近。

【操作程序】

1. 梯度法

（1）在综合验光仪上采用 Von Graefe 法，测量被检者水平隐斜。

（2）双眼前放入+1.00D 球镜。

（3）再次进行 40cm 的水平 Von Graefe 法测量，记录隐斜度数。内隐斜为正，外隐斜为负，计算两次隐斜度数差值为 AC/A 比率。

2. 计算法

（1）在综合验光仪上采用马氏杆法，测量被检者远距水平隐斜值（C_F）。

（2）在综合验光仪上采用 Von Graefe 法，测量被检者近距水平隐斜值（C_N）。

（3）使用瞳距仪测量被检者瞳距（PD）。

（4）内隐斜为正，外隐斜为负，代入计算公式：$AC/A = PD + d(C_N - C_F)$（d 为检查距单位为 m）。

【正常参考值】

$4^{\triangle}/D \pm 1^{\triangle}/D$

【注意事项】

1. 梯度法检查时可使用+1.00D 或-1.00D 的球镜引起的

调节性集合，或可取平均值作为结果。

2. 计算法检查时瞳距单位为 cm，检查距离单位为 m。

【复习思考】

AC/A 比率的梯度法和计算法的区别在于什么？

（马　薇）

第十六节　隐斜检查

一、遮盖试法

【目的】

测量隐斜或斜视的存在和幅度，评估运动融和的存在或缺失。

【操作前准备】

1. 操作环境　日常光检查室。

2. 仪器及物品　笔式灯，遮盖板，近遮盖试法视标。

3. 人员准备　先矫正被检者的屈光不正，包括看远和看近。

【操作程序】

1. 被检者佩戴矫正屈光不正眼镜。检查者设置视标：视远为单个字母，比被检者视力较差眼睛的视力大一行的视标；视近为调节视标，放置在 40cm。

2. 两人相对而坐，嘱被检者平视前方。

3. 检查者手持遮盖板在被检者右眼前，观察左眼。如果左眼转动变成注视位，说明左眼有斜视。内斜的眼睛将向外转动，而外斜的眼睛将向内转。

4. 遮盖左眼，观察右眼有无注视转动。如果右眼没有注视转动现象，说明被检者双眼没有斜视。

5. 排除斜视后，检查有无隐斜。遮盖右眼 2~3 秒后，去除遮盖，观察右眼有无注视复位运动。如果有，说明被检者有隐斜。

6. 遮盖左眼 2~3 秒后，去除遮盖，观察左眼。如果一眼有向外的注视复位运动，说明有内隐斜；向内的注视复位运动，说明有外隐斜。如果去除右眼的遮盖，右眼向下复位，说明有右上隐斜，反之则为左上隐斜。

7. 如果在遮盖和去遮盖中，双眼均无运动，说明患者为正位眼。

8. 对于小度数的隐斜，反复的双眼的交替遮盖可显现出来，即轮流遮盖每眼大约一秒。

【结果记录】

1. 应写下“sc”（未戴眼镜）或“cc”（戴镜），分别记录远（D）近（N）。

2. 记录偏斜的方向：E（’）——内（隐）斜，X（’）——外（隐）斜，RH——右上斜，LH——左上斜⊖，无水平偏斜Φ，无垂直偏斜⊕，正位。

【注意事项】

遮盖试法时，如果有屈光不正需要检查戴镜与不戴镜时隐斜的方向。

【复习思考】

如果去遮盖时发现有隐斜，应如何定量检查隐斜的度数？

二、马氏杆（Maddox 杆）测量法

【目的】

远、近距离的水平及垂直隐斜定性和定量的检查。

【操作前准备】

1. 操作环境　低照度检查室。

2. 仪器及物品　综合验光仪，近用视力表及近用标尺，手电筒。

3. 人员准备　先矫正被检者的屈光不正，包括看远和看近。

【操作程序】

1. 马氏杆置于被检者右眼前　检查水平隐斜时，马氏杆水平放置，其看见垂直的线条光；检查垂直隐斜时，马氏杆垂直放置，其看见水平的线条光（图 1-34）。

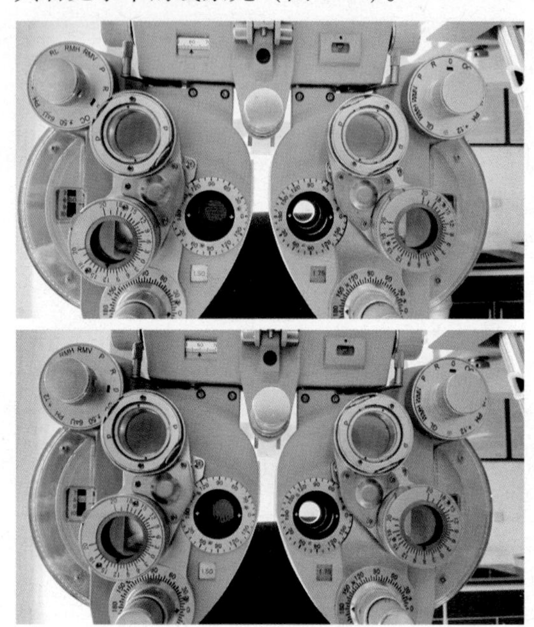

图 1-34　马氏杆放置示意图

2. 嘱被检者注视点光源，注意红色或白色的线条光的位置。

3. 检查水平隐斜时，减少 BI 棱镜度数，直到被检者报告线条光和点状光的中心重合（图 1-35 左）。记下棱镜度数和底方向。

4. 检查垂直隐斜时，减少 BU 棱镜度数，直到被检者报告线条光和点状光的中心重合（图 1-35 右）。记下棱镜度数和底方向。

5. 近距隐斜测量时，调整为近用瞳距，使用点光源于眼前 40cm 处，其余方法同前。

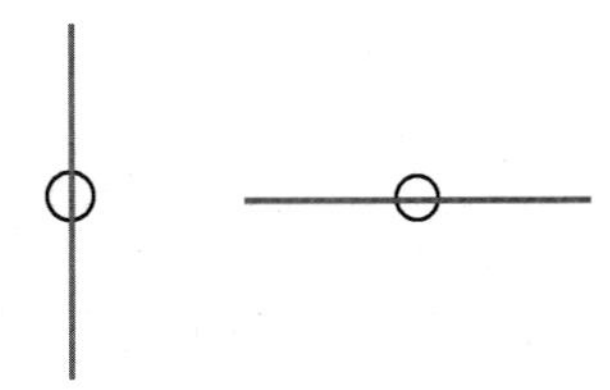

图 1-35　测量隐斜时，正位眼所见图

【结果记录】

1. 远距离记为“D”，近距离记为“N”。

2. 分别记录水平和垂直隐斜，记录棱镜的度数和方向，所用马氏杆的种类（红或白）。

3. 例如：DLP red MR ortho；DVP red MR ortho；NLP red MR 6$^{\triangle}$ exo；NVP red MR 2$^{\triangle}$ R hyper。

【正常参考值】

远距：1$^{\triangle}$外隐斜 标准差 ±2$^{\triangle}$

近距：3$^{\triangle}$外隐斜 标准差 ±3$^{\triangle}$

【注意事项】

马氏杆测量隐斜时，线条与点的重合位置常有波动，应测 3 次取均值。

三、von Graefe 测量法

【目的】

远、近距离的水平及垂直隐斜定性和定量的检查。

【操作前准备】

1. 操作环境　低照度检查室。

2. 仪器及物品　综合验光仪，近用视力表及近用标尺。

3. 人员准备　先矫正被检者的屈光不正，包括看远和看近。

【操作程序】

1. 选择被检者视力较差眼的最佳视力上一行的单行视标，嘱其注视。

2. 右眼前置入 $12^{\triangle}$BI，左眼前置入 $6^{\triangle}$BU（图 1-36）。

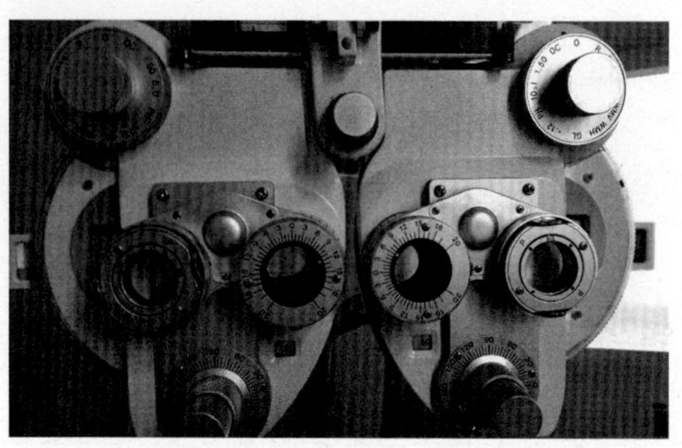

图 1-36　右眼 $12^{\triangle}$BI；左眼 $6^{\triangle}$BU

3. 嘱被检者注视分离的两行视标，直到两行视标在垂直方向上对齐时报告。检查者减少右眼棱镜度直到对齐后记录棱镜度数和底方向。该测量值为远距水平隐斜。

4. 嘱被检者注视分离的两行视标，直到两行视标在水平方向上对齐时报告。检查者减少左眼棱镜度直到对齐后记录棱镜度数和底方向。该测量值为远距垂直隐斜。

5. 近距隐斜测量时，调整为近用瞳距，使用近用视标于眼前 40cm 处，其余方法同前。

【结果记录】

1. 远距离记为“D”，近距离记为“N”。

2. 分别记录水平和垂直隐斜，记录棱镜的度数和方向。

3. 例如：DLP $6^{\triangle}$ exo；NVP $1^{\triangle}$L hyper。

【注意事项】

棱镜的转动速度每秒 $1^{\triangle}$，接近对齐时注意被检者反应。

【复习思考】

马氏杆与 Von Graefe 法哪个结果更稳定，为什么？

（马　薇）

第十七节　融合功能检查

一、水平集散运动检查

【目的】

通过棱镜测量水平集散运动维持双眼视的能力。

【操作前准备】

1. 操作环境　常光检查室。

2. 仪器及物品　综合验光仪，近用视力表及近用标尺。

3. 人员准备　先矫正被检者的屈光不正，包括看远和看近。

【操作程序】

1. 被检者坐好后，调整瞳距。选择被检者视力较差眼的最佳视力上一行的单一视标，嘱其注视。Risley 棱镜放置在双眼前，调至 0 位（图 1-37）。

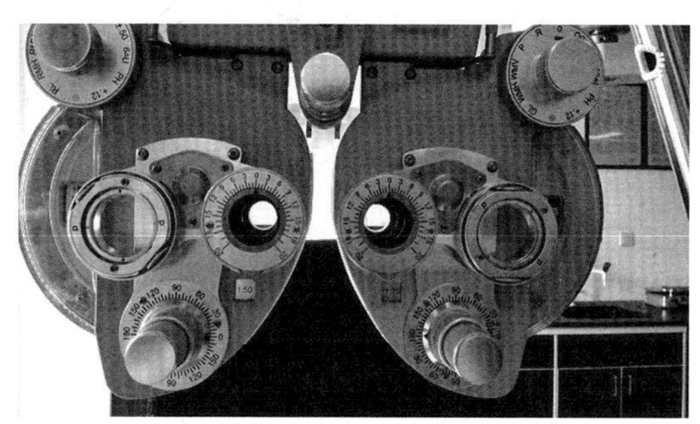

图 1-37　Risley 棱镜放置示意图

2. 让被检者用双眼注视并询问看到了什么，其所见应为单一清晰的视标。如果看见两个视标，则终止检查，并记录“复视”。

3. 嘱被检者注视视标并尽量保持清晰，让其报告下列情况：

（1）视标变得模糊（模糊点）；

（2）视标变成复像（破裂点）；

（3）视标向左或向右移动。这表明有一只眼被抑制。如果这种情况发生检查是无效的，应该结束检查，记录为“抑制”并指明是哪只眼。

判断哪只眼被抑制可通过询问被检者视标朝哪个方向移动，视标应朝未被抑制眼前的棱镜尖方向移动。例如，在做棱镜基底向外（BO）的检查时，如果说视标向左移，即表明其在用右眼看而左眼被抑制。

4. 以 $1^{\triangle}$/秒的速度同步调整双眼前的 BI 棱镜。BI 应始终在 BO 之前检查，因为 BO 影响调节和集合，会影响 BI 的检查结果。

5. 到达上述三点时，记录下双眼的棱镜度数总和。例如，右眼前棱镜为 $3^{\triangle}$，左眼前为 $3^{\triangle}$ 时，被检者报告视标成为双影，即破裂点为 $6^{\triangle}$。

6. 朝同一方向稍增加棱镜度数以稍超过破裂点。

7. 嘱被检者报告何时视标又变为单一的。

8. 减少棱镜度数直至被检者报告视标合二为一，即恢复点。记录双眼前的总棱镜度数。

9. 做 BO 的检查，步骤同前。

10. 测近距离水平集散运动能力方法同远距，被检者注视眼前 40cm 处单一视标。

【结果记录】

1. 记录测量的是远距还是近距，棱镜的方向（BI、BO）和相应的检查结果。

2. 每个结果应包括 3 个数据：模糊点、破裂点和恢复点的棱镜度数。如果没有模糊点，记录为“X”。

3. 如果恢复点和你预料的方向相反（例如，检查 BO，到恢复点时棱镜已变为 BI），则记为负值。

4. 举例　水平集散运动：BI x/10/4；BO 12/18/8。近水平集散运动：BI 右眼抑制；BO 4/6/-2。

【正常参考值】

Morgan（成人）

远距 BI：X/7/4　　　标准差 X/3/2

远距 BO：9/19/10　　标准差 4/8/4

近距 BI：13/21/13　　标准差 4/4/5

近距 BO：17/21/11　　标准差 5/6/7

【注意事项】

通常 BI 检查没有模糊点，如果有就表明出现调节的松弛。而这种情况在屈光不正正确矫正的情况下不应出现。

【复习思考】

近视欠矫的被检者做水平集散运动检查的值会有何影响？

二、Worth 四点灯检查

【目的】

测量被检者视远和视近时的平面融合能力。

【操作前准备】

1. 操作环境　低照度检查室。

2. 仪器及物品　综合验光仪。

3. 人员准备　先矫正被检者的屈光不正，包括看远和看近。

【操作程序】

1. 检查时，被检者佩戴习惯矫正眼镜。

2. 红绿眼镜佩戴在矫正眼镜前，红片在右眼，绿片在左眼；或者综合验光仪上右眼放置红色滤镜 RL，左眼放置绿色滤镜 GL。

3. 检查者打开 Worth 灯，让被检者回答其所看见的灯数。

【结果记录】

1. 如果被检者报告四个灯，有正常的融合（图 1-38）。

2. 仅看见两个红灯，仅用右眼，左眼抑制。

3. 看见三个绿灯，仅用左眼，右眼抑制。

4. 看见五个灯，要求被检者报告绿灯（被检者左眼所见）相对于红灯（被检者右眼所见）位置。

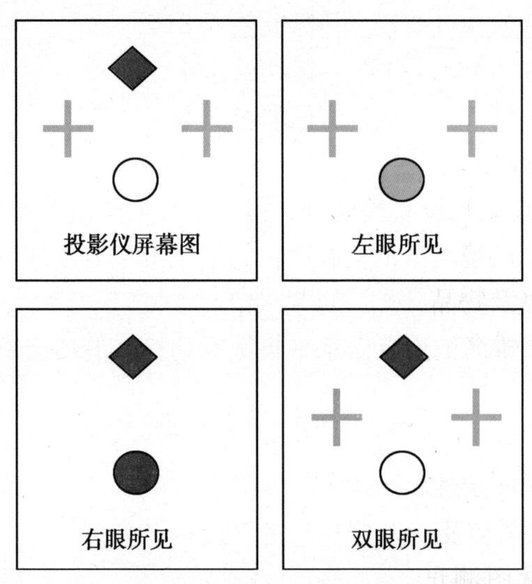

图 1-38　Worth 灯示意图

【注意事项】

被检者双眼视力均正常但检查结果异常，可考虑黄斑不全抑制。

【复习思考】

如果被检者看见五个灯，试述复视和斜视类型。

（马　薇）

第十八节　立体视觉检查

立体视是个体对三维空间和外界物体相互位置的判断能力。临床上检查立体视方法有多种，包括立体图（TNO、颜氏立体图）检查法、同视机检查法和综合验光仪检查法，同视机检查法参见第七章第四节。

一、TNO 立体视觉图检查

【目的】

检查被检者的近立体视锐度。

【操作前准备】

1. 操作环境　日常照明环境。

2. 仪器及物品　TNO 随机点立体视觉图检查，红绿眼镜。

3. 人员准备　先进行验光，戴上合适的矫正眼镜。

【操作程序】

1. 被检者手持图册在眼前 40cm 处。

2. 筛选图定性测试　嘱被检者正确识别在红绿背景中隐藏的蝴蝶、圆形及三角形。

3. 定量图测试 定量图的立体视锐度分为 480″、240″、120″、60″、30″、15″六级。从 480″开始，嘱被检者辨别扇形图的缺口方向，并将所见告诉检查者。如能正确识别，则继续检查。记录被检者的最后能够正确识别的立体视锐度值。

4. 抑制测试图　对斜弱视患者应先用此图检测有无中心抑制暗点，再检查立体视觉。

【注意事项】

1. 使用 TNO 随机点立体视觉图检查时，被检者需双眼同时看图，不能用单眼或双眼交替看图。

2. 给予年龄较小的不识图形的幼儿检查时，可鼓励其用手指将所看到的图形在图册上顺着轮廓画出来。

【复习思考】

TNO 测量立体视锐度的优点是什么？

二、颜氏随机点立体视觉图检查

【目的】

检查被检者的近立体视锐度。

【操作前准备】

1. 操作环境　日常照明环境。

2. 仪器及物品　颜氏随机点立体视觉检查图，红绿眼镜。

3. 人员准备　先进行验光，戴上合适的矫正眼镜。

【操作程序】

1. 被检者佩戴红绿眼镜，有屈光不正或老视的需同时佩戴矫正眼镜。

2. 被检者手持图册在眼前 40cm 处。

3. 立体视锐度测定　先从立体视锐度图的 800″开始，询问被检者能否看到图形或者数字，并将所见告诉检查者。如能正确识别，则继续按图序依次检查。记录被检者的最后能够正确识别的立体视锐度值。

4. 交叉视差测定　先从交叉视差图的 1200″开始，询问被检者能否看到图形、是何图形，并将所见告诉检查者。如能正确识别，则继续按图序依次检查。记录被检者最后能够正确识别的交叉视差值。

5. 非交叉视差测定　先从非交叉视差图的 1200″开始，询问被检者能否看到图形，是何图形，并将所见告诉检查者。如能正确识别，则继续按图序依次检查。记录被检者最后能够正确识别的非交叉视差值。

6. 红绿互补图　对斜弱视患者应先用红绿互补图检测有无中心抑制暗点，再检查立体视觉。

【注意事项】

1. 使用颜氏随机点立体视觉图检查时，被检者需双眼同时看图，不能用单眼或双眼交替看图。

2. 给予年龄较小的不识图形或数字的幼儿检查时，可鼓励其用手指将所看到的图形或数字在图册上顺着轮廓画出来。

【复习思考】

颜氏随机点立体视觉图测量立体视锐度的优点是什么？

三、综合验光仪法检查立体视觉

【目的】

利用综合验光仪法粗略检查立体视觉。

【操作前准备】

1. 操作环境　暗室环境。

2. 仪器及物品　综合验光仪、视标投影仪。

3. 人员准备　先进行验光。

【操作程序】

1. 投放立体视视标，见图 1-39。

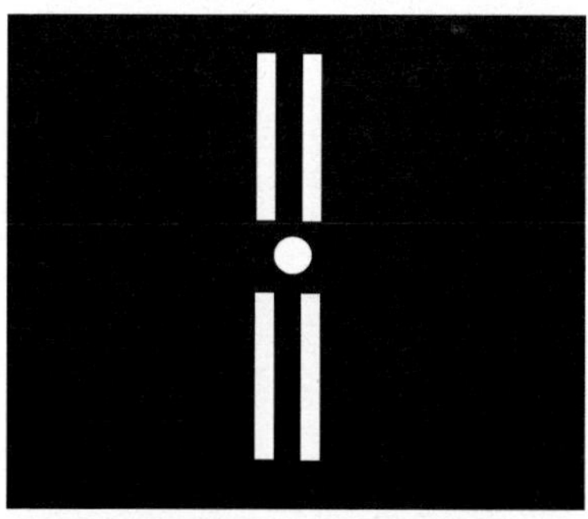

图 1-39　立体视视标

2. 在综合验光仪上将瞳距调整至远用，置入远用矫正镜片。

3. 打开双侧视孔，嘱被检者注视视标中间的圆点。此时被检者能看到上方和下方距离相等的 4 条竖线。

4. 将双眼内置辅镜调整为偏振镜片。嘱被检者注视视标，询问被检者所看到的现象。

【结果判断】

1. 若看到上下方视标均为单竖线，并具有立体感，表明被检者融像能力正常，有立体视（图 1-40A）。

2. 若看到上方视标为双竖线，下方视标为单竖线，为同侧性复视，提示存在内隐斜（图 1-40B）。

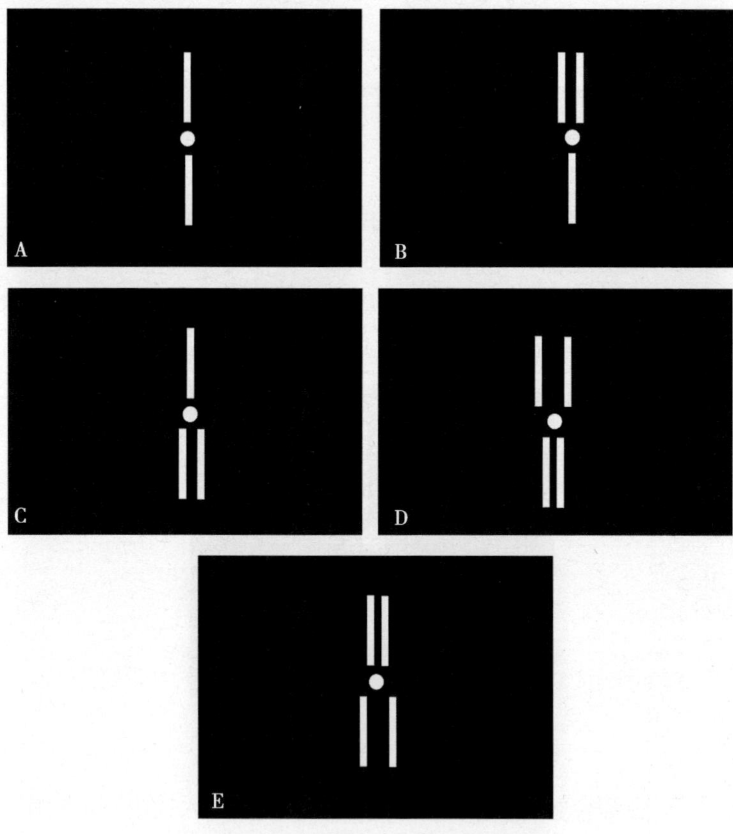

图 1-40　综合验光仪法检查立体视

3. 若看到上方视标为单竖线，下方视标为双竖线，为交叉性复视，提示存在外隐斜（图 1-40C）。

4. 若看到上下方视标均为双竖线，表明有复视，被检者无融像能力，无立体视。此时接着询问被检者上下方视标的相对距离。若上方两竖线距离较下方两竖线距离远，为同侧性复视，提示存在内隐斜（图 1-40D），反之，为交叉性复视，提示存在外隐斜（图 1-40E）。

【注意事项】

综合验光仪法检查立体视觉较粗略。

【复习思考】

综合验光仪法检查的是远立体视还是近立体视？

（颜　月）

第二章 眼部检查

第一节 外眼检查

一、眼睑的翻转

【目的】

通过上下眼睑的翻转，可以对眼睑和结膜进行全面检查。

【操作前准备】

1. 操作环境 自然光照明环境。

2. 仪器及物品 无菌棉签

3. 适应人群 健康体检者、就诊的眼病患者。

【操作程序】

1. 上眼睑的翻转（图 2-1）

（1）检查者清洗双手。

（2）嘱被检者向下注视（图 2-1A）。

（3）以拇指和示指轻轻提起上睑中外 1/3 交界处的皮肤（图 2-1B）。

（4）把睑缘皮肤向前下牵拉（图 2-1C）。

（5）示指向下轻压睑板上缘，与拇指配合将睑缘向上牵引，固定在眶缘处，使上睑翻转（图 2-1D）。

（6）检查完毕后，检查者将被检者的上睑轻轻向前下方牵拉，同时嘱被检者向上看，即可使上眼睑位置恢复正常。

（7）如上眼睑翻转困难，可用另一手以无菌棉签轻压睑板上缘，以帮助翻转。

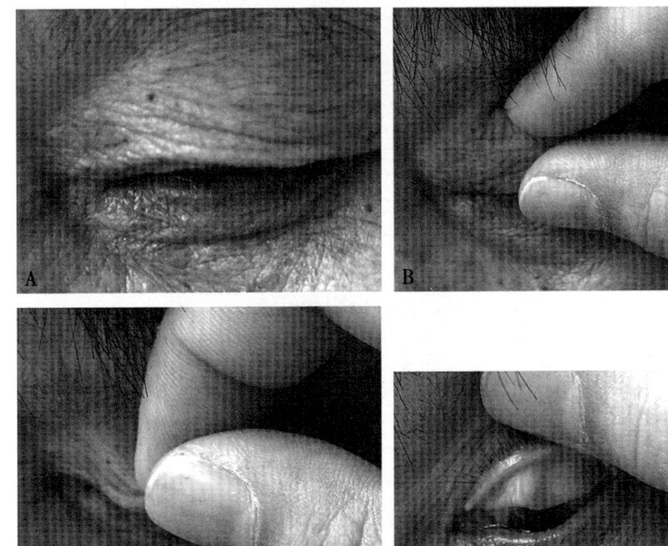

图 2-1　上眼睑翻转方法

2. 下眼睑的翻转（图 2-2）

（1）检查者清洗双手。

（2）嘱被检者向上注视。

（3）以拇指和示指向下牵拉下睑中部的皮肤，使得下眼睑翻转。

（4）松开拇指和示指的牵拉，完成检查。

【注意事项】

1. 若遇感染性眼病，应先查健眼，后检查患眼，以免发生交叉感染。

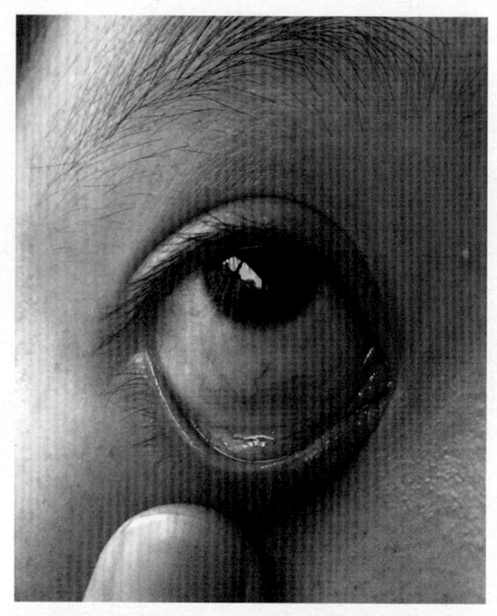

图 2-2 下眼睑翻转方法

2. 若有眼球严重外伤、角膜穿孔或即将穿孔时，翻转眼睑时要格外小心，以免眼内容物脱出。

【复习思考】

当单手翻转上睑困难时，怎么办？

二、眼睑的检查

【目的】

检查眼睑的形态、位置等正常与否，有无病变。

【操作前准备】

1. 操作环境　自然光照明环境。
2. 仪器及物品　手电筒，放大镜，量尺。
3. 适应人群　健康体检者、就诊的眼病患者。

【操作程序】

1. 嘱被检者双眼自然睁开，正视前方。检查者采用自然光或手电筒照明。

2. 观察受检者双眼睑的位置、形态、大小（包括长度和高度）、是否对称；观察睑缘皮肤有无充血、水肿、瘢痕、破损。

3. 上睑提肌力量测定：在被检者眼前垂直放一量尺，让患者极度向下看，记录上睑缘中点的位置，再用拇指紧压眉弓，阻断额肌，让患者极度向上看，再次记录上睑缘中点位置，两位置的尺寸之差即为上睑提肌肌力。

4. 检查眼睑闭合功能是否正常，是否存在上睑下垂、睑内翻或外翻。

5. 观察睫毛的分布、稀疏度、颜色、方向，有无倒睫，睫毛根部是否存在充血、鳞屑或溃疡。睑板腺开口是否异常。

6. 检查者双手触诊被检者双眼睑，判断有无压痛及包块等。

【结果判断】

1. 正常眼睑双侧对称，平视正前方时，睑裂高度约 8mm，上睑遮盖角膜上缘 1~2mm（图 2-3）。下睑下垂时，上睑缘遮盖角膜上缘超过 2mm（图 2-4）。

2. 上睑提肌肌力分级　良好（≥8mm），中等（4~7mm），弱（≤3mm）。

【注意事项】

若遇感染性眼病，应先查健眼，后检查患眼，以免发生交叉感染。

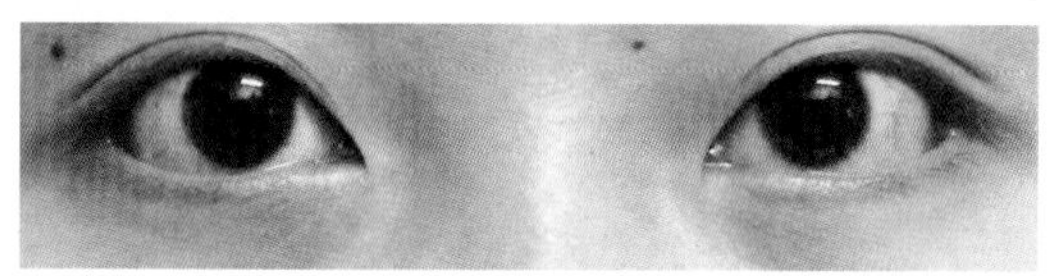

图 2-3　正常眼睑位置

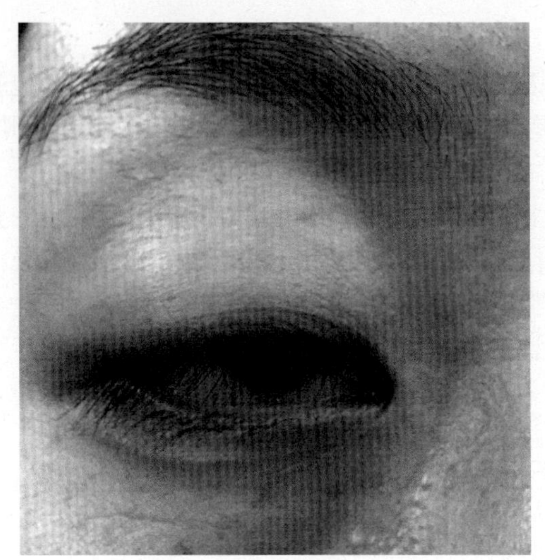

图 2-4　右眼上睑下垂

【复习思考】

上睑提肌肌力应怎么测定?

三、结膜的检查

【目的】

检查球结膜、睑结膜和穹窿结膜正常与否。

【操作前准备】

1. 操作环境　自然光照明环境。

2. 仪器及物品　手电筒，放大镜，无菌棉签数根。

3. 适应人群　健康体检者、就诊的眼病患者。

【操作程序】

1. 嘱被检者向上看，翻转下睑，检查下睑结膜、下穹窿结膜。

2. 嘱被检者向下看，翻转上睑，检查上睑结膜、上穹窿结膜。

3. 检查球结膜时，以拇指、示指在上下睑缘处分开眼睑，嘱被检者向上下左右四个方向依次转动眼球，暴露各部分球结膜。

4. 观察结膜颜色，有无充血、分泌物、出血、水肿、乳头肥大、滤泡增生、翼状胬肉、溃疡瘢痕、睑球粘连、异物或新生物等。要注意区分睫状充血和结膜充血。睫状充血靠近角膜缘处明显，主要出现于眼球深部的炎症；结膜充血以周边部的球结膜明显，见于结膜炎。

【结果判断】

1. 正常结膜透明光滑，其中球结膜下可见瓷白色巩膜，睑结膜及穹窿结膜下可见血管。

2. 结膜炎症时，可见结膜的充血、滤泡、结石。变性结膜形成翼状胬肉如图 2-5 所示。

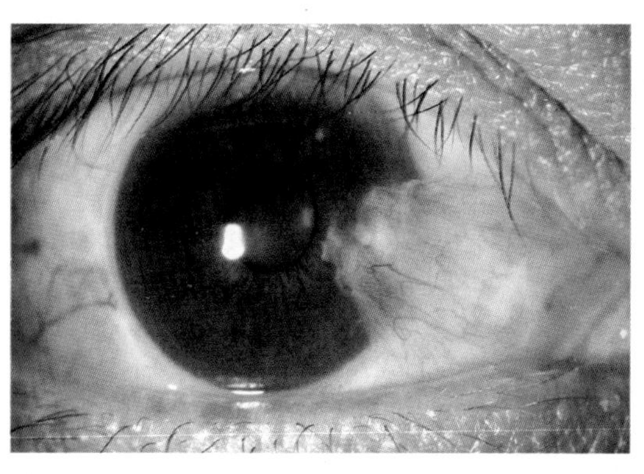

图 2-5　翼状胬肉

3. 结膜浅充血为远离角膜缘的充血，多见于结膜炎症；结膜深充血为靠近角膜缘的充血，多见于角膜和前房炎症。

【注意事项】

1. 若遇感染性眼病，应先查健眼，后检查患眼，以免发生交叉感染。

2. 若有眼球严重外伤、角膜穿孔或即将穿孔时，翻转眼睑时要格外小心，以免眼内容物脱出。

【复习思考】

怎么鉴别结膜浅充血和深充血？

四、泪器的检查

（一）泪器的分泌部分检查

见本章第一节。

（二）泪器的排泄部分检查

【目的】

检查泪小点位置是否正常，泪囊是否有炎症。

【操作前准备】

1. 操作环境　自然光照明环境。
2. 仪器及物品　手电筒，放大镜。
3. 适应人群　健康体检者、就诊的眼病患者。

【操作程序】

1. 手电筒照明，必要时辅以放大镜。
2. 以拇指向下轻压以牵拉下睑缘内眦部的皮肤，嘱被检者向上注视，即可暴露下泪小点。
3. 以拇指向上轻压以牵拉上睑缘内眦部的皮肤，嘱被检者向下注视，即可暴露下泪小点。
4. 观察泪小点的位置，有无外翻或闭塞。
5. 观察位于内眦下方靠近眶缘处的泪囊区有无隆起、瘘管、红肿。
6. 挤压泪囊，观察有无分泌物自泪小点流出。

【结果判断】

1. 正常的泪小点有一个大小约 0.3mm 的开口，开口与泪湖接触（图 2-6）。
2. 正常的泪囊区无隆起、红肿等。
3. 正常泪囊挤压无分泌物反流，当有慢性泪囊炎时，可见脓性分泌物反流。

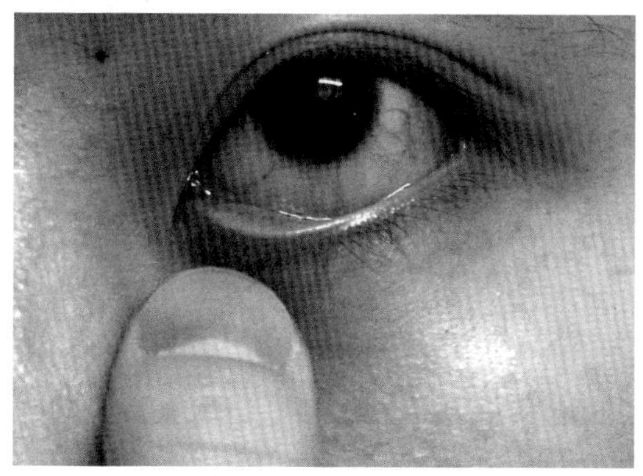

图 2-6 正常下泪小点

【注意事项】

1. 若遇感染性眼病，应先查健眼，后检查患眼，以免发生交叉感染。

2. 泪囊挤压试验时，应注意按压的位置在内眦下方近下眶缘的泪囊窝，触感质软而非坚硬的鼻骨。

【复习思考】

慢性泪囊炎应通过什么检查方法来确诊?

五、眼眶检查

【目的】

检查眼眶。

【操作前准备】

1. 操作环境　自然光照明环境。

2. 仪器及物品　手电筒，放大镜。

3. 适应人群　健康体检者、就诊的眼病患者。

【操作程序】

1. 观察两侧眼眶的形状及是否对称。

2. 触诊眶缘与眶壁有无压痛、肿物。

【注意事项】

若遇感染性眼病，应先查健眼，后检查患眼，以免发生交叉感染。

（杨旭波）

第二节　裂隙灯显微镜检查方法

一、弥散光照明法

【目的】

全面观察结膜、角膜、虹膜、晶状体。

【操作前准备】

1. 操作环境　暗室环境。

2. 仪器及物品　裂隙灯显微镜。

3. 适应人群　就诊的眼病患者、健康体检者。

【操作程序】

1. 被检者取舒适坐姿，调节工作台的高度以适合被检者的高度。

2. 被检者将下颌放在下颌托上，前额紧靠额托，调节下颌托的高度使得被检眼的外眦部与额托架纵杆的黑色刻度线平齐。

3. 目镜刻度归零，调节目镜的瞳距，使得检查者双眼同时视。

4. 移动和旋转手柄，使得检查者可以清晰的观察所要检查的部位。

5. 调节投照亮度为中度到高度，调整裂隙宽度为宽光带，灯臂与镜臂的夹角为30°~50°（图2-7）。

6. 检查者对受检眼的结膜、角膜、虹膜、晶状体作全

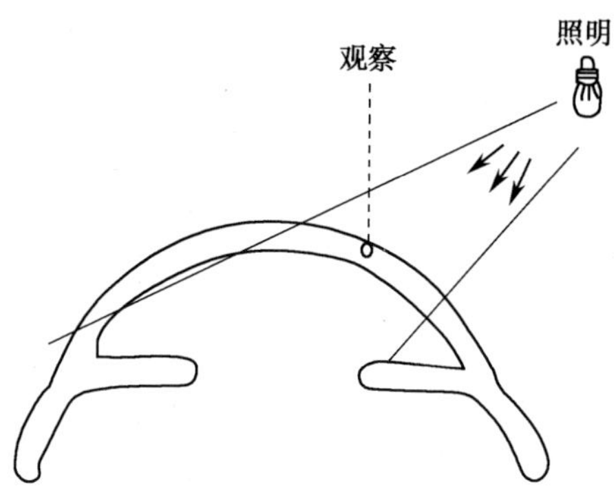

图 2-7　弥散光照明法

面观察。

【注意事项】

1. 检查时调高亮度，行立体全面观察。

2. 一般用于检查外眼和眼前节一般形态。

二、直接焦点照明法

【目的】

检查角膜、前房和晶状体。

【操作前准备】

1. 操作环境　暗室环境。

2. 仪器及物品　裂隙灯显微镜。

3. 适应人群　就诊的眼病患者、健康体检者。

【操作程序】

1. 前四步同“弥散光照明法”。

2. 调节投照亮度为中度到高度，调整裂隙宽度为窄光带，灯臂与镜臂的夹角为 30°~50°（图 2-8）。

3. 观察人眼各部分组织的细节、病变的深浅。

4. 调低光带的高度使其成为圆锥光束，可以检查房水闪光以提示房水混浊。

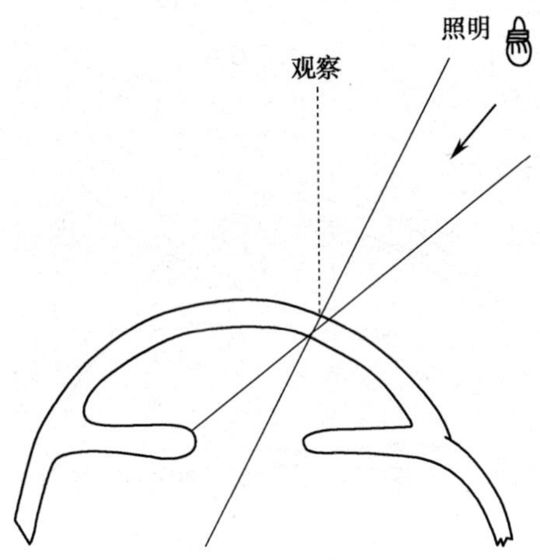

图 2-8 直接焦点照明法

【注意事项】

1. 应从外向内作全面检查。

2. 不要误把角膜反光当作病变。

三、间接照明法

【目的】

用于角膜血管翳、角膜上皮微囊微泡、虹膜血管等的观察。

【操作前准备】

1. 操作环境 暗室环境。

2. 仪器及物品 裂隙灯显微镜。

3. 适应人群 就诊的眼病患者、健康体检者。

【操作程序】

1. 前四步同“弥散光照明法”。

2. 调节投照亮度为中度到高度，调整裂隙宽度为窄或中等宽度光带，灯臂与镜臂的夹角为45°~60°。

3. 光带的焦点在显微镜焦点的旁边，通过光在角膜组织内的散射和折射照亮观察部位（图 2-9）。

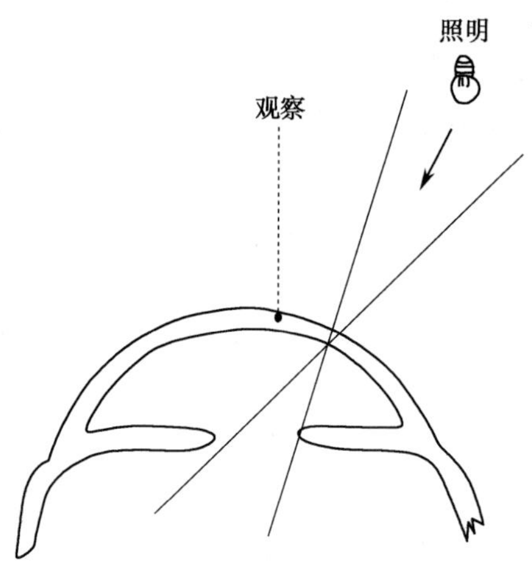

图 2-9 间接照明法

【注意事项】

光带的焦点在显微镜焦点的旁边。

四、后部照明法

【目的】

查出角膜上皮水肿、水疱、角膜后壁细小沉着物、角膜纤细的瘢痕及血管、晶状体的细小空泡以及虹膜萎缩及发育不全之处等。

【操作前准备】

1. 操作环境 暗室环境。
2. 仪器及物品 裂隙灯显微镜。
3. 适应人群 就诊的眼病患者、健康体检者。

【操作程序】

1. 前四步同“弥散光照明法”。
2. 光带的焦点投射在被检查组织后方不透明组织或反光面上，而显微镜的焦点调整在被观察的组织上。如观察角膜，须将光线焦点照射于虹膜上或有白内障改变的晶状体上。如观察晶状体前部时，须将光线焦点照射于晶状体后囊上或利用从眼底反射出的光线（图 2-10）。

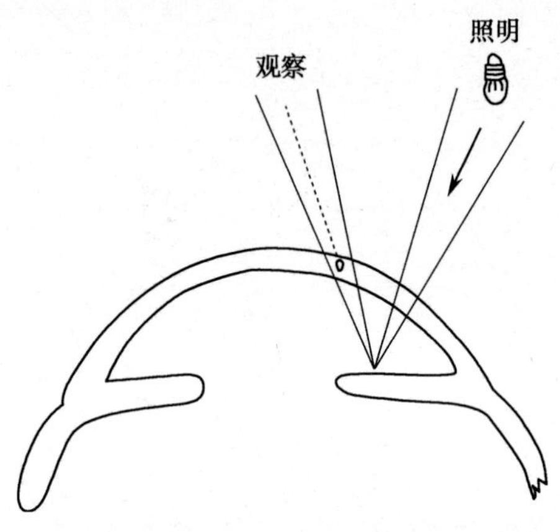

图 2-10 后部照明法

【注意事项】

光带的焦点投射在被检查组织后方不透明组织或反光面上。

五、镜面反射照明法

【目的】

观察角膜表面泪膜上的脱落细胞及角膜内皮细胞。

【操作前准备】

1. 操作环境 暗室环境。
2. 仪器及物品 裂隙灯显微镜。
3. 适应人群 就诊的眼病患者、健康体检者。

【操作程序】

1. 前四步同“弥散光照明法”。
2. 观察光路和照明光路与矢状面的夹角相等，约为 60°，移动裂隙光带使其与角膜反光重合（图 2-11）。

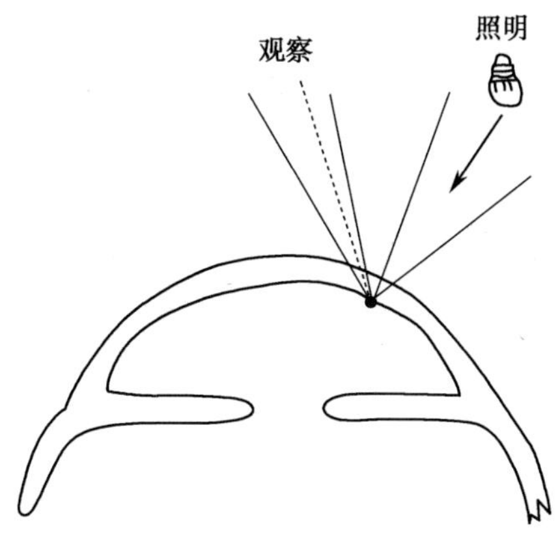

图 2-11　镜面反射照明法

【注意事项】

裂隙光带与角膜反光重合。

六、角膜缘分光照明法

【目的】

检查角膜薄翳、水疱、血管、水肿等病变。

【操作前准备】

1. 操作环境　暗室环境。
2. 仪器及物品　裂隙灯显微镜。
3. 适应人群　就诊的眼病患者、健康体检者。

【操作程序】

1. 前四步同“弥散光照明法”。

2. 将光带集中在角膜缘上，全部角膜缘形成一环形光晕，而以对侧角膜缘处最浓（图 2-12）。

3. 正常角膜本身无所见，如角膜某处发生混浊，该处可见灰白色遮光体。

【注意事项】

将光带集中在角膜缘上，全部角膜缘形成一环形光晕。

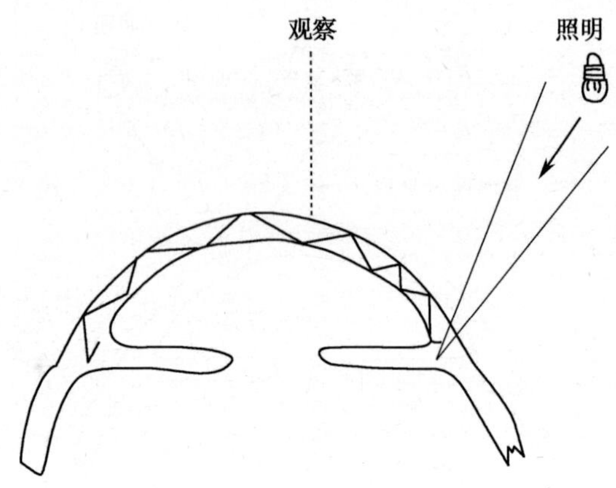

图 2-12　角膜缘分光照明法

【复习思考】

裂隙灯显微镜有哪些常用使用方法，分别适合用于什么病变的检查?

（杨旭波）

第三节　眼前节检查

一、角膜的检查

【目的】

检查角膜的知觉，使用裂隙灯显微镜检查角膜的形态及病变。

【操作前准备】

1. 操作环境　暗室环境。

2. 仪器及物品　裂隙灯显微镜，无菌棉签。

3. 适应人群　就诊的眼病患者、健康体检者。

【操作程序】

1. 角膜知觉的检查　可将无菌棉签捻转成细丝，从被检者颞侧向外眦方向移近，直至细丝尖端轻触角膜。

2. 用弥散光照明法对角膜表面如大小、光滑度进行观察。

3. 采用直接焦点照明法观察角膜的弯曲度、透明度、厚度、角膜后沉着物等。

4. 如怀疑角膜水肿，可采用后部照明法进行进一步的检查。

5. 角膜缘分光照明法可以清晰的显示出角膜中细小的穿通瘢痕、薄翳、水疱及角膜后沉着物等。

【结果判断】

1. 角膜知觉正常者出现灵敏的瞬目反射，如瞬目反射迟钝或消失，说明角膜知觉减退或消失。两眼分别检查，相互比较。

2. 正常成人角膜透明，前面观为横椭圆形，横径平均为11mm，纵径为10mm（图2-13）。当有角膜炎症，角膜混浊不透明（图2-14）。

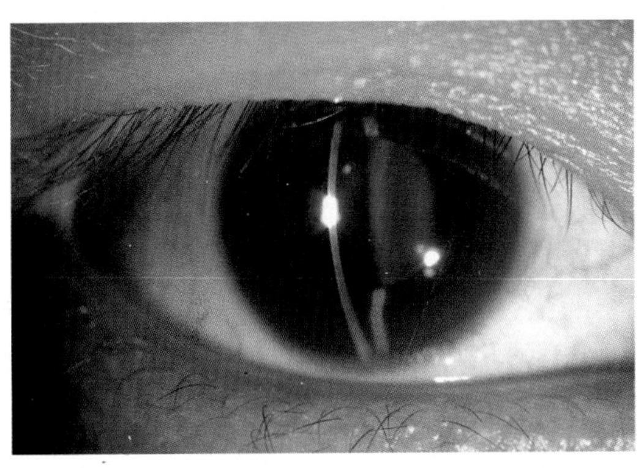

图2-13 正常角膜光带

【注意事项】

当角膜溃疡变薄有穿孔风险时，需小心操作，切忌按压眼球。

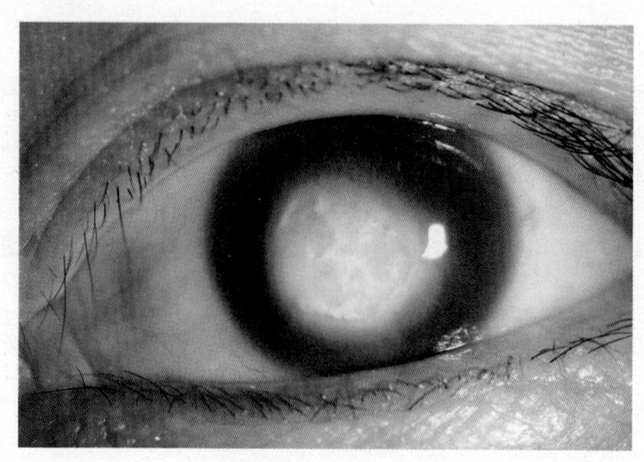

图 2-14 角膜溃疡

【复习思考】

怎样进行角膜知觉的检查？

二、前房的检查

【目的】

使用裂隙灯显微镜检查前房的深度和房水。

【操作前准备】

1. 操作环境 暗室环境。
2. 仪器及物品 裂隙灯显微镜。
3. 适应人群 就诊的眼病患者、健康体检者。

【操作程序】

1. 裂隙灯调至窄光带，光源与显微镜的夹角设在30°~ 45°。

2. 采用直接焦点照明法，以被检者的 6 点角膜缘处做光学切面，观察角膜后壁与虹膜、晶状体前表面之间的暗区，即为前房。

3. 裂隙灯显微镜下观察房水有无混浊、闪光、浮游物、渗出物、积血或积脓等。

4. 将裂隙灯的光源调至圆柱状的光束投射至前房，观察是否有 Tyndall 现象。

【结果判断】

1. 正常前房的中央部深度约为 2.5~3mm，前房内充满完全透明的房水（图 2-15）。眼内炎症或外伤时可出现前房的积血（图 2-16）、积脓或异物等。

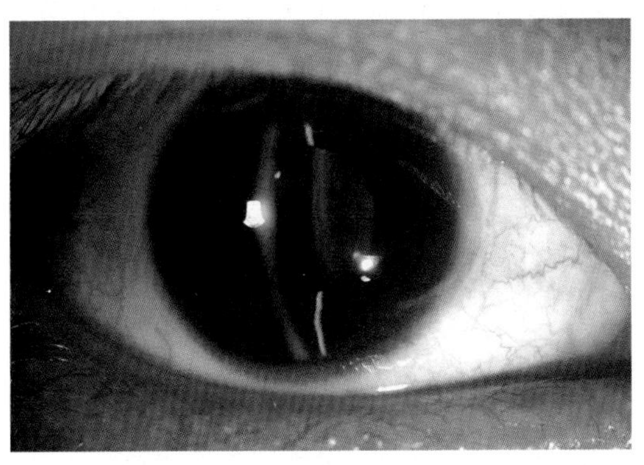

图 2-15 正常前房和透明晶状体

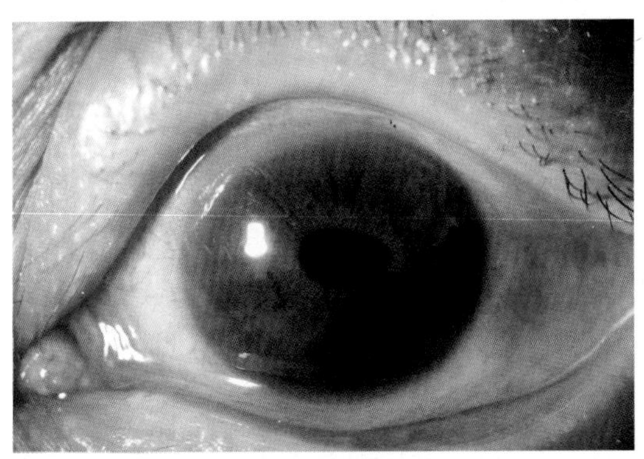

图 2-16 前房积血

2. 以角膜厚度（corneal thickness，CT）作为前房深度度量的单位，例如距离相当于一个角膜厚度记为 1CT，相当于

1/3个角膜厚度则记为 1/3CT。

3. 正常情况下，房水透明，在光线的路径上可见微弱闪光，当出现房水浑浊时，可见多数微粒运动，房水闪光增强，即 Tyndall 现象。

【注意事项】

当判断前房的炎症时，可以用圆柱状细光束来观察 Tyndall 现象。

【复习思考】

前房 Tyndall 现象的存在说明什么问题?

三、晶状体的检查

【目的】

检查晶状体的结构及病变。

【操作前准备】

1. 操作环境　暗室环境。
2. 仪器及物品　裂隙灯显微镜，手电筒。
3. 适应人群　就诊的眼病患者、健康体检者。

【操作程序】

1. 可采用直接焦点照明法观察晶体的结构。将裂隙灯的光源调至细小光带，光源与显微镜呈 45°夹角投射至晶状体，可见层次分明的晶状体结构。

2. 如需观察晶体的周边部，需提前散大瞳孔后进行检查。

3. 注意观察晶体的位置、形状、透明度、有无晶体的脱位或半脱位、有无混浊及混浊的部位和形态。

4. 如无法应用裂隙灯显微镜进行检查时，可根据虹膜投影来估计白内障的成熟程度（图 2-17）。采用聚光手电筒发出的光线以 45°的倾斜度由下向上自瞳孔缘将光线投射至晶体。

【结果判断】

1. 正常的晶状体透明，位置正，无混浊（图 2-15），当晶

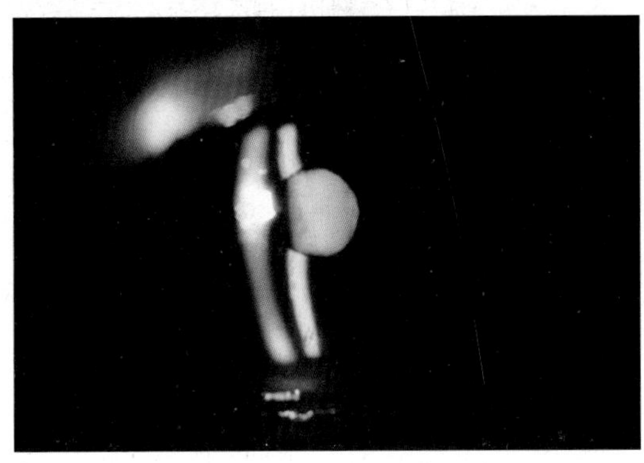

图 2-17 白内障

状体出现混浊，表明有白内障（图 2-16）。

2. 用手电筒粗略检查时，若可见较窄或较宽的虹膜阴影，表示晶体尚未完全浑浊；如不能看到虹膜投影，则表明晶体已完全浑浊。

【注意事项】

1. 检查时应注意双眼对比观察。

2. 检查晶状体时，应注意晶状体改变是否与视功能的改变相对应，以免误诊。

【复习思考】

晶状体混浊程度不重，却出现了严重的矫正视力下降，说明什么？

（杨旭波）

第四节 检眼镜的使用和内眼检查

一、直接检眼镜检查

【目的】

使用直接检眼镜检查玻璃体和眼底。

【操作前准备】

1. 患者准备 了解检查的目的、方法及注意事项。

2. 操作者准备 穿戴整齐，洗手、戴口罩。

3. 物品准备 直接检眼镜。

4. 环境准备 清洁、安静、暗室内。

【操作步骤】

1. 受检者取坐位，平视前方。

2. 检查右眼时，检查者右手持检眼镜，站在检查者右方，用右眼进行观察；检查受检者左眼时，检查者左手持检眼镜，站在被检查者左方，用左眼进行观察。

3. 握镜的示指搭在屈光轮盘上，自由转动轮盘，以调整屈光差，直至观察到清晰的眼底图像（图 2-18）。

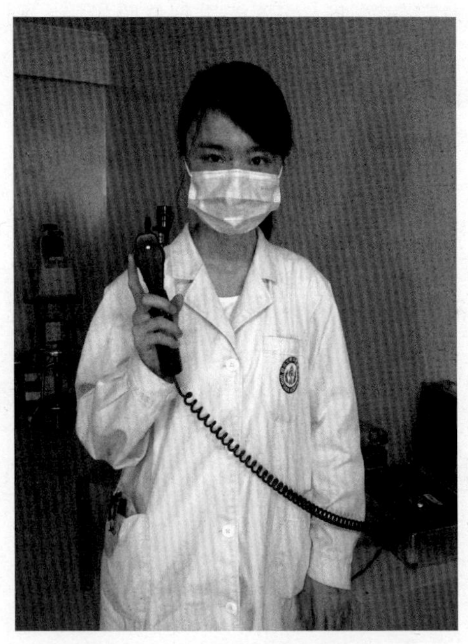

图 2-18 直接检眼镜检查法

4. 使用彻照法观察屈光介质，距离受检眼 10～15cm，用+12D～+20D 观察角膜和晶状体，用+8～+10D 观察玻璃体。

5. 移近至距离受检眼 2cm，详细检查眼底，拨动转盘直到看清眼底为止。

6. 嘱受检者向正前方注视，检眼镜光源经瞳孔偏鼻侧 15°可检查视盘，再沿血管走向观察视网膜周边部；可嘱受检者上、下、左、右转动眼球，以检查周边部位眼底，嘱受检者注视检眼镜灯光可检查黄斑中心凹（图 2-19），正常眼底见图 2-20。

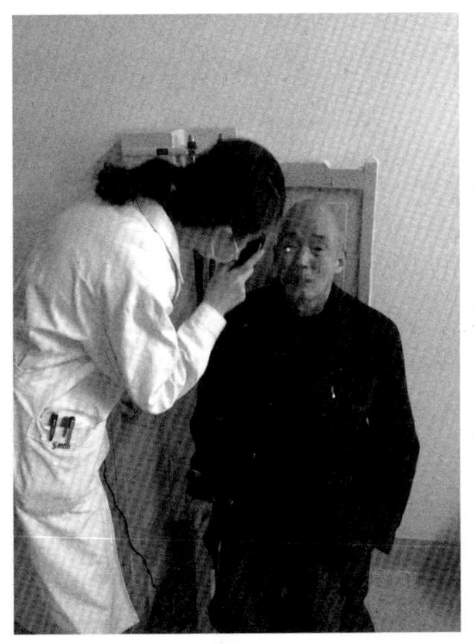

图 2-19　直接检眼镜检查法

【注意事项】

1. 直接检眼镜放大倍率为 16 倍，眼底像为正像。

2. 通常可不散瞳检查，若需详细检查则应散瞳。若需散瞳需要注意浅前房和房角窄的患者，需在散瞳前检查眼压，避免诱发急性闭角型青光眼。

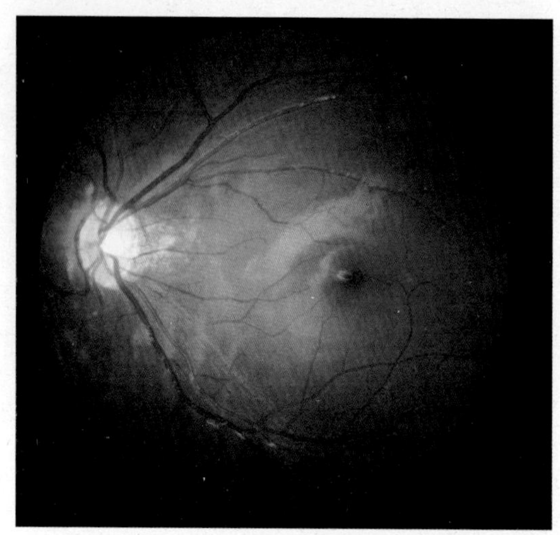

图 2-20 正常眼底

【复习思考】

1. 使用直接检眼镜可检查眼部哪些结构？

2. 如何使用直接检眼镜检查黄斑区？

二、双目间接检眼镜

双目间接检眼镜可以较全面观察眼底，能在较远距离检查眼底，可直视下进行视网膜裂孔封闭及巩膜外垫压等操作。对于屈光介质欠清或高度屈光不正者，用直接检眼镜难以进行眼底检查，可用双目间接检眼镜。辅以巩膜压迫器，可看到锯齿缘，有利于查找视网膜裂孔。

【目的】

对玻璃体、视网膜及视神经等眼底结构进行全面检查，查找视网膜裂孔等。

【操作前准备】

1. 患者准备　了解检查的目的、方法及注意事项，受检者通常需要散瞳。

2. 检查者准备　穿戴整齐，洗手、戴口罩。

3. 物品准备　间接检眼镜、放大透镜、金属巩膜压迫器。

4. 环境准备　清洁、安静、暗室。

【操作步骤】

1. 充分散大受检者瞳孔，受检者坐位或者平卧位均可。

2. 检查者位于被检查者面前（受检者坐位时）或者头部方向（受检者平卧位时）。

3. 戴上检眼镜，扣紧头带，接通电源，调整瞳距及反射镜的位置，将光源调整至视野的上半部分，双眼调试使看成立体像。

4. 光照于被检查眼，检查者用拇指、示指两指持物镜，嵌白环的一面向着被检眼，通常使物镜距离被检眼5cm；以小指或环指靠在受检者额部作为固定；中指提起上眼睑。保持检查者视线、目镜、物镜、被检眼瞳孔及所查眼底位于一条直线上。

5. 将光线照进眼底的上方，先检查周边部，其次为赤道部，最后检查黄斑区（图2-21）。异常眼底见图2-22、图2-23。

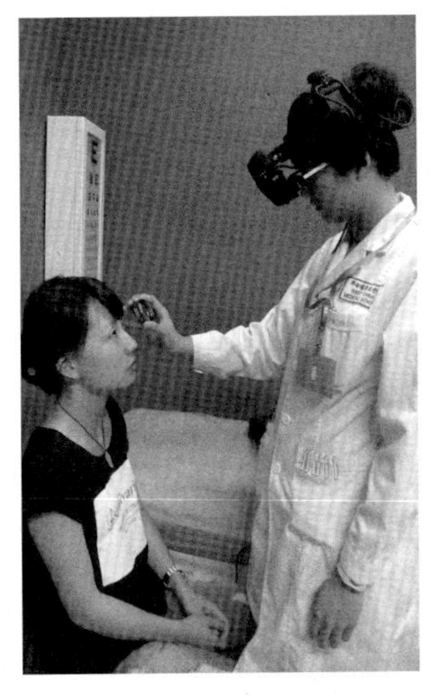

图2-21　间接检眼镜检查

【注意事项】

1. 双目间接检眼镜所见眼底像为完全相反的倒像。

2. 若眼底不够清晰，常常是目镜距离物镜太近，尝试着将头向后移动。检查黄斑的时间应尽量短，以减少对黄斑区的

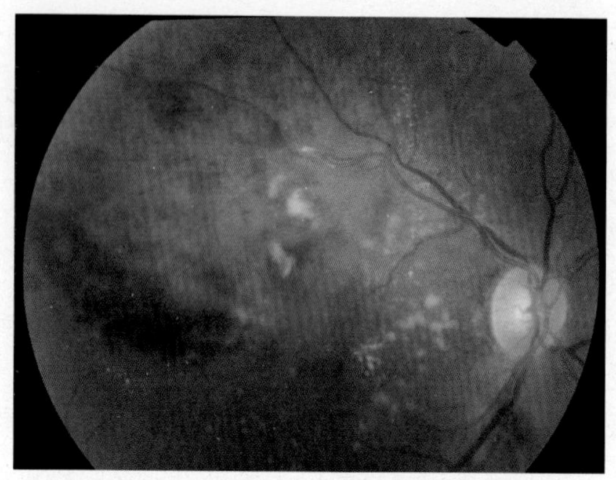

图 2-22　异常眼底：分支静脉阻塞

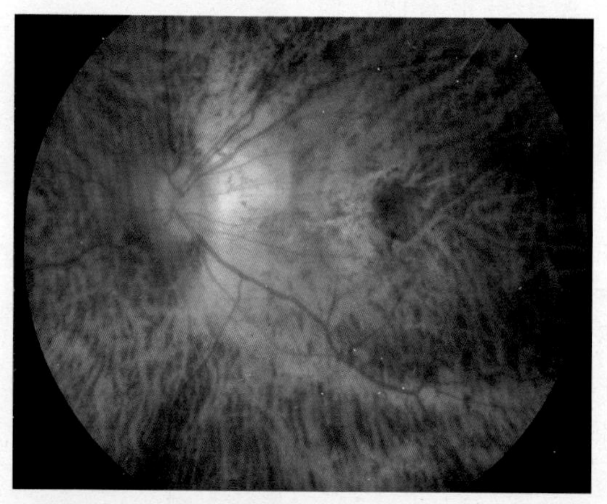

图 2-23　异常眼底：高度近视

直接光照。

【复习思考】

间接检眼镜与直接检眼镜检查眼底的区别是什么？各有什么优势？

（魏 红　吴倩影）

第五节 瞳孔检查

一、瞳孔形态检查

【目的】

了解瞳孔的形态。

【操作前准备】

1. 患者准备 了解检查的目的、方法及注意事项。
2. 检查者准备 穿戴整齐，洗手。
3. 环境准备 清洁、安静。

【操作步骤】

1. 在自然光线下以肉眼观察瞳孔的自然状态。
2. 注意瞳孔大小、位置、形状，边缘。

【结果分析】

正常双眼瞳孔居中、等大、形圆，边缘整齐，直径随环境光线变化而改变，直径为2~4mm。

二、直接对光反射

【目的】

了解瞳孔光反射通路是否正常，对视觉传入神经系统和瞳孔传出系统可进行简单而客观的评价。

【操作前准备】

1. 患者准备 了解检查的目的、方法及注意事项。
2. 检查者准备 穿戴整齐，洗手。
3. 物品准备 电筒或光源。
4. 环境准备 清洁、安静、暗室。

【操作步骤】

1. 在暗光环境下，手电筒从侧方移至前方照射一眼瞳孔，观察该侧瞳孔受到光线刺激后的变化。移开光源后，再观察瞳孔的变化。

2. 用同样的方法再观察对侧眼瞳孔。注意两侧反应的速度和程度是否相同（图 2-24）。

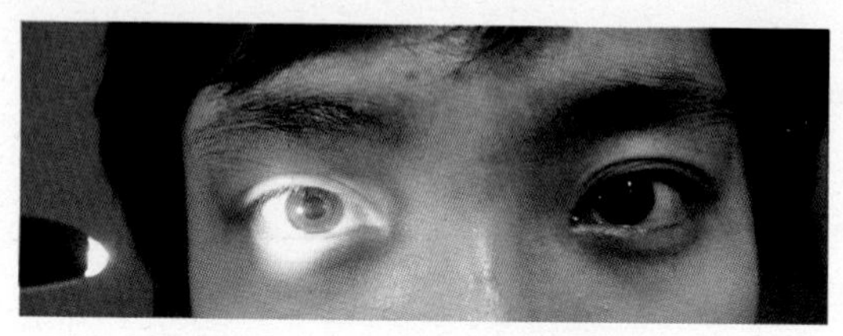

图 2-24 瞳孔直接对光反射

【结果分析】

1. 若观察到受照眼瞳孔受到光线刺激后立即缩小，移开光源后可观察到瞳孔立即复原，为瞳孔光反射灵敏。

2. 若用手电筒照射瞳孔时，其变化很小，而移去光源后瞳孔增大不明显，此种情况称为瞳孔对光反应迟钝。

3. 当瞳孔对光毫无反应时，为瞳孔对光反应消失。

【注意事项】

1. 正常人群中，老年人瞳孔较小，儿童瞳孔较大。

2. 全身使用某些药物会影响瞳孔的大小（如有机磷，吗啡等可导致瞳孔缩小，阿托品、可卡因会导致瞳孔散大）。

3. 应详细了解全身病史及外伤史。

【复习思考】

直接光反射检查有何临床意义？

三、间接对光反射

【目的】

了解瞳孔光反射通路是否正常，对视觉传入神经系统和瞳孔传出系统可进行简单而客观的评价。

【操作前准备】

1. 患者准备 了解检查的目的、方法及注意事项。

2. 检查者准备 穿戴整齐，洗手。

3. 物品准备 电筒或光源。

4. 环境准备 清洁、安静、暗室。

【操作步骤】

1. 用一手竖直放于两眼之间，以挡住手电筒的光线照到对侧。用手电筒照射一侧瞳孔，观察另一侧瞳孔变化。

2. 移去光源后，再观察瞳孔的变化。以同样的方法检查对侧瞳孔（图 2-25）。

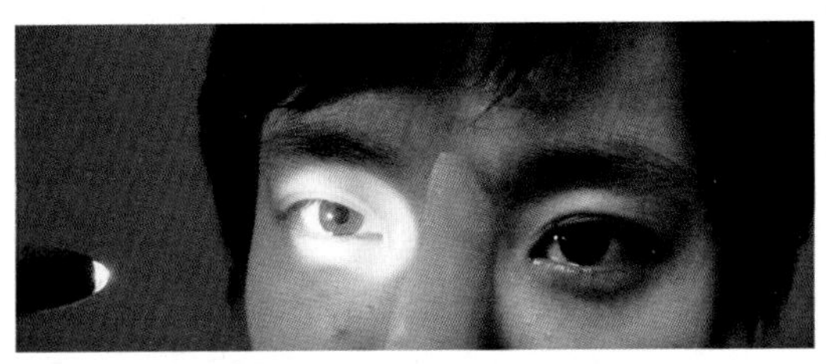

图 2-25 瞳孔间接对光反射

【结果判断】

正常的间接对光反射可观察到光照一侧瞳孔后，另一侧瞳孔立即缩小，移开光线瞳孔立即复原。双侧瞳孔不等大或不同时变化，为异常间接对光反射。

【复习思考】

间接光反射检查如何进行?

（魏 红）

第六节 眼压的测量

眼压指眼球内容物对眼球壁的压力，是重要的临床指标。指测法可粗略的估计眼压。精确测量的眼压计分为压陷式和压平式，压陷式最为常用的是 Schiotz 眼压计；压平式的代表是 Goldmann 眼压计。

一、指测法

【目的】

使用指测眼压法对眼压的粗略评估，大致了解患者眼压。

【操作前准备】

1. 患者准备　了解指测眼压目的、方法及配合方式。

2. 操作者准备　穿戴整齐，修剪指甲，洗手。

3. 环境准备　清洁、安静、光线适宜。

【操作步骤】

1. 让被检者眼向下看，检查者把两手的中指和第四指放在被检者的额部作支持。

2. 再把两手示指轻轻放在上睑板上缘的眼睑上，一手示指轻压眼球，另一手示指感知眼球的波动感程度，从而粗略估量眼球的硬度。一指轻压一指感觉，勿同时按压（图 2-26）。

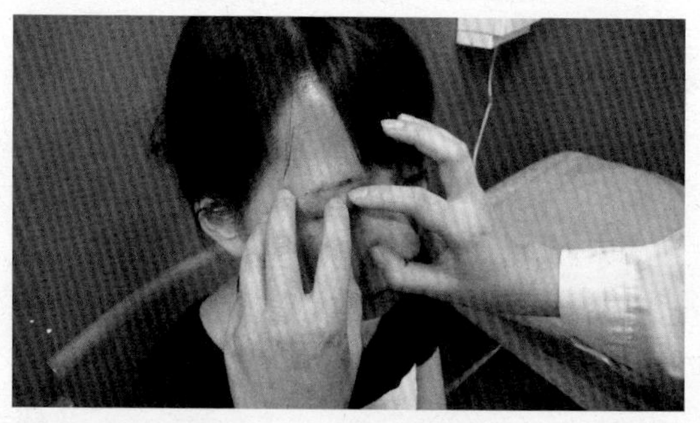

图 2-26　指测法查眼压

【注意事项】

1. 嘱患者双眼下转，松弛上眼睑，手指按压上方巩膜而非角膜以评估眼压，否则结果评估不准确。

2. 可能存在眼球破裂伤时不宜进行该检查。

【结果记录】

眼压正常以“Tn”代表，眼压稍高为“T+1”；中度增高为“T+2”；高度增高为“T+3”；眼压稍低为“T−1”；中度减低为“T−2”；极低为“T−3”。

【复习思考】

哪些情况下不宜使用测眼压法对眼压进行评估？

二、Schiotz 眼压计

【目的】

使用 Schiotz 眼压计进行眼压测量，了解患者眼压。

【操作前准备】

1. 患者准备　了解使用 Schiotz 眼压计的目的、方法及配合方式；滴用表面麻醉剂如爱尔卡因 2～3 次（间隔 3 分钟）。

2. 操作者准备　穿戴整齐，修剪指甲，消毒眼压计及双手，校准眼压计。

3. 环境准备　清洁、安静、光线适宜。

【操作步骤】

1. 滴用表面麻醉剂 2～3 次。

2. 在眼压计试板上测试指针是否指向 0，指针是否灵活。酒精棉球消毒眼压计足板后用棉球擦干。

3. 患者仰卧位，双眼向正前方注视。

4. 检查者右手持眼压计，左手指轻轻张开患者眼睑，分别固定于上、下眶缘；不可加压于眼球，然后将眼压计垂直地轻轻放置角膜中央，迅速读出眼压计指针刻度数（图 2-27）。一般采用 5.5g 砝码，记录指针所指的刻度应该在 3～7 之间。若刻度<3 应改用 7.5g 或 10g 砝码。每眼连续测两次，其读数差不应>0.5 刻度。

5. 测量完毕，滴抗生素眼液一滴。

6. 用酒精棉球立即将眼压计足板消毒。放置盒内，砝码放回原处。

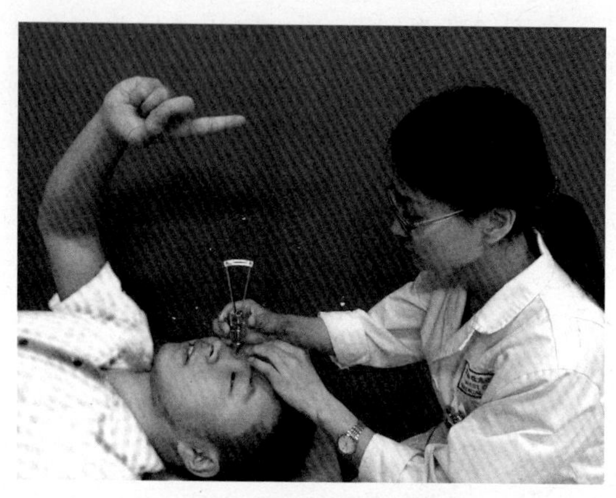

图 2-27 Schiotz 眼压计测眼压

【注意事项】

1. 测量前做好 Schiotz 眼压计的校准。

2. 患者充分表面麻醉以便配合，否则测量有误差。

3. 该操作对角膜上皮有影响，外伤、角膜上皮情况差、急性感染、角膜溃疡等患者不宜使用。

4. 该眼压计原理是用一定重量的砝码压陷角膜中央部以测量眼压，测量时会引起眼球容量的变化，测量结果受眼球壁硬度的影响。

5. 记录方法：砝码为分子，读数为分母。测出的读数查眼压换算表得出实际眼压。

【复习思考】

1. 使用 Schiotz 眼压计前如何进行校准？

2. 使用 Schiotz 眼压计如何进行读数与眼压转换？

三、Goldmann 眼压计

【目的】

使用 Goldmann 眼压计进行眼压测量，了解患者眼压。

【操作前准备】

1. 患者准备 了解使用 Goldmann 眼压计的目的、方法及配合方式；滴用表面麻醉剂（如盐酸丙美卡因）2～3 次（间隔 3 分钟）。

2. 操作者准备 穿戴整齐，修剪指甲，消毒眼压计及双手，校准眼压计。

3. 环境准备 清洁、安静、暗室。

【操作步骤】

1. 患者结膜囊内滴用表面麻醉剂（如盐酸丙美卡因）2～3 次（间隔 3 分钟）。

2. 患者坐于裂隙灯前，将头置在支架上不动，滴荧光素液或将荧光素纸置结膜囊内使泪液染色，用棉球吸去过多的泪液。

3. 将眼压计安装在裂隙灯显微镜上，照明系统与显微镜夹角为 60°，光线通过紫蓝色滤光片，裂隙灯电栏开至最大挡，选用×10 目镜观察。

4. 消毒测压头，将测压头 0°～180° 经线置于水平方向（0°对准金属固定装置上水平位白色刻线上）。

5. 嘱受检查者双眼睁大，平视前方，眼球勿动，将测压旋钮转至 1g 刻度方位，将裂隙灯徐徐向前推进，先在镜外观察，使测压头刚刚触及角膜正中央，当测压头触及角膜时，角膜面即出现蓝光。

6. 通过显微镜观察，见到一环形蓝紫色的角巩膜区的分光带，此时检查者一边继续稍向前推测压头，同时可从目镜筒内观察泪液膜被推开至测压头边缘，在视野中央见到两个黄绿色荧光半环为止。

7. 如两个半环不在中央，可上下左右移动显微镜，使形成上下相等的两个半环为止，注意半环不可太宽或太窄，上、下半环大小要相等，位置对称并位于视野中央。

8. 最后轻轻转动测压旋钮加压至两个半环内缘刚刚相切（图 2-28），记录此时螺旋上的刻度。

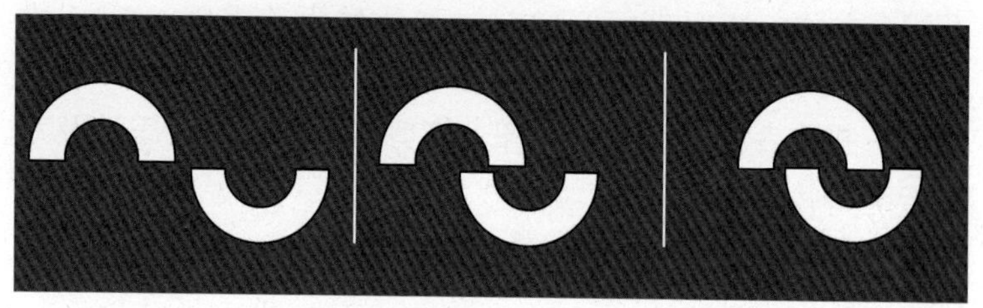

图 2-28 Goldmann 眼压计荧光素环

分别为压平直径小于 3. 06mm 时、等于 3. 06mm 及大于 3. 06mm 时

9. 测量完毕，滴抗生素眼液一滴。

10. 消毒测压头　用肥皂水洗净后再用消毒生理盐水冲洗，干燥后放回原处。

【注意事项】

1. 测量前做好 Goldmann 眼压计的校准。

2. 患者充分表面麻醉以便配合，测压头要置于角膜中央但不令其接触到睫毛，否则测量有误差。

3. 测量时观察两个荧光半环不仅要内环相切，且需大小相等，位置对称，宽窄基本均匀一致，连续测 3 次取平均值。

4. 如果散光过于高的时候应该将测压头旋转，测出水平和垂直时的眼压取平均值。散光每 4 个 D，会产生 1mmHg 的偏差。

5. 记录方法　螺旋上的刻度乘以 10，即得眼压的毫米汞柱数，取 2~3 次测量的平均值记录。

【复习思考】

1. 使用 Goldmann 眼压计进行眼压测量有哪些注意事项?

2. 用 Goldmann 眼压计进行眼压测量时如何进行读数?

(魏红 魏欣)

第七节 角膜曲率检查

【目的】

测量角膜曲率值。

【操作前准备】

1. 操作环境 低照度检查室。

2. 仪器及物品 角膜曲率计。

3. 人员准备 被检者取掉框架眼镜，如佩戴隐形眼镜者应取掉 1 小时左右再进行检查。

【操作程序】

1. 被检者坐下后，下颌放于颌托上，检查者调整眼部高度。嘱被检者双眼睁开注视光标。

2. 检查者从目镜观察光标像之间的轴向标记，如能够重叠，则角膜无斜向散光（图 2-29A、B、C）。

3. 调整水平手轮，使水平轴向标记重叠，记录 H 读数；调整垂直手轮，使垂直轴向标记重叠，记录 V 读数。测定 3 次取平均值。H 与 V 的差值为角膜散光度。

4. 光标像之间的轴向标记不能够重叠，则角膜有斜向散光（图 2-29D）。先旋动轴向手轮，使光标像之间的轴向标记重叠。调整水平手轮，使水平轴向标记重叠，记录 H 读数；调整垂直手轮，使垂直轴向标记重叠，记录 V 读数。

【结果记录】

记录结果可以使用曲率半径（mm），也可以使用曲率（D）。一般先记录水平曲率，再记录垂直曲率，如：43.00D@

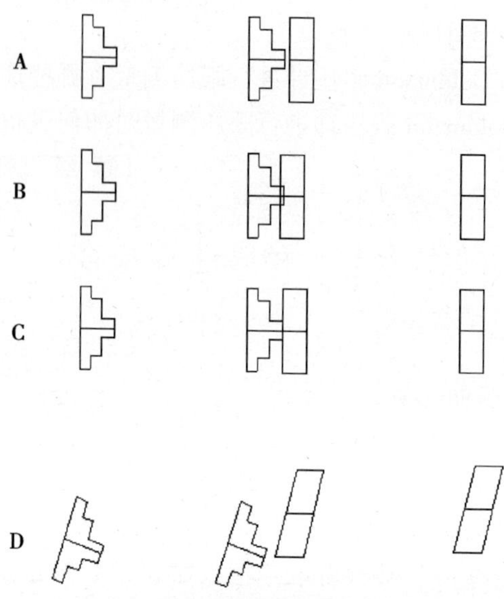

图 2-29 角膜曲率计示意图

A、B、C 为角膜无斜向散光，D 为有斜向散光

180/44.00D@90。

【正常参考值】

40.00~46.00D

【注意事项】

1. 对具有正常范围屈光力的规则角膜，具有很高的准确性和可重复性，如果超出此范围，结果准确性和重复性均降低。

2. 角膜曲率计只测量了角膜中心较小范围的曲率，不能反映角膜周边曲率情况。

【复习思考】

1. 如何判断角膜曲率异常？

2. 试述角膜曲率计的操作过程。

（马 薇）

第八节 眼局部用药方法

一、滴眼液法

【目的】

治疗眼部疾病、散瞳或缩瞳、表面麻醉、眼病患者手术前和手术后抗感染。

【操作前准备】

1. 操作环境 日常照明的清洁环境。

2. 仪器及物品 眼液、消毒棉签。

3. 人员准备 洗净双手，认真查对，拭去患者的眼部分泌物。注意药物是否有沉淀或变质。混悬液使用前应先摇匀，保证治疗作用。

【操作程序】

1. 嘱患者坐位，头稍后仰，或卧位，眼睛向上注视。

2. 先滴健眼，再滴患眼。

3. 分开双睑，动作轻柔，特别是角膜溃疡与术后患者。

4. 将眼液缓慢地滴入下穹窿部，避免直接滴在角膜上，防止刺激。

5. 滴眼液后，嘱患者轻闭眼睛 2~3 分钟。

6. 多种眼液混合使用时，应间隔 3~5 分钟。

7. 含毒性溶液滴眼后，应压迫泪囊区 3~5 分钟，防止经鼻黏膜吸收全身中毒。

【注意事项】

1. 滴眼液时，滴管口勿触及眼睑和睫毛，防止污染。

2. 眼液开启后，使用时间一般不超过 1 个月。部分眼液有特殊说明的除外。

【复习思考】

含毒性溶液滴眼后，应注意什么？

二、涂眼膏法

【目的】

使药液在结膜囊内停留时间较长，药物作用较持久。一般用于手术后、眼睑闭合不全及眼前段疾病、散瞳或缩瞳等。

【操作前准备】

1. 操作环境 日常照明的清洁环境。

2. 仪器及物品 眼膏、消毒棉签、消毒圆头玻璃棒。

3. 人员准备 洗净双手，认真查对，拭去患者的眼部分泌物。

【操作程序】

1. 玻璃棒法

（1）嘱患者坐位，头稍后仰，或卧位，眼睛向上注视。

（2）右手持玻璃棒，蘸上绿豆大药膏。

（3）左手分开患者的上下眼睑，把涂有药膏的玻璃棒，轻轻平放入下穹窿部。

（4）嘱患者轻闭眼睑，捻转玻璃棒依水平方向抽出。

（5）涂药膏后，用棉签擦去溢出的药膏。

2. 软管法

（1）嘱患者坐位，头稍后仰，或卧位，眼睛向上注视。

（2）右手持药膏软管。

（3）左手分开患者的上下眼睑，将药膏直接挤入结膜囊内。

（4）涂药膏后，用棉签擦去溢出的药膏。

（5）嘱患者闭眼 1~2 分钟。

【注意事项】

1. 涂药前，应检查玻璃棒圆头是否完整，以免损伤结膜和角膜。

2. 使用玻璃棒时，勿将睫毛卷入结膜囊内，以免刺激角膜引起不适。

3. 用软管法涂药膏，管口勿触及睫毛及睑缘。

【复习思考】

使用玻璃棒前，应注意检查什么？

（颜　月）

第三章 双眼视和眼球运动异常检查

第一节 双眼视的常规检查

一、Kappa 角的测量

【目的】

测量人眼的 Kappa 角，以修正角膜映光法粗测的斜视度。

（一）角膜映光法

【操作前准备】

1. 操作环境　日常照明环境。

2. 仪器及物品　手电筒、遮眼板、量尺。

3. 人员准备　受检者放松，遵照检查者指示进行配合。

【操作程序】

1. 被检者注视眼前 33cm 处的手电筒小电珠，用遮眼板遮盖一眼，观察另一眼的角膜映光点与瞳孔中心的相对位置。

2. 用量尺测量角膜映光点与瞳孔中心的距离。

【结果判断】

1. 如角膜映光点位于瞳孔中心，说明 Kappa 角为零；如角膜映光点在瞳孔鼻侧，说明存在正 Kappa 角；如映光点位于瞳孔颞侧，说明存在负 Kappa 角。

2. 角膜映光点与瞳孔中心的距离，可以粗略反映 Kappa

角的大小，1mm 约为 7°或 $15^{\triangle}$。

【注意事项】

1. 手电筒与被检眼等高。
2. 检查者必须从手电筒灯光投照的方向观察。

【复习思考】

怎么利用手电筒粗测 Kappa 角?

（二）裂隙灯法

【操作前准备】

1. 操作环境　暗环境。
2. 仪器及物品　裂隙灯显微镜。
3. 人员准备　受检者放松，遵照检查者指示进行配合。

【操作程序】

1. 将裂隙灯的灯臂和镜臂重合并正对受检眼，灯臂的刻度值位于“0”，将裂隙调窄，光线调暗，观察角膜映光点与瞳孔中心的相对位置，Kappa 角的定性分析同角膜映光法。

2. 如角膜映光点在瞳孔中心的颞侧，嘱被检者眼位不动，注视物镜，将灯臂向鼻侧移动，直到角膜映光点位于瞳孔中心，从裂隙灯的灯臂刻度值上可以读出 Kappa 角的大小。

【注意事项】

1. 被检眼的眼位始终不能动。
2. 可以让受检者注视正前方的注视灯来保持眼位不动。

【复习思考】

利用裂隙灯显微镜测量 Kappa 角的过程中，被测眼是否可以动?

二、角膜映光法检查眼位

【目的】

判断斜视的类型和程度。

（一）Hirschberg 法

【操作前准备】

1. 操作环境　日常照明环境。

2. 仪器及物品　手电筒、遮眼板。

3. 人员准备　先进行验光，戴上合适的矫正眼镜。

【操作程序】

1. 受检者注视正前方 33cm 处手电筒的小电珠，检查者从手电筒的后方观察。首先遮盖一眼，观察未遮盖眼的角膜映光点，如映光点位于瞳孔中心，则 Kappa 角为零；如映光点位于瞳孔中心的鼻侧或颞侧，说明该眼有正或负的 Kappa 角。使用同样方法检查另一只眼。

2. 让受检者双眼注视小电珠，双眼角膜上均有一个映光点出现，根据映光点与单眼注视映光点、瞳孔缘和角膜缘的相对位置，可以判断斜视的类型和程度。

3. 裸眼和戴镜状态下分别检查，sc 代表裸眼，cc 代表戴镜。

【结果判断】

1. 如双眼注视时的映光点位于单眼注视时的位置，眼位为正位；如映光点在单眼注视映光点内侧，眼位为外斜；如映光点在单眼注视映光点外侧，眼位为内斜；如映光点在单眼注视映光点上方，眼位下斜；如映光点在单眼注视映光点下方，眼位为上斜。

2. 内斜符号为“+”，外斜符号为“-”，右眼上斜或左眼下斜记录“R/L”，左眼上斜或右眼下斜记录“L/R”。例如，+30°，L/R 15°代表内斜 30°，左眼比右眼高 15°。

3. 该法可以进行斜视度的粗略定量。如映光点位于瞳孔缘，斜视度约为 15°，位于角膜缘约为 45°，位于瞳孔缘和角膜缘之间约为 30°（图 3-1）。如有 Kappa 角，应进行相应修正，方法是粗略估计的斜视度（带上正负号）加上 Kappa 角

（带上正负号）。例如：Hirschberg 法粗略定量为−15°（外斜视 15°），测得 Kappa 角为+5°，则斜视度修正为−15°+5°=−10°。

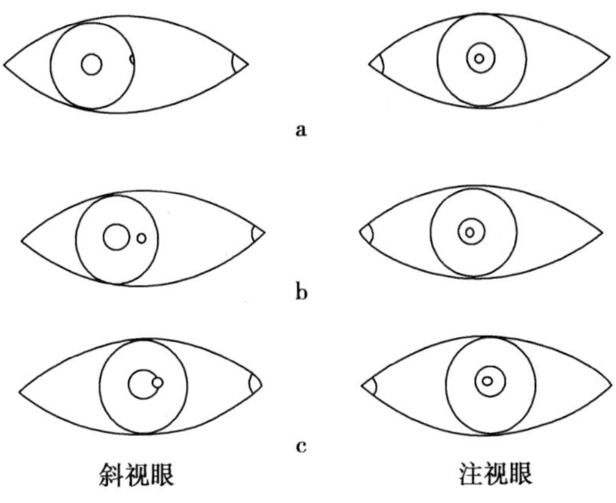

图 3-1　Hirschberg 角膜映光试验

a. 外斜 45°；b. 外斜 30°；c. 外斜 15°

【注意事项】

1. 手电筒与被检眼等高。

2. 检查者必须从手电筒灯光投照的方向观察。

【复习思考】

角膜映光法判断斜视时，映光点不在瞳孔中心，一定有斜视吗？为什么？

（二）Krimsky 法

【操作前准备】

1. 操作环境　日常照明环境。

2. 仪器及物品　手电筒、棱镜片。

3. 人员准备　先进行验光，戴上合适的矫正眼镜。

【操作程序】

1. 被检者注视眼前 33cm 处手电筒的小电珠，同 Hirschberg 法，根据角膜映光点的位置判断斜视的类型。

2. 该法可以对斜视度进行定量测量，使用棱镜片置于注视眼前，棱镜尖与眼位同向，不断增加棱镜片度数，使得角膜映光点位于瞳孔中心。使用的棱镜片度即为斜视度（图 3-2）。

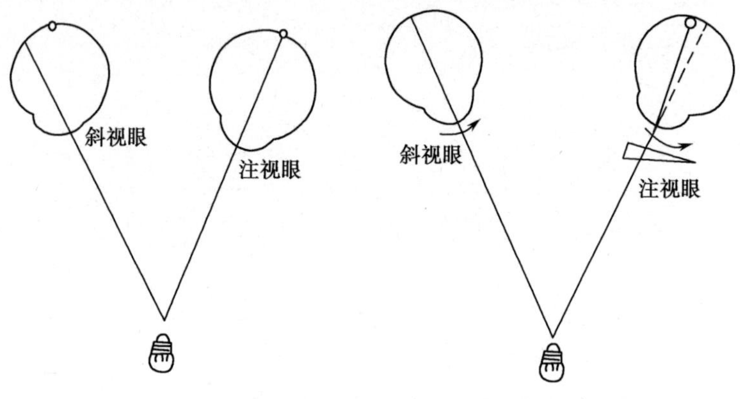

图 3-2　Krimsky 法

3. 斜视度的符号同于 Hirschberg 法，只是单位采用了棱镜片度“$^{\triangle}$”而非圆周度。如+30$^{\triangle}$代表内斜 30$^{\triangle}$。

4. sc 和 cc 分别测量。

【注意事项】

1. 手电筒与被检眼等高。

2. 检查者必须从手电筒灯光投照的方向观察。

【复习思考】

Krimsky 法测量斜视度时，棱镜片的底向应该怎么放置？

三、遮盖试验检查眼位

（一）遮盖、去遮盖试验

见第一章第十六节。

（二）交替遮盖试验

【目的】

判断斜视的类型和程度（包含斜视和隐斜）。

【操作前准备】

1. 操作环境　日常照明环境。

2. 仪器及物品　手电筒、遮眼板、棱镜片。

3. 人员准备　先进行验光，戴上合适的矫正眼镜。

【操作程序】

1. 被检者注视正前方中位的手电筒小电珠。

2. 用遮眼板遮盖一眼至少 5 秒后，突然移到另一只眼前，如此交替进行，观察去遮盖眼的眼位变化。

3. 交替遮盖试验可以配合棱镜片进行斜视度的定量。在注视眼前放置棱镜片，棱镜尖朝向与眼位偏斜方向相同，不断增加棱镜片度数，直到交替遮盖时去遮盖眼不再运动，此时的棱镜片度代表了斜视度（图 3-3）。

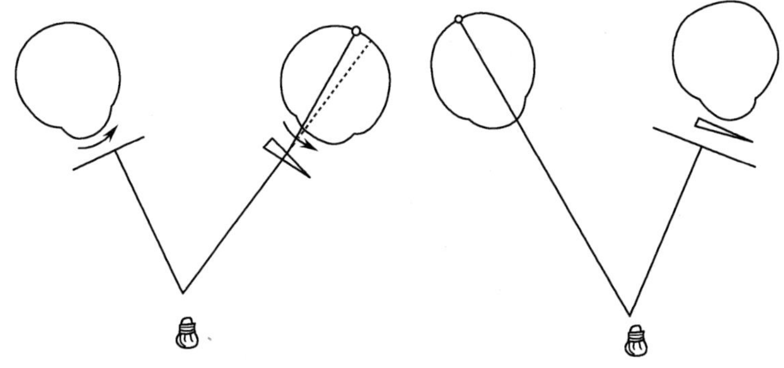

图 3-3　交替遮盖试验配合棱镜片测定斜视度

4. 此法在被检者距离手电筒 33cm 和 6m 时，分别测量 sc 和 cc 斜视度。

【结果判断】

如去遮盖眼从外向正位运动，提示有外斜视（斜视/隐斜）；如去遮盖眼从内向正位运动，提示有内斜视；去遮盖眼从上向正位运动，提示有上斜视；而去遮盖眼从下向正位运动，提示有下斜视。

【注意事项】

1. 遮盖的时间应充分，至少要 5 秒以上，而在交替遮盖的过程中，遮眼板的移动应迅速，这种才能充分打破双眼融合。

2. 有屈光不正者，斜视度的检测应在戴镜和裸眼两种状态下分别进行。

【复习思考】

在交替遮盖法配合棱镜片测量斜视度的过程中，棱镜片的底向应怎么放置？

四、眼球运动和眼肌的检查方法

（一）注视检查

【目的】

判断眼注视性质是否正常。

【操作前准备】

1. 操作环境　日常照明环境。

2. 仪器及物品　手电筒。

3. 人员准备　先进行验光，戴上合适的矫正眼镜。

【操作程序】

1. 嘱被检者注视眼前 33cm 处的点光源。

2. 遮盖任意一眼，观察另一眼注视的性质，即注视是否稳定，是否有漂移。

3. 观察单眼注视时，两眼角膜映光点是否对称。

【注意事项】

1. 手电筒与被检眼等高。

2. 检查者必须从手电筒灯光投照的方向观察。

【复习思考】

单眼注视时，如果两眼角膜映光点不对称，说明什么？

（二）追随检查

【目的】

检查眼球追随运动是否正常。

【操作前准备】

1. 操作环境　日常照明环境。

2. 仪器及物品　手电筒。

3. 人员准备　先进行验光，戴上合适的矫正眼镜。

【操作程序】

1. 被检者距检查者 40cm。

2. 检查者手持一个发光手电筒，按左—右—左、上—下—上、两对角线的路径移动手电筒，幅度不超过 20cm，嘱被检眼跟随手电筒的光源。

3. 观察注视的准确性。如存在两次及以上的注视丢失，则为追随异常。

【注意事项】

手电筒移动幅度不要超过 20cm。

【复习思考】

追随运动异常说明可能存在什么问题？

（三）扫视检查

【目的】

检查眼球扫视运动是否正常。

【操作前准备】

1. 操作环境　日常照明环境。

2. 仪器及物品　手电筒。

3. 人员准备　先进行验光，戴上合适的矫正眼镜。

【操作程序】

1. 被检者距检查者 40cm。

2. 检查者左右两手各持一个手电筒，两手电筒距离 10cm，随机闪烁手电筒。

3. 嘱被检者注视发光的手电，两只手电筒共随机闪烁10次。

4. 如果被检者顺利完成，表示通过。

【注意事项】

1. 手电筒与被检眼等高。

2. 检查者必须从手电筒灯光投照的方向观察。

【复习思考】

扫视运动异常说明可能存在什么问题？

（四）单眼运动检查

【目的】

检查眼球运动的极限位置。

【操作前准备】

1. 操作环境　日常照明环境。

2. 仪器及物品　手电筒、遮眼板。

3. 人员准备　受检者放松，遵照检查者指示进行配合，戴眼镜的先取下眼镜。

【操作程序】

1. 用遮眼板遮盖被检者的一只眼，嘱其另一只眼注视眼前33cm的手电筒小电珠。

2. 检查者手持手电筒上下左右移动，受检眼追随光源运动，观察受检眼能够运动到的极限位置。

【结果判断】

1. 正常眼球运动的标准：眼球极度上转，角膜下缘达内外眦连线；眼球极度下转，角膜上缘达内外眦连线；眼球极度外转，角膜外缘达外眦角；眼球极度内转，瞳孔内缘达上下泪小点连线。

2. 单眼运动受限的程度分为4级：0级为转动不受限，1级为轻度转动受限，2级为中度转动受限，3级为重度转动受限但可过中线，4级为转动完全受限不过中线。

【注意事项】

1. 戴镜者应取下眼镜。

2. 检查距离 33cm。

【复习思考】

正常眼球运动的位置在哪里？

（五）双眼同向运动

【目的】

检查双眼同向运动的位置正常与否。

【操作前准备】

1. 操作环境　日常照明环境。

2. 仪器及物品　手电筒。

3. 人员准备　受检者放松，遵照检查者指示进行配合，戴眼镜的先取下眼镜。

【操作程序】

1. 被检者双眼注视眼前 33cm 的手电筒小电珠。

2. 检查者手持手电筒向左、右、右上（右 25°上 25°）、左上（左 25°上 25°）、左下（左 25°下 25°）、右下（右 25°下 25°）六个方位运动，受检眼追随光源运动，观察受检的双眼能够达到的位置。

【结果判断】

1. 判定正常眼球运动的标准同单眼运动。

2. “+”代表肌力过强，“-”代表肌力不足，共分 4 级，0 级为正常，1 级为比正常标准超或差 1mm，2 级为超或差 2mm，3 级为超或差 3mm，4 级为超或差 4mm 及以上。如+4 代表肌力过强，程度为 4 级。

3. 不同的运动方位代表了不同眼外肌的诊断眼位（图 3-4）。

【注意事项】

1. 戴镜者应取下眼镜。

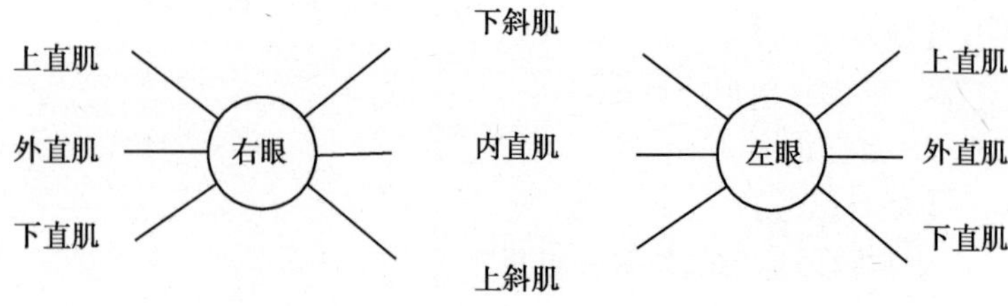

图 3-4　双眼同向运动的诊断眼位

2. 检查距离 33cm。

【复习思考】

双眼同向运动检查时，不同眼外肌的诊断眼位是怎样的？

（六）双眼异向运动

见第一章第十五节。

（七）Parks 三步法

【目的】

检查垂直眼外肌异常。

【操作前准备】

1. 操作环境　日常照明环境。

2. 仪器及物品　手电筒。

3. 人员准备　受检者放松，遵照检查者指示进行配合，戴眼镜的先取下眼镜。

【操作程序】

1. 被检者双眼注视眼前的手电筒点光源，区别上斜是左眼还是右眼。若为右眼上斜，表明可能右眼的下转肌（上斜肌或下直肌）或左眼的上转肌（下斜肌或上直肌）麻痹。

2. 检查者手持手电筒向左和右移动，区别被检者向左看和向右看哪侧斜视度大。如向左看斜视度大，则可排除右眼下直肌和左眼下斜肌。

3. 偏头试验（Bielschowsky 试验）　被检者双眼注视点光源，嘱其头向左和右偏，观察眼位高低；头向高位眼侧偏，垂直斜视度最大，提示斜肌麻痹，否则提示直肌麻痹。如偏头试验向右阳性，可以排除右眼下直肌麻痹，最后诊为右眼上斜肌麻痹。

【注意事项】

1. 戴镜者应取下眼镜。

2. 检查距离 33cm。

【复习思考】

偏头试验可以对什么垂直眼外肌进行鉴别?

五、注视性质的检查

【目的】

检查注视性质是否正常，用以估计弱视患者的预后及指导治疗。

【操作前准备】

1. 操作环境　暗环境。

2. 仪器及物品　直接检眼镜。

3. 人员准备　被检者放松，遵照检查者指示进行配合，戴眼镜的先取下眼镜。

【操作程序】

1. 被检者坐位。

2. 遮盖被检者的健眼，嘱被检者斜视眼注视投射镜中的黑星。

3. 检查者从镜孔观察斜视眼黄斑中心凹与黑星的位置。

【结果判断】

1. 黄斑中心凹落在黑星中央，则为黄斑中心凹注视（图 3-5A）。

2. 黄斑中心凹落在黑星外但在 3°环内，则为旁中心凹注视（图 3-5B）。

3. 黄斑中心凹落在 3°环与 5°环之间，则为旁黄斑注视

（图 3-5C）。

4. 投射镜同心圆落在黄斑边缘部与视盘之间，则为周边注视（图 3-5D）。

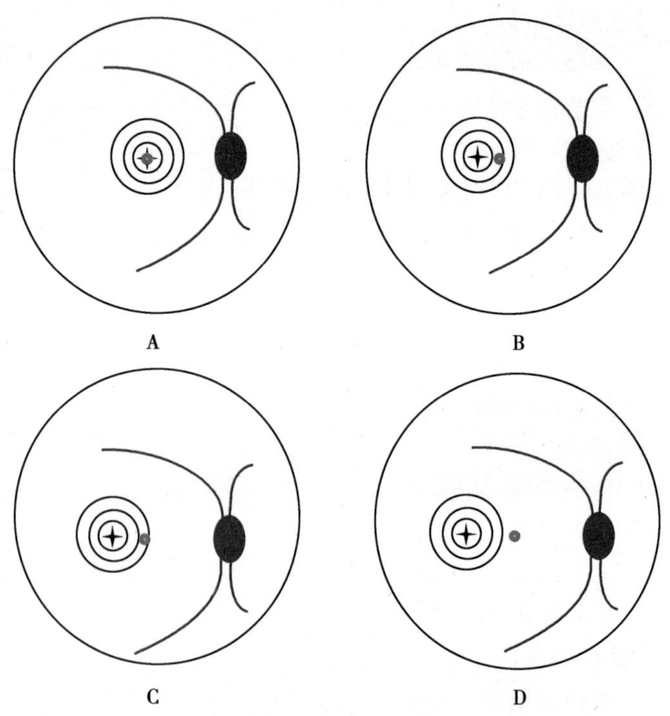

图 3-5　注视性质的检查

【注意事项】

检查注视性质时，要注意区别屈光参差性弱视引起的不稳定中心注视和小角度的偏心注视。

【复习思考】

如何区别屈光参差性弱视引起的不稳定中心注视和小角度的偏心注视？

（杨旭波　颜 月）

第二节　调节的检查

一、移近移远法

见第一章第十三节。

二、反 转 拍

见第一章第十三节。

三、融像交叉柱镜法检测调节反应

【目的】

获得被检者的调节反应值，有助于系统分析被检者是否存在调节异常。

【操作前准备】

1. 操作环境　低度照明环境

2. 仪器及物品　综合验光仪、记录纸。

3. 适应人群　需定性和定量调节反应者。

【操作程序】

1. 在综合验光仪上置入远用屈光度和远用瞳距，并将集合掣调到近用测量位。

2. 拉下近用视力表杆，并将近用视力表设置在40cm。

3. 旋转近用视力表，暴露近交叉视标（图3-6）。

4. 嘱被检者双眼注视近交叉视标，询问被检者视标中的横线更清晰还是竖线更清晰。

5. 被检者诉竖线更清晰，则反转交叉柱镜轴向，若被检者仍诉竖线更清晰，则表明被检者存在“竖线优先效应”，应停止测试，改用其他方法检查被检者调节反应。

6. 若反转交叉柱镜轴向后，被检者诉竖线更清晰，说

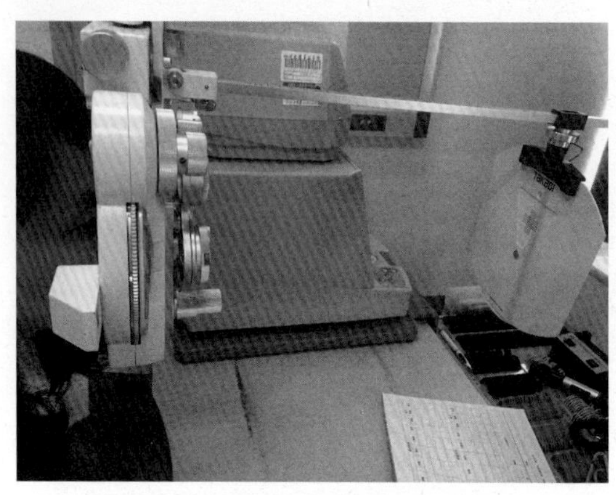

图 3-6　融像交叉柱镜测调节反应

明被检者调节超前，将交叉柱镜轴向复原，然后以-0.25D为一档在双眼前增加负球镜，直至被检者诉横线和竖线同样清晰。

7. 若被检者诉横线更清晰，说明被检者调节滞后，以+0.25D为一档在双眼前增加正球镜，直至被检者诉横线和竖线同样清晰。

8. 在记录纸上记录检查结果。

【结果记录】

例：FCC　+0.25D

【正常参考值】

+0.50D±0.50D

【注意事项】

检查应在低度照明环境中进行，以免焦深加大，从而影响检查结果。

【复习思考】

为什么部分被检者会出现“竖线优先效应”？

（董光静）

第三节　抑制的检查

抑制的常见检查方法有 Worth 四点灯检查、Bagolini 线状镜检查、棱镜片法和 4^{Δ} 底朝外棱镜片测试。

一、Worth 四点灯检查

见第一章第十七节。

二、Bagolini 线状镜检查法

【目的】

检查有无单眼抑制。

【操作前准备】

1. 操作环境　日常照明环境。

2. 仪器及物品　Bagolini 线状镜、手电筒。

3. 人员准备　先进行验光，戴上合适的矫正眼镜。

【操作程序】

1. 被检者配戴 Bagolini 线状镜。

2. 嘱被检者双眼注视分别注视 33cm 及 6m 处的点光源，并说出所看到的条纹现象。

【结果判断】

1. 如看到 2 条线状光，完整无缺，垂直交叉，相交叉处为点光源，则为正常双眼视（图 3-7A）。

2. 如看到 2 条线状光不在点光源处交叉，则为有复视的斜视。点光源位于 2 条线状光交叉处的上方，为交叉性复视，提示存在外斜视（图 3-7B）；点光源位于 2 条线状光交叉处的下方，为同侧性复视，提示存在内斜视（图 3-7C）。

3. 如看到 2 条线状光垂直，但某一线状光有缺损，则说明黄斑中心凹有抑制性暗点（图 3-7D）。

4. 如仅看到 1 条线状光，则表示单眼抑制，无同时视功能（图 3-7E）。

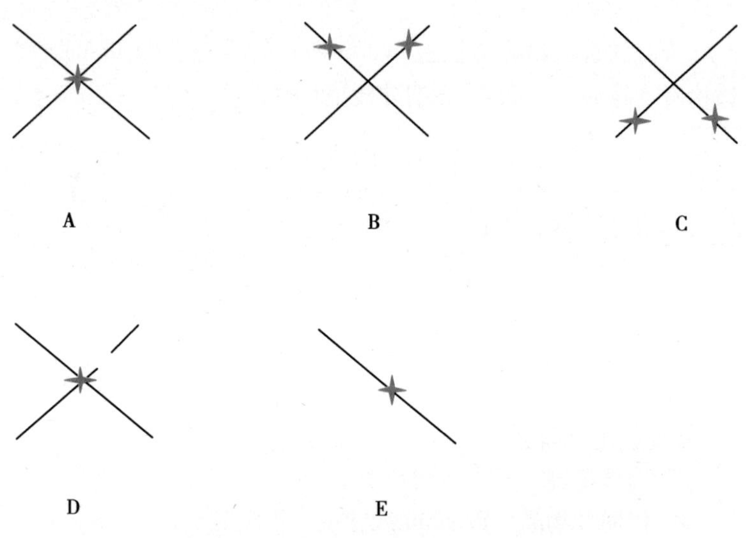

图 3-7 Bagolini 线状镜检查结果分析

【注意事项】

Bagolini 线状镜需要被检者具有一定的表达和理解能力，所以不适用于年龄较小的儿童。

【复习思考】

如何分析 Bagolini 线状镜检查抑制的结果？

三、棱镜片法

【目的】

检查有无单眼抑制及抑制的程度。

【操作前准备】

1. 操作环境 日常照明环境。

2. 仪器及物品 棱镜片、手电筒。

3. 人员准备　先进行验光，戴上合适的矫正眼镜。

【操作程序】

1. 被检者注视6m处的光源。

2. 在斜视眼前分别放置底朝上、底朝内、底朝下和底朝外的棱镜片，并在每个方向逐渐增加棱镜度直到患者意识到复视。增加的棱镜度即为零点到抑制带的边界。

【复习思考】

放置棱镜片，应注意些什么？

四、4^{Δ}底朝外棱镜片测试

【目的】

检查微小斜视患者的抑制。

【操作前准备】

1. 操作环境　日常照明环境。

2. 仪器及物品　棱镜片、手电筒。

3. 人员准备　先进行验光，戴上合适的矫正眼镜。

【操作程序】

1. 嘱被检者注视33cm处的点光源。

2. 将一个4^{Δ}底朝外的棱镜片放置于被检者一眼前。

3. 观察双眼运动情况。

【结果判断】

1. 如先观察到双眼向棱镜片尖端方向的同向运动后，紧接着观察到未放置棱镜片的一眼产生第二个内转的集合运动，则为正常双眼视。

2. 如先观察到双眼向棱镜片尖端方向的同向运动后，未放置棱镜片的一眼停留在外转位，则表明未放置棱镜片的一眼存在抑制。

【注意事项】

棱镜片的放置位置需平行于框底，与视线垂直。

【复习思考】

4^{Δ} 底朝外棱镜片测试的适用范围是什么？

（颜　月）

第四节　隐斜的检查

一、von Graefe 法

见第一章第十六节。

二、马氏杆法

见第一章第十六节。

三、十字环形视标检测

【目的】

获得被检者的远距隐斜值，有助于系统分析被检者是否存在双眼视异常。

【操作前准备】

1. 操作环境　低度照明环境。

2. 仪器及物品　综合验光仪、视标投影仪、记录纸。

3. 适应人群　需定性和定量远距隐斜者。

【操作程序】

1. 在综合验光仪上置入远用屈光度和远用瞳距，并将右眼内置辅镜调到 RL 位，左眼内置辅镜调到 GL 位。

2. 投影仪投放十字环形视标（图 3-8）。

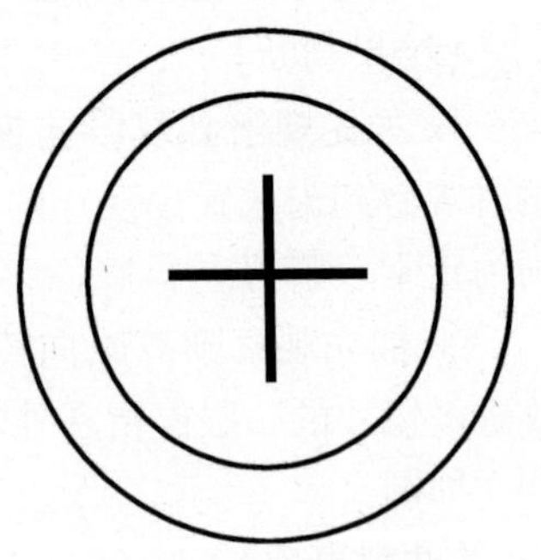

图 3-8　十字环形视标

3. 嘱被检者双眼注视前方视标，并告知检查者十字视标相对于环形视标的位置。

4. 若被检者诉十字视标位于环形视标正中，说明被检者无隐斜。

5. 若被检者诉十字视标相对环形视标右偏，说明被检者为内隐斜。十字视标相对环形视标左偏，说明被检者为外隐斜。十字视标相对环形视标上偏，说明被检者为左上隐斜。十字视标相对环形视标下偏，说明被检者为右上隐斜。

6. 根据十字视标相对环形视标偏离的距离估计隐斜量(图 3-9~图 3-12)，详见表 3-1。

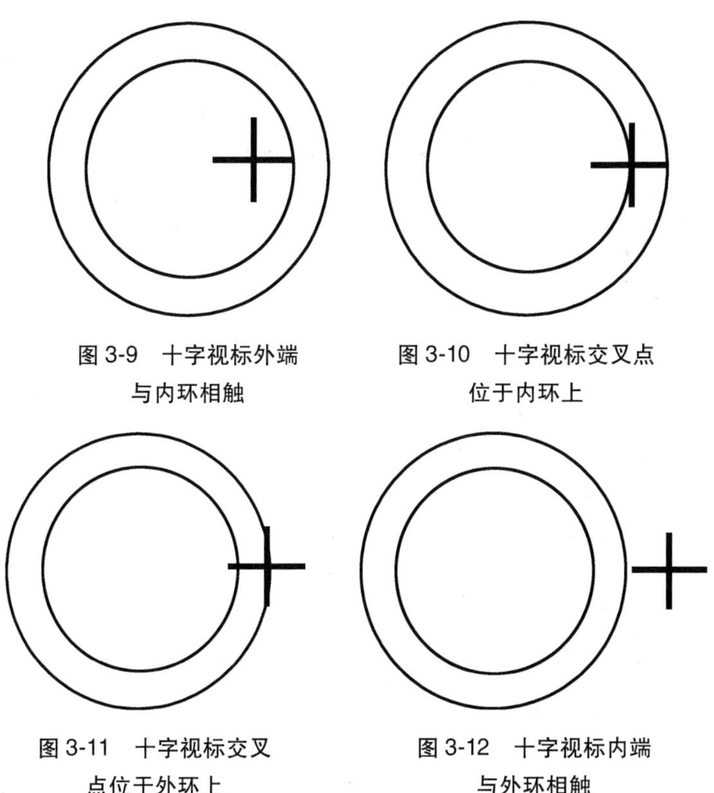

图 3-9　十字视标外端与内环相触

图 3-10　十字视标交叉点位于内环上

图 3-11　十字视标交叉点位于外环上

图 3-12　十字视标内端与外环相触

表 3-1　十字环形视标检测隐斜的定量分析

十字视标相对环形视标位置	隐斜量值
十字视标位于内环内，且外端与内环相触	$1^{\triangle}$
十字视标交叉点位于内环上	$2^{\triangle}$
十字视标交叉点位于外环上	$3^{\triangle}$
十字视标位于外环外，且内端与外环相触	$4^{\triangle}$

【结果记录】

例：远距　$2^{\triangle}$外隐斜

【正常参考值】

$1^{\triangle}$外隐斜±$2^{\triangle}$

【注意事项】

通过十字环形视标检测所得的隐斜量值仅为估计值，且能测范围较小，通常多用于隐斜的初筛。

【复习思考】

十字环形视标检测的优点有哪些？

四、偏振十字视标检测

【目的】

获得被检者的远距隐斜值，有助于系统分析被检者是否存在双眼视异常。

【操作前准备】

1. 操作环境　低度照明环境

2. 仪器及物品　综合验光仪、视标投影仪、记录纸。

3. 适应人群　需定性和定量远距隐斜者

【操作程序】

1. 投影仪投放偏振十字视标（图 3-13）。

2. 在综合验光仪上置入远用屈光度和远用瞳距，并将右

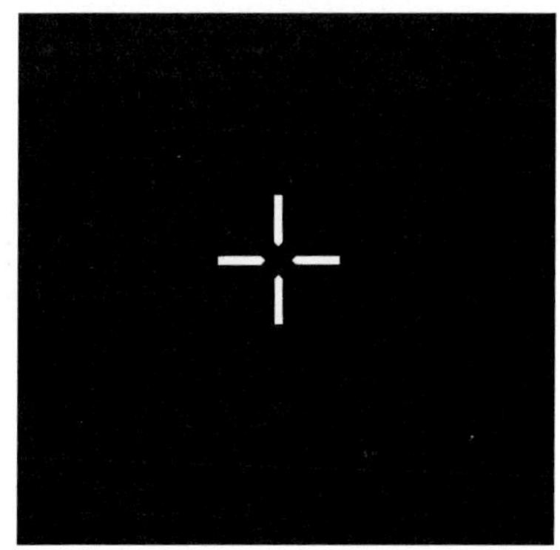

图 3-13　偏振十字视标

眼内置辅镜调到 135°偏振镜，左眼内置辅镜调到 45°偏振镜。

3. 嘱被检者双眼注视十字视标，并告知检查者十字视标中横线和竖线的相对位置。

4. 若被检者诉横线和竖线中心正好相交成十字，说明被检者无隐斜。若被检者诉横线和竖线中心未相交成十字，说明被检者有隐斜。

（1）竖线向左偏，为交叉性复视，即外隐斜（图 3-14）。

（2）竖线向右偏，为同侧性复视，即内隐斜（图 3-15）。

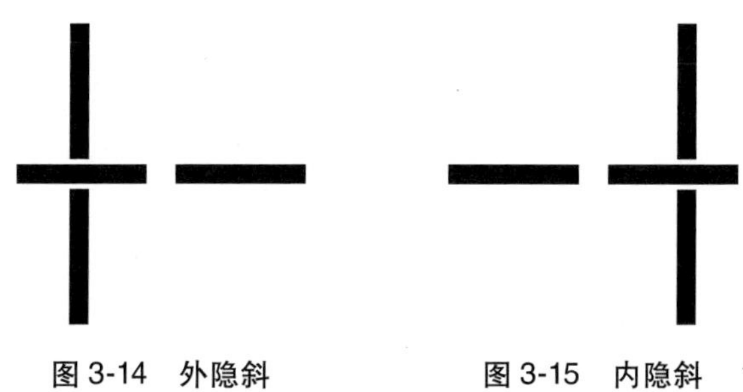

图 3-14　外隐斜　　图 3-15　内隐斜

（3）横线向上偏，为右上隐斜（图 3-16）。

（4）横线向下偏，为左上隐斜（图 3-17）。

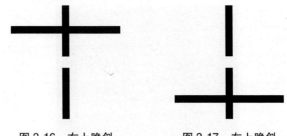

图 3-16　右上隐斜　　　　图 3-17　左上隐斜

（5）横线向上偏且竖线向右偏，为内隐斜合并右上隐斜（图 3-18）。

（6）横线向上偏且竖线向左偏，为外隐斜合并右上隐斜（图 3-19）。

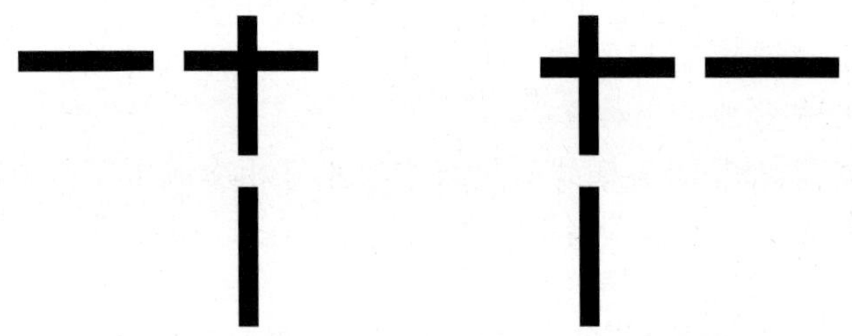

图 3-18　内隐斜合并右上隐斜　　　　图 3-19　外隐斜合并右上隐斜

（7）横线向下偏且竖线向右偏，为内隐斜合并左上隐斜（图 3-20）。

（8）横线向下偏且竖线向左偏，为外隐斜合并左上隐斜（图 3-21）。

（9）横线暗淡，为左眼黄斑抑制（图 3-22）。

（10）竖线暗淡，为右眼黄斑抑制（图 3-23）。

5. 若被检者有隐斜，应进一步测量隐斜量。

（1）竖线向左或右偏位时，将左侧 Risley 旋转棱镜转到左眼前，0 位调到垂直位，拨动棱镜手轮，移动左眼所见的横线，使横线和竖线中心正好相交，记录棱镜的底向和量值。

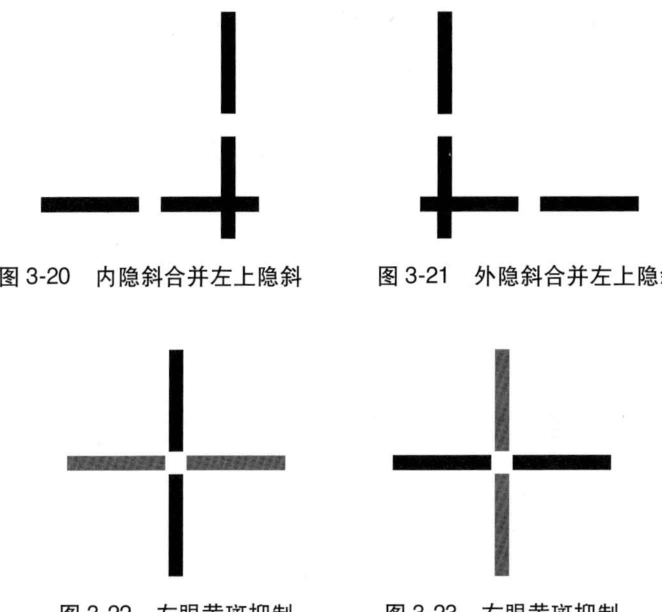

图 3-20　内隐斜合并左上隐斜　　图 3-21　外隐斜合并左上隐斜

图 3-22　左眼黄斑抑制　　图 3-23　右眼黄斑抑制

（2）横线向上或下偏位时，将左侧 Risley 旋转棱镜转到左眼前，0 位调到水平位，拨动棱镜手轮，移动左眼所见的横线，使横线和竖线中心正好相交，记录棱镜的底向和量值。

（3）横线向上或下偏位且同时竖线向左或右偏位时，将双侧 Risley 旋转棱镜转到双眼前，左侧 0 位调到垂直位，右侧 0 位调到水平位，分别拨动棱镜手轮，使横线和竖线中心正好相交，分别记录两侧棱镜的底向和量值。

【结果记录】

例：远距　$2^{\triangle}$外隐斜

【正常参考值】

$1^{\triangle}$外隐斜$\pm 2^{\triangle}$

【注意事项】

若综合验光仪内置辅镜上的偏振镜未标明偏振径向时，只需将两侧内置辅镜调到 P 位即可，此时偏振径向默认为右侧 135°，左侧 45°。

【复习思考】

偏振十字视标检测同十字环形视标检测相比，其优点有哪些？

五、钟形盘视标检测

【目的】

获得被检者的旋转隐斜值，有助于系统分析被检者是否存在双眼视异常。

【操作前准备】

1. 操作环境　低度照明环境
2. 仪器及物品　综合验光仪、视标投影仪、记录纸。
3. 适应人群　需定性和定量旋转隐斜者

【操作程序】

1. 投影仪投放钟形盘视标。
2. 在综合验光仪上置入远用屈光度和远用瞳距，并将右眼内置辅镜调到 135°偏振镜，左眼内置辅镜调到 45°偏振镜。
3. 嘱被检者双眼注视钟形盘视标，并告知检查者十字指针与周边刻度的位置。

（1）十字指针与周边刻度中心对齐，说明双眼无旋转隐斜。

（2）水平指针和垂直指针相互不垂直，为右眼光学性旋转斜视。

（3）周边刻度不对称，为左眼光学性旋转斜视。

（4）十字指针向顺时针方向偏位，为右眼内旋转隐斜。

（5）十字指针向逆时针方向偏位，为右眼外旋转隐斜。

（6）周边刻度向顺时针方向偏位，为左眼外旋转隐斜。

（7）周边刻度向逆时针方向偏位，为左眼内旋转隐斜。

4. 十字指针与周边刻度每偏位 1 格为 5°旋转性隐斜。

5. 在记录纸上记录检查结果。

【结果记录】

例：远距左眼内旋转隐斜 5°

【注意事项】

钟形盘视标检测不适用于双眼矫正视力较差的患者。

【复习思考】

钟形盘视标检测的优缺点有哪些？

六、双马氏杆测量旋转隐斜

【目的】

获得被检者的旋转隐斜值，有助于系统分析被检者是否存在双眼视异常。

【操作前准备】

1. 操作环境　低度照明环境

2. 仪器及物品　试镜架、棱镜片、红色和白色马氏杆、视标投影仪、笔电筒、记录纸

3. 适应人群　需定性和定量旋转隐斜者

【操作程序】

1. 投影仪投放白色点状视标。

2. 根据被检者瞳距选择合适的试镜架。

3. 在试镜架上置入远用屈光度处方。

4. 在右眼前置入 $3^{\triangle}$BD 棱镜片和红色马氏杆，在左眼前置入白色马氏杆，双侧马氏杆均调到垂直向（图 3-24）。

5. 嘱被检者双眼注视点状视标。

6. 询问被检者是否看到一红一白两条横线。

7. 若被检者诉未看见横线，可用亮度更大的笔电筒替换点状视标。若被检者诉仅看见一条横线，可加大棱镜片量，直到被检者看到一红一白两条横线。

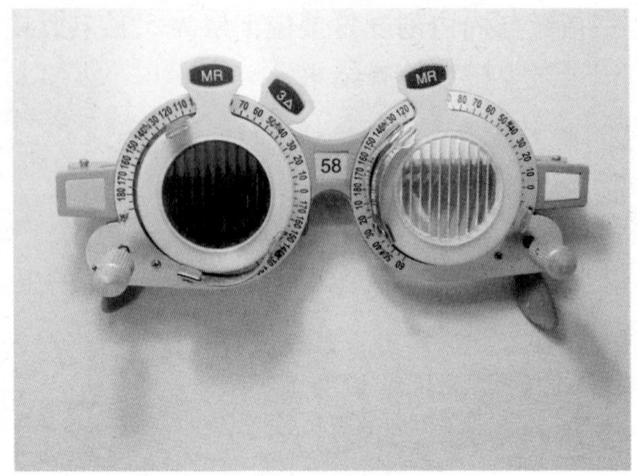

图 3-24　双马氏杆

8. 询问被检者两条横线的相对位置。

（1）两条横线平行，无旋转隐斜（图 3-25）。

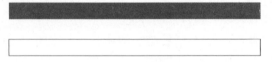

图 3-25　无旋转隐斜

（2）红色横线左倾，右眼外旋转隐斜（图 3-26）。

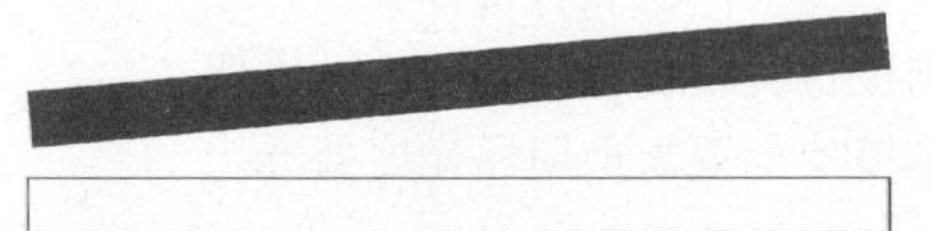

图 3-26　右眼外旋转隐斜

（3）红色横线右倾，右眼内旋转隐斜（图 3-27）。

（4）白色横线左倾，左眼内旋转隐斜（图 3-28）。

（5）白色横线右倾，左眼外旋转隐斜（图 3-29）。

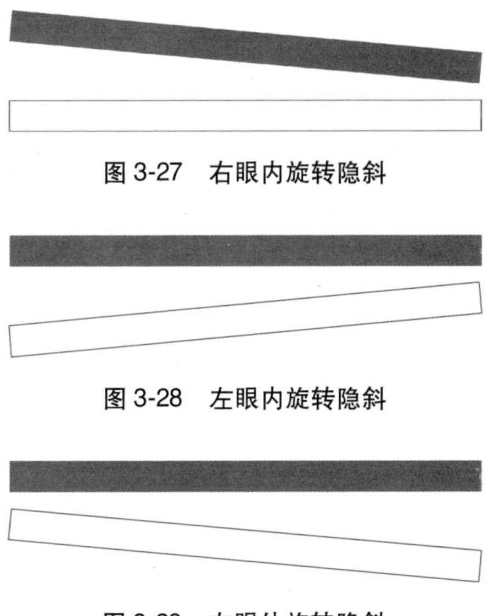

图 3-27　右眼内旋转隐斜

图 3-28　左眼内旋转隐斜

图 3-29　左眼外旋转隐斜

9. 若右眼有旋转隐斜，则转动右侧试镜架旋钮，使两条横线平行。若左眼有旋转隐斜，则转动左侧试镜架旋钮，使两条横线平行。读出旋转量，即为旋转隐斜的量值。

10. 在记录纸上记录检查结果。

【结果记录】

例：远距左眼内旋转隐斜 5°。

【注意事项】

1. 转动试镜架旋钮时，若该眼置入的远用屈光度中有散光，应保持散光轴向不变，仅马氏杆方向发生改变。

2. 若仅需定性而不需定量旋转隐斜，可在综合验光仪上进行上述操作。

【复习思考】

双马氏杆法测旋转隐斜有哪些优缺点？

（董光静）

第五节 集散的检查

一、集合幅度的检测

见第一章第十五节。

二、水平集散运动的检测

见第一章第十七节。

三、集散灵活度的检测

见第一章第十五节。

第六节 AC/A 值的检查

一、梯度性 AC/A 值的检测

见第一章第十五节。

二、计算性 AC/A 值的检测

见第一章第十五节。

第七节 双眼视图形分析法

【目的】

通过双眼视图形分析法，分析双眼视觉异常问题。

【操作前准备】

1. 操作环境 日常照明环境。
2. 仪器及物品 待分析患者功能检查值，“双眼视功能图形分析用纸”一张，刻度尺、铅笔等。

【操作程序】

1. 双眼视功能图形分析图表所标示的意义

（1）如图 3-30 所示，水平轴线表示集合需求，单位为棱镜，下边刻度以远集合需求（6m）为 0 点，可认为无限远处，调节为零，双眼视轴平行。

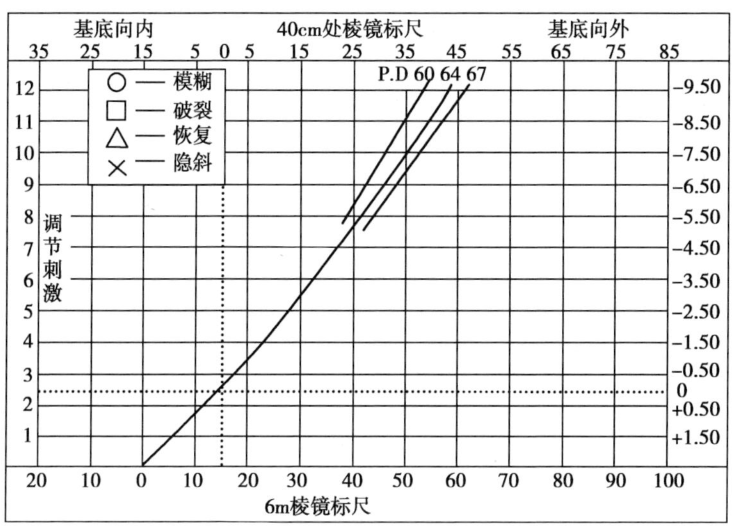

图 3-30 双眼视功能图形分析图表

（2）上边刻度以近集合需求（0. 4m）为 0 点，远近相差 15 棱镜度，0 点左边为发散功能，棱镜底朝内，右边为集合功能，棱镜基底朝外；垂直轴表示调节需求量，单位为屈光度，左边刻度以远调节需求为起点，为光学无穷远不需要调节，即调节为零，右边刻度以视近调节需求为起点，相对视远需要 2. 50D 的调节，即在 40cm 处加于远矫正处方的球镜度数，0 点就有 2. 50D 的调节，下方为正镜附加，上方为负镜附加。

（3）图表中的一条斜线为“需求线（demand line）”。由于集合需求与调节需求几乎呈线性关系，故需求线几乎是直的，只是在极近处（需求线的上方）才稍有弯曲。在极近处双眼瞳距对集合需求的影响较大，当距离越近，集合的需求和瞳距关系越大，故在需求线上方主线（人均瞳距 64mm）的左右各标出瞳距为 60mm 和 67mm 的需求线，集合的需求可根据公式：

集合刺激=（10×PD）/d 式中

PD：两眼瞳距，单位为 mm

d：视标至两眼旋转中心连线（也叫基线）的距离，单位为 cm

设镜片距基线的距离 2.7cm，所以 d=视标距镜片距离+2.7。

调节刺激（屈光度 D）=视标至眼镜平面距离（m）的倒数。

2. 测量结果的绘制

（1）某被测者在双眼屈光不正、戴着全矫眼镜，测量结果如下：

调节幅度：8.00D，集合近点：50△，视远分离性隐斜：2△内隐斜，视近分离性隐斜 6△外隐斜。

（2）视远：发散功能 BI 为 X/6/4，集合功能 BO 为 13/18/10；视近：发散功能 BI 为 12/16/9，集合功能 BO 为 13/21/10。

（3）正相对调节 PRA：-3.50D；负相对调节如 NRA：+2.50。

（4）把测量值在图表中表示出来（图 3-31）：

（5）图表中各线条所表示的意义：AB 为调节幅度，BC 为最大集合量，ED 为远近隐斜连线，GM，LK 分别为发散和集合的破裂点连线，GF、JI 分别为集合和发散的模糊点的连线，GMBKL 以外无法形成双眼单视。

（6）通过图表法把 sheard 准则、percival 准则和 1∶1 法则

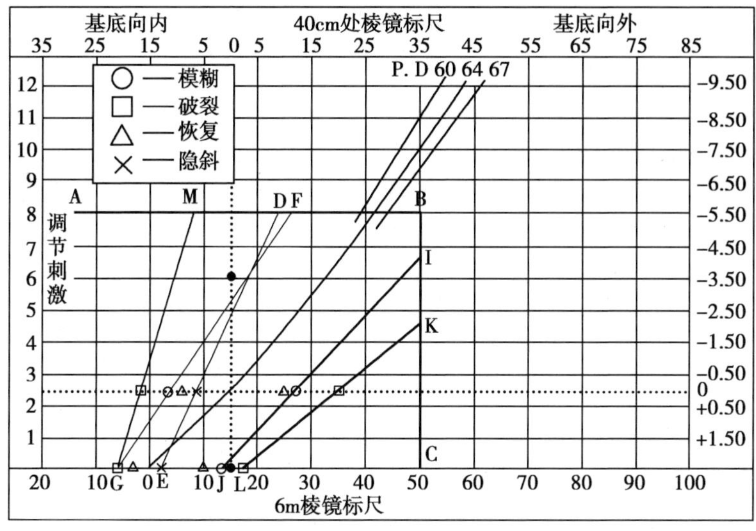

图 3-31　测量结果的绘制

表达出来。如此可形象地表达出隐斜和融像储备的关系，指导我们解析双眼视功能异常的问题，在此不做赘述。

【注意事项】

出现老视的患者在测量近距离视功能时要注意近附加。

【复习思考】

瞳距为 58mm 的患者做视功能图形分析时应注意哪些问题？

（陈涛文）

第八节　不等像视的检查

【目的】

测量被测者两眼视物的大小情况，为视光临床提供诊断依据。

【操作前准备】

1. 操作环境　综合验光仪实验室，室内暗环境。

2. 仪器及物品　棱镜箱、综合验光仪、视标投影仪、试镜架，镜片箱、无焦放大镜箱，两个笔灯/每组。

【操作程序】

1. 目标直接比较

(1) 让检查者戴上试镜架（有屈光不正者可戴上全矫眼镜的度数），右眼戴上四个棱镜度底朝上，左眼戴上四个棱镜度底朝下，使左右眼睛分视。

(2) 用投影仪视力表在接收屏幕上显示一圆点，让被检查者注视圆点会发现屏幕上会有两个圆点，一个在上，一个在下，让左右交替遮盖，发现右眼看的圆点在下，左眼看的圆点在上。

(3) 让被检查者比较上下圆点的大小，并做记录，如果上面圆点大，则右眼视物的像比左眼小。

2. Miles 测试法

(1) 让检查者戴上试镜架（有屈光不正者可戴上全矫眼镜的度数）在左右眼上分别加上马氏杆，右眼用红色马氏杆放于水平位，左眼白色马氏杆也放于水平位。

(2) 在被检查者眼前五米处，放置有一定距离的两个点光源（可以放置两个距离 10cm 的笔灯，它的高度与患者的眼部在同一水平线）。

(3) 让被检查者注视眼前两个点光源，将看到两条垂直光条纹，右眼看到两条红色垂直条纹，左眼看到两条垂直的白色条纹，两只眼同时观察正前方的两个点光源，可看到有重叠四条垂线，如果两只眼没有像不等，调整注视位置，可使其融为两条垂线。

(4) 如果两眼有像不等，红白线条粗细不等，红线的距离和白的线条之间的距离不等的情况，使用无焦放大镜使两条不同颜色垂线光条纹处于同一平面，并且融为两条垂线，记录放置无焦放大镜镜片的放大率。

3. 综合验光仪检查法

（1）首先调整综合验光仪，远用瞳距，水平调整顶点距离调整；有屈光不正，输入全矫度数。

（2）双眼戴偏振片，在投影仪接收屏上显示垂直对齐视标，垂直视标由左右两个方形半框组成，中心有一个圆环形视标。因双眼分视，右眼看到右侧半框，左眼看到左侧半框，双眼均看到中心圆环视标（图 3-32）。在双眼注视中心圆形视标充分融合状态下，比较双眼在垂直方向上的影像大小（图 3-33）。

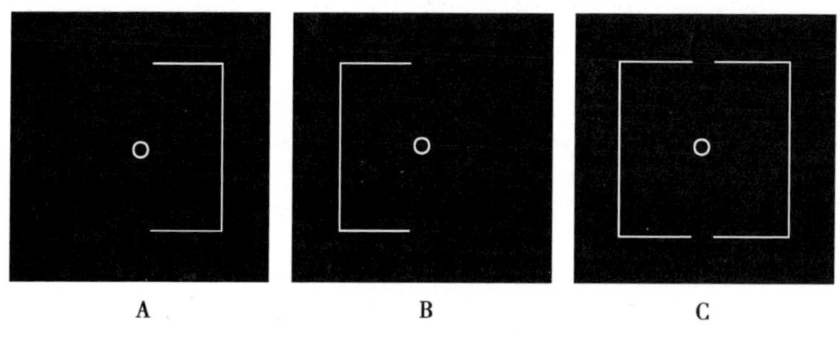

图 3-32　垂直对齐视标

A. 内置 135°偏振滤镜右眼所见；
B. 内置 45°偏振滤镜左眼所见；C. 裸眼所见

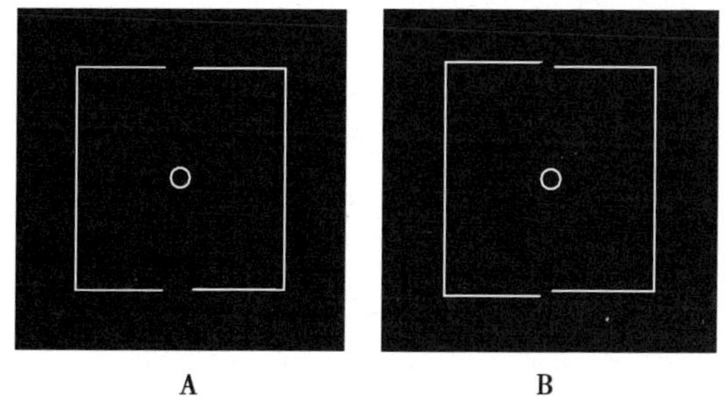

图 3-33　双眼垂直向像不等量分析

A. 影像不等 3. 5%；B. 影像不等 7%

（3）在投影仪接收屏上显水平视标由上、下两个方形半框组成，中间有一个圆形视标。双眼戴偏振滤镜片后，因双眼分视，右眼看到上方半框，左眼看到下方半框，双眼均可看到中心圆环视标（图3-34）。比较双眼水平方向影像大小。当双侧半框上、下（或左、右线）相差1/2边宽时，影像不等为3.5%，相差1个边宽时影像不等为7%（图3-35）。

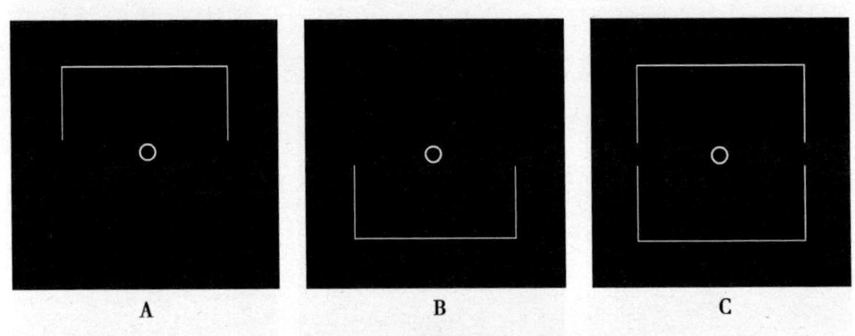

图3-34　水平对齐视标

A. 内置135°偏振滤镜右眼所见；
B. 内置45°偏振滤镜左眼所见；C. 裸眼所见

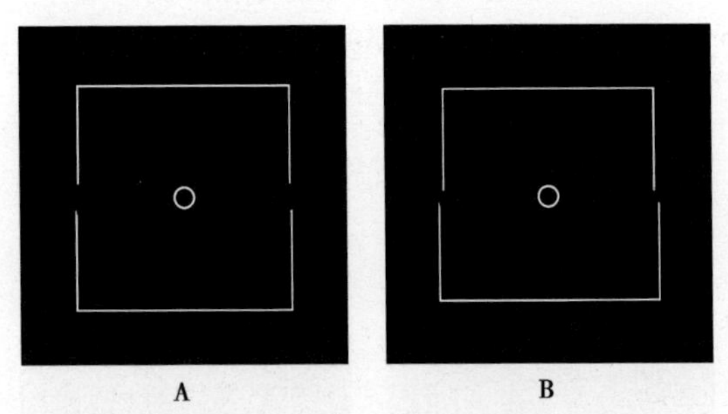

图3-35　双眼水平向像不等量分析

A. 影像不等3.5%；B. 影像不等7%

【注意事项】

1. Miles测试法不能测试水平的不等像视的差异。

2. 目标直接比较是一种测试不等像视非常简单但是比较粗糙的方法，主观性强，只能定性，很难具体化、定量测试。综合验光仪检查法虽然在一定程度上可量化，但很受被检查者主观判断影响，并且很难量化变形性导致的双眼像不等。

【正常参考值】

双眼物像相差<5%。一般双眼不会出现融像困难。

【复习思考】

如何通过光学镜片的方法解决双眼像不等？

（陈涛文）

第九节　立体视觉检测

见第一章第十八节。

第十节　注视差异的检查

【目的】

测量双眼视差，为双眼视觉分析提供客观依据。

【操作前准备】

1. 操作环境　日常照明环境。

2. 仪器及物品　综合验光仪，或镜片箱和偏振片、Wesson 注视视差卡、Sheedy 注视视标测量仪。

3. 人员准备　被测者先进行验光，进行屈光矫正。

【操作程序】

1. Wesson 注视视差卡测量法

（1）用综合验光仪，双眼前加偏振片，Wesson 注视差可在远近距离测量，所用视标有两部分组成：①双眼可见的细小视标，作为双眼融像锁；②仅单眼可见的配对游标线，由偏正光片分离，右眼仅见上游标线而左眼仅见下游标线（图 3-36）。

（2）若被检者注视视差，则看到上下游标线不对齐，看到下游标线对齐从左边或右边的上线，标尺表示注视差量和方向（下游标线对齐左边为内注视视差，下游标对齐右边上线为外注视视差），用这样的方法既可以定性也可以定量。

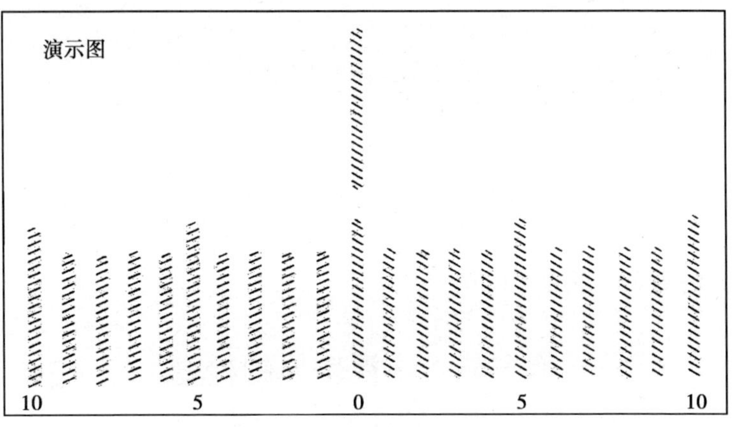

图 3-36　Wesson 注视视差卡

2. Sheedy 注视视标测量仪法

（1）用综合验光仪，双眼前加偏振片，让患者注视 Sheedy 注视视标测量仪。

（2）让被检者注视视标，如果看到上下游标线对齐则视差为零。

（3）如果看到上下游标线不对齐，逐个转入不同视差量的游标线，直至检者看到对齐，从仪器的背后视窗即可读出注视视差量和方向（图 3-37）。

【注意事项】

视差的测量无论用哪种方法都有一个共同的特征，既有双眼的融合刺激又有双眼分视，所以离不开偏振片。

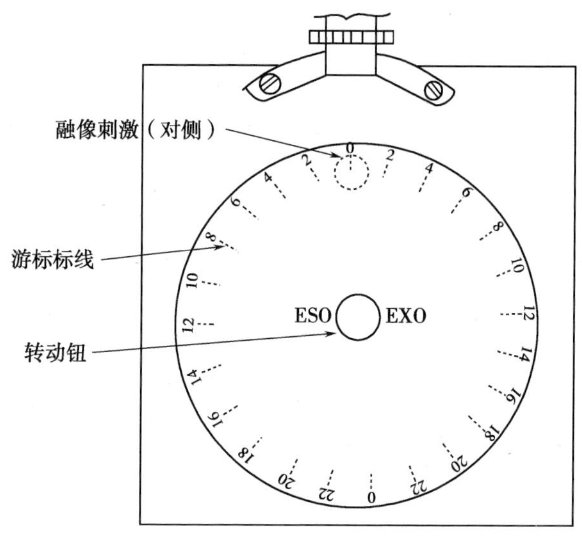

图 3-37　Sheedy 注视视标测量

【复习思考】

视差的测量值与偏振十字测量法和环形十字测量法测量隐斜测量值存在着哪些联系与区别？

（陈涛文）

第十一节　双眼视异常的常用训练方法

一、推近训练

【目的】

通过训练改善患者的调节能力和集合能力。

【操作前准备】

1. 操作环境　自然光线。

2. 仪器及物品　小物体或小字母视标。

3. 人员准备　有屈光不正的患者戴上足矫的眼镜或试镜架。

【操作步骤】

1. 患者手持一个小物体（笔）或小字母视标，并将物体或视标放在自己两眼的中间。

2. 从40cm开始往眼前慢慢推近，直到物体或视标出现重影并分开成两个（图3-38）。

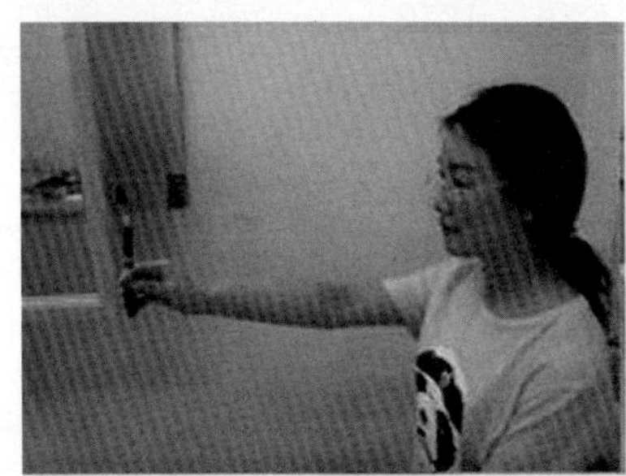

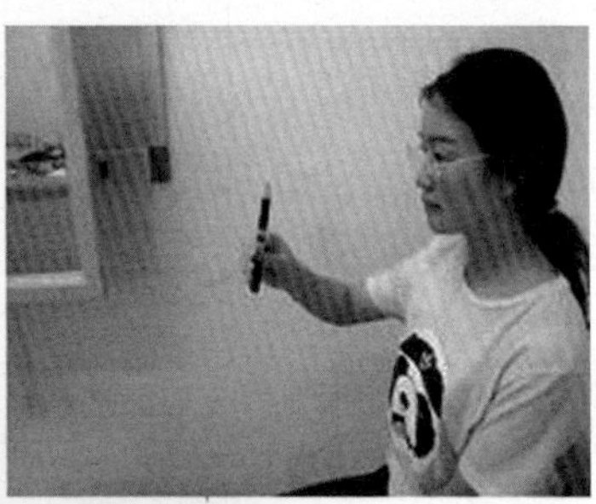

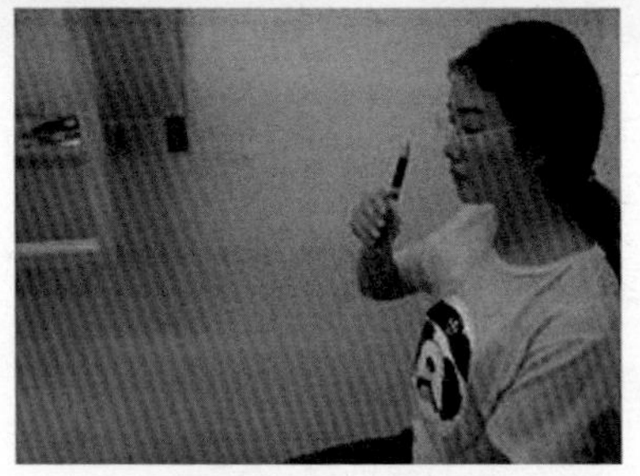

图3-38　推近训练

3. 重复多次。训练1分钟、休息30秒为一循环，每天训练10分钟。

【注意事项】

1. 训练调节时可以进行单眼训练。

2. 如果出现抑制患者无法知道。

3. 确保每次训练的时间在患者的能力范围内。

【复习思考】

推近训练法优缺点有哪些?

二、球镜反转拍训练

【目的】

通过训练改善患者调节灵敏度。

【操作前准备】

1. 操作环境　光线照明良好的环境。

2. 仪器及物品　球镜反转拍，计时器，遮眼板，近距离视标（阅读卡），偏振片。

3. 人员准备　有屈光不正的患者戴上足矫的眼镜或试镜架。

【操作步骤】

1. 选用±2.00D（±1.50D，±1.00D）的两组球镜镜片。如果始终看不清视标换度数低的反转拍。

2. 患者手持反转拍，将反转拍正度数放在眼前，并确保双眼未被遮盖。

3. 嘱咐患者通过反转拍注视40cm处的视标（最佳视力上一行的视标），当能看清视标后，迅速翻转到反转拍的另一面，然后通过负镜片看视标，当能看清视标时，又迅速翻转反转拍通过正镜片看视标，如此为一个循环（图3-39）。

4. 这样反复多次训练，每天训练1~2次，每次10~15分钟。正镜放松调节，负镜刺激调节，可以改善患者的调节灵敏度。

5. 记录下患者1分钟翻转的次数，然后与正常参考值进行对照。

【正常参考值】

单眼12cpm，双眼8cpm。

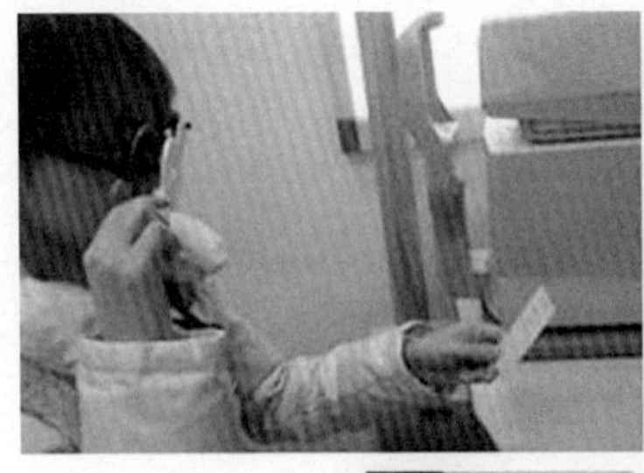
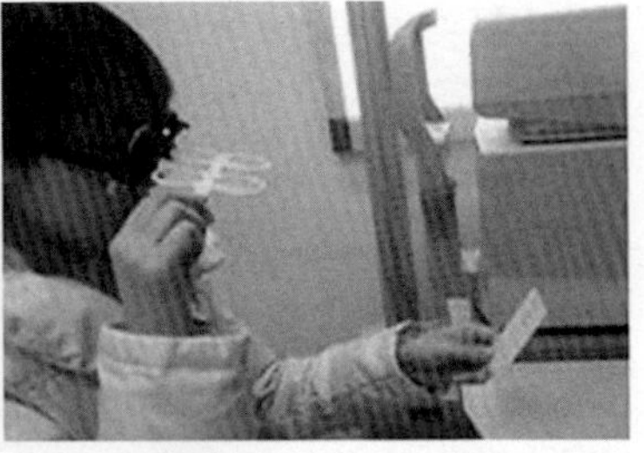
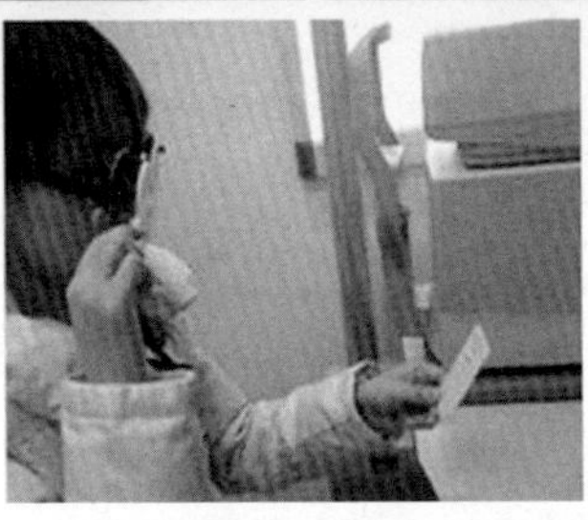

图 3-39　球镜反转拍训练

【注意事项】

1. 为防止单眼抑制，可在视标前放上偏振片，让患者戴上偏振眼镜，然后再进行训练。

2. 患者单眼和双眼都要训练。

3. 选择反转拍度数时，应先测量患者的调节幅度，反转透镜总量为调节幅度的 30%（如调节幅度 10D，反转拍度数选择±1. 50D）。

【复习思考】

训练时如果患者始终不能看清视标应该怎样进行下一步训练?

三、Brock 线训练

【目的】

训练患者的生理性复视和集合功能。

【操作前准备】

1. 操作环境　自然光线。

2. 仪器及物品　绳子，聚散球，可固定的物体。

3. 人员准备　有屈光不正的患者戴上足矫的眼镜或试镜架。

【操作步骤】

1. 在绳上穿上聚散球，将绳的一端系在椅子，门把手或其他可固定的物体上，另一端用手拿住贴着鼻尖（图 3-40）。

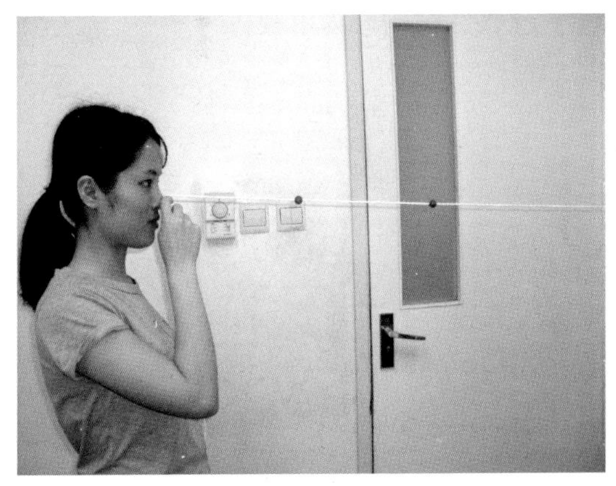

图 3-40　Brock 线训练

2. 红球放在 30cm 处，黄球（或绿球）放在 60cm 处。

3. 当患者注视近处的红球时，远处的黄球（或绿球）则产生复视。绳子在红球的位置出现一个 X 型的交叉，注视红球 5 秒。

4. 当患者注视远处的黄球（或绿球）时，近处的红球则产生复视，绳子在黄球（或绿球）处相交。注视黄球（或绿球）5 秒。

5. 重复交替注视红球和黄球（或绿球）3～4 次，将红球移近 5cm，黄球（或绿球）距离保持不变，然后再交替注视红球黄球（或绿球）10 次。

6. 继续将红球移近，每次移动 5cm。每次移动后进行 10 次聚散训练。

7. 直到红球位于鼻尖 2. 5cm。

8. 患者应该每天训练 15 分钟以上。多次训练可改善患者的聚散能力。

【注意事项】

1. 每次训练时间应控制在患者的能力范围内。

2. 让患者保持注视的球为单视。

【复习思考】

Brock 线训练的优点有哪些?

四、远近交替注视法

【目的】

通过训练改善患者的调节功能和调节灵敏度。

【操作前准备】

1. 操作环境　充足的照明环境。

2. 仪器及物品　远近距离视标，遮眼板。

3. 人员准备　有屈光不正的患者戴上足矫的眼镜或试镜架。

【操作步骤】

1. 将远距离视标放在患者对面的墙上（距离>3m）。

2. 让患者手持近距离视标放在 40cm 处，并确保最佳矫正视力上一行视标清晰（图 3-41）。

3. 从 40cm 开始往眼前慢慢移近视标，嘱咐患者尽量将视标看清楚。直到视标变得模糊而无法辨认。

4. 当患者竭尽全力仍无法看清时，迅速抬头看远距离视标，以最快的速度看清楚上面的字母或缺口的方向。

5. 当看清远距离的视标后，再迅速看近距离的视标（视

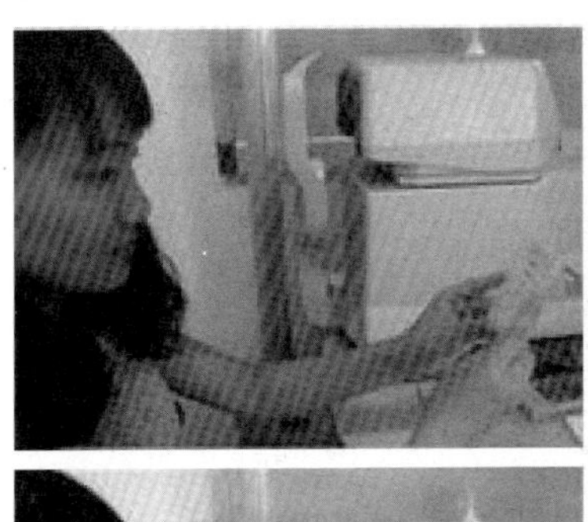
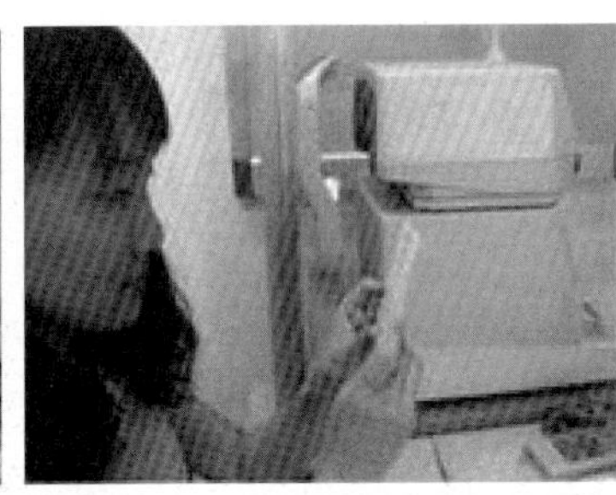
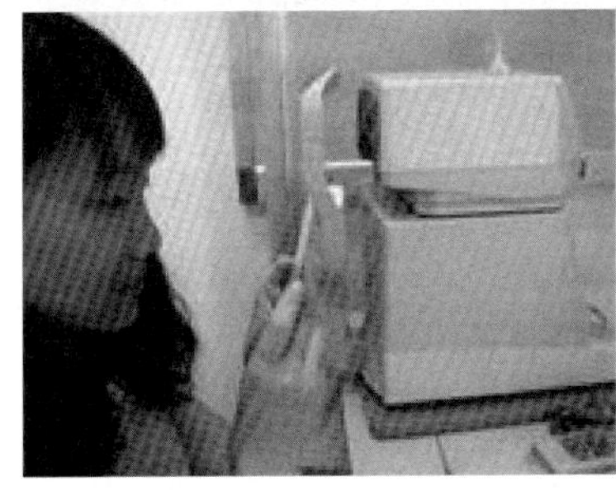
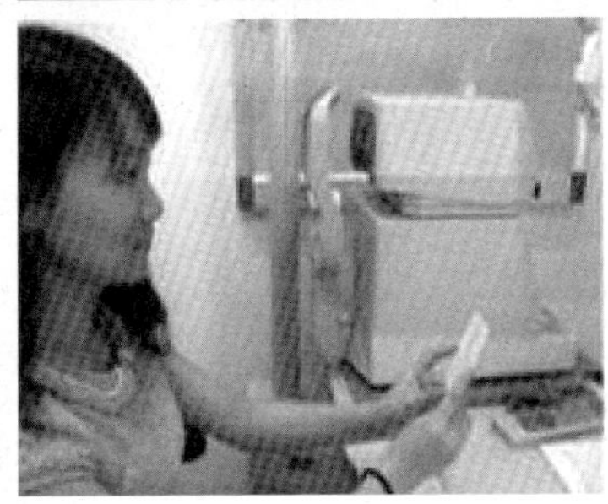

图 3-41　远近交替注视法

标放在 40cm 处），重复步骤 4~5。

6. 连续做 6 次远近注视后，休息 30 秒为一个循环，每天至少做 3 个循环。

【注意事项】

1. 远距离视标与患者的视线在同一水平线上。

2. 远近视标仅大小不同，其他均相同。

【复习思考】

还有哪些方法可以训练调节灵敏度？

五、棱镜翻转拍训练

【目的】

通过训练提高患者的集合灵敏度，增加患者的融像范围。

【操作前准备】

1. 操作环境　自然光线。

2. 仪器及物品　棱镜反转拍，近距离视标。

3. 人员准备　有屈光不正的患者戴上足矫的眼镜或试镜架。

【操作步骤】

1. 选用 BI、BO 两组棱镜镜片（通常 BO 为 12△，BI 为 6△）。

2. 患者手持反转拍，并先将反转拍的 BI 面放在眼前，并确保双眼未被遮盖。

3. 嘱咐患者通过反转拍注视 40cm 处的视标（最佳视力上一行的视标），当视标单个且清晰时，迅速翻转到另一面，然后通过 BO 面看视标，当视标单个且清晰时，又迅速翻转到 BI 面，如此为一个循环（图 3-42）。

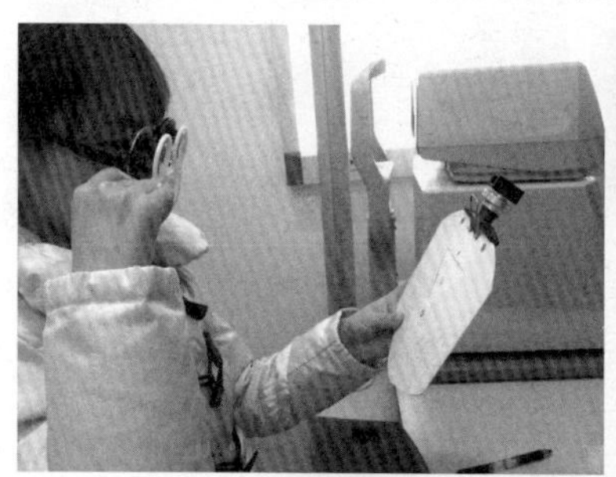
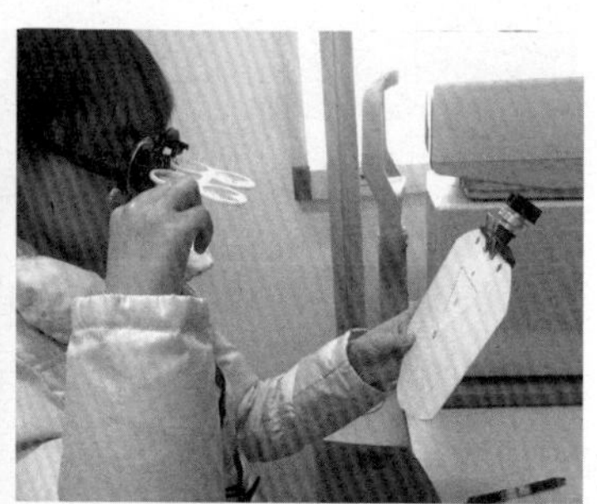
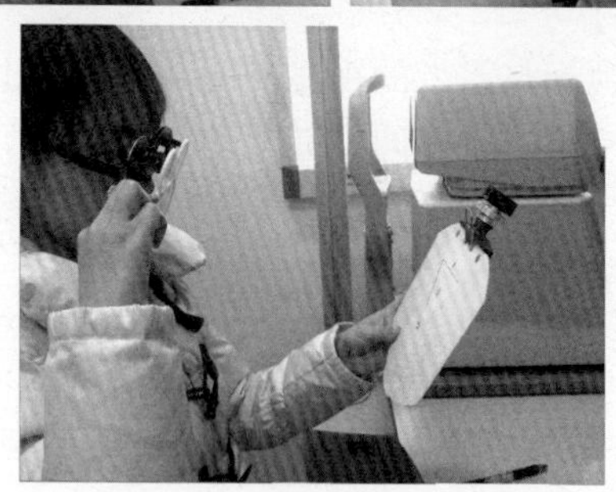

图 3-42　棱镜翻转拍训练

4. 反复训练多次，每天训练 10 分钟。

【注意事项】

1. 进行棱镜反转拍训练时反转拍度数应由低到高逐渐增加。

2. 确保每次训练的时间在患者的能力范围内。

【复习思考】

如果看到的视标始终不能单个且清晰时应该怎样进行训练？

六、棱镜片训练

【目的】

通过使用 BI 和 BO 的棱镜片训练患者的集合能力和散开能力。

【操作前准备】

1. 操作环境　自然光线。

2. 仪器及物品　棱镜排镜，视标。

3. 人员准备　有屈光不正的患者戴上足矫的眼镜或试镜架。

【操作步骤】

1. 嘱咐患者注视 40cm 处视标（最佳视力上一行的视标或单个视标）。

2. 如果患者集合功能不足，在其眼前加上 BO 棱镜，当患者能将视标看成清晰的单个视标后，逐渐增加棱镜的度数（由低度到高度）直到视标变模糊或分开成两个视标（图 3-43）。

3. 如果患者散开功能不足，在其眼前加上 BI 的棱镜，当患者能将视标看成清晰的单个视标后，逐渐增加棱镜的度数（由低度到高度），直到视标变模糊或分开成两个视标。

4. 反复训练可以改善患者的集合不足和散开不足。每天训练 10 分钟。

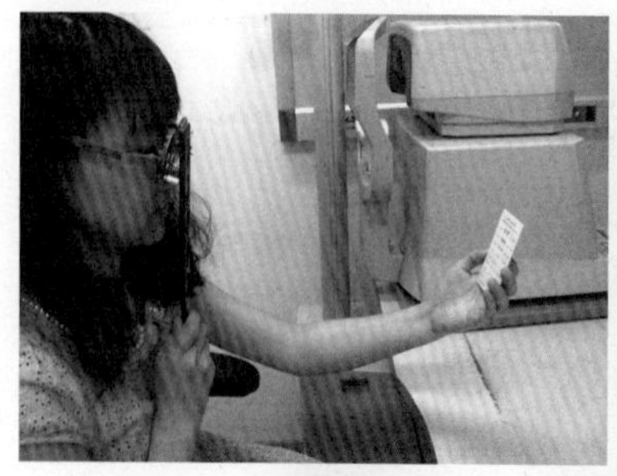
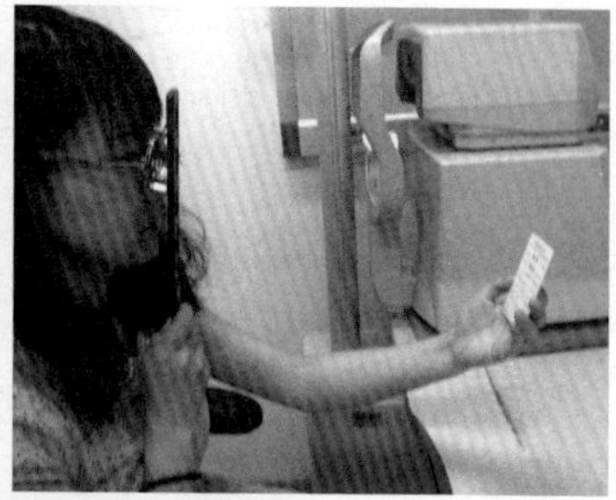
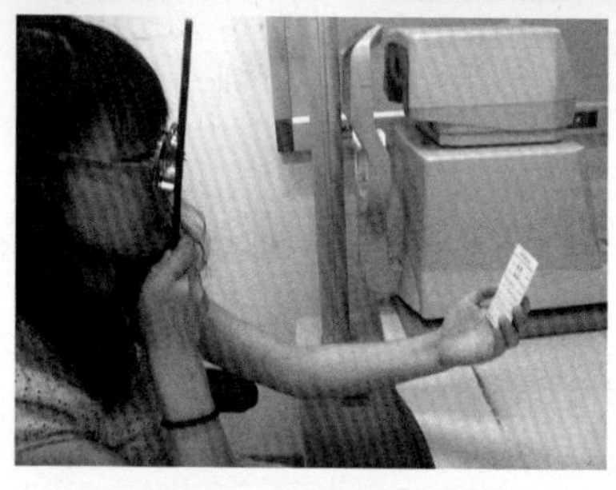

图 3-43　棱镜片训练

【注意事项】

1. 由于集合和调节是联动的，所以训练集合的同时也可以训练调节。

2. 眼前加 BO 的棱镜时可以刺激调节，加 BI 棱镜时可以放松调节。

3. 如果患者看远散开功能不足可以在眼前加 BI 棱镜训练散开功能。

【复习思考】

为什么眼前加 BO 的棱镜时可以刺激调节，加 BI 棱镜时可以放松调节？

七、斜隔板实体镜训练

【目的】

提高患者视力，消除抑制，建立双眼同时视和立体视。

【操作前准备】

1. 操作环境：自然光线。

2. 仪器及物品：斜隔板实体镜，白纸，笔。

3. 人员准备：有屈光不正的患者戴上足矫的眼镜或试镜架。

【操作步骤】

1. 医生或患者自己可以先在空白卡片上画一些简单的几何图形。

2. 然后将画好图形的卡片固定在仪器的侧板上，在底板上铺一张白纸。

3. 患者将头放在斜隔板实体镜上，当通过装有球镜的视孔观察时，斜隔板分隔了左右眼的视野，一眼只能看见平面反射镜，另一眼只能看到底板（图 3-44）。

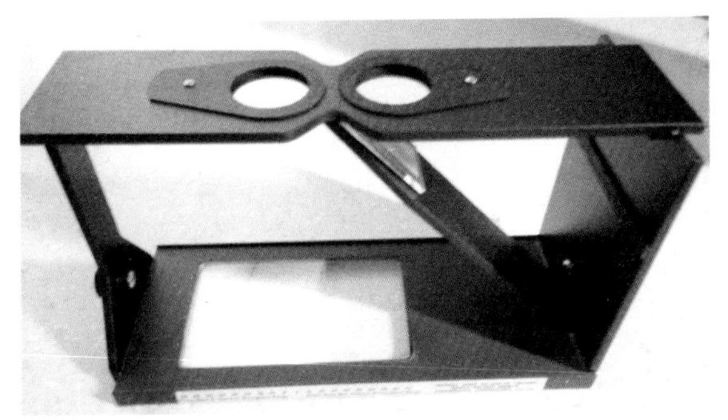

图 3-44　斜隔板实体镜

4. 嘱咐患者用非抑制眼或优势眼注视视标卡片，抑制眼则注视底板上的白纸。

5. 然后用笔在白纸上描绘出视标卡片上的几何图形。描绘训练时要求患者一定要做到双眼同时视，从而消除抑制。

6. 另一种方法是可以将扑捉视标放在侧板上固定视标卡片的地方，要求患者用扑捉套圈套住视标投射在底板上的视标影像，也要求患者双眼要同时视。

7. 反复多次训练，每天训练 10~15 分钟。

【注意事项】

斜隔板实体镜训练时，患者一定要做到双眼同时视。

【复习思考】

斜隔板实体镜训练有哪些优缺点？

（熊　玲）

第四章

眼镜学

第一节　球面镜片的标注和测量

一、中和测量法

【目的】

检查球面镜片的屈光度数和光心。

【操作前准备】

1. 操作环境　自然光环境。

2. 仪器及物品　中和透镜组（一整套从±0.25DS至±20.00DS的球面透镜）、标有十字的A4纸张、待测球面镜片若干。

【操作程序】

1. 首先利用像移法观察待测透镜是顺动还是逆动，确定透镜性质（顺动为凹透镜，逆动为凸透镜）。

2. 以待测镜片为凹透镜为例，采用中和透镜组中的凸透镜进行中和法。

3. 将待测透镜与中和透镜叠合在一起，观察像移情况，如果仍是顺动，说明试镜片度数不够，换更高度数的试镜片继续中和；如果联合后变为逆动，则说明试镜片度数太高。

4. 反复更换中和镜片直至联合后影像不动，待测镜片与中和镜片的度数绝对值相等，符号相反。

5. 将一光源置于被测透镜前面，然后观察光源在透镜前、后两个面所产生的反射像位置，当两个反射像重合时，重合点就是该透镜的光心。

6. 记录结果。

【注意事项】

1. 使用中和法测试时，务必使两镜片靠近，以免测量出现误差。

2. 测试透镜和被测透镜必须同轴，所以被测镜片的光心应该预先测出，以便和测试透镜的几何中心相重合。

3. 尽可能寻找较远的目标观察，以获得较高的敏感度。一般观察的目标应离观察者至少5~6m。

【复习思考】

中和法测量球面镜片屈光度所利用的原理是什么?

二、手动焦度计测量法

【目的】

检查球面镜片的屈光度数和光心。

【操作前准备】

1. 操作环境　自然光环境。

2. 仪器及物品　手动焦度计、待测球面镜片若干。

【操作程序】

1. 使用手动焦度计前，将屈光度手轮调至零位。

2. 调整目镜直到目标线条变得分明清晰。

3. 将待测镜片放置于镜片台上，眼面背离检查者，调整镜片升降台使镜片光学中心和光轴中心重合。

4. 放下弹簧夹固定镜片。

5. 旋转屈光度手轮，直到目标的两条焦线可以同时聚焦清晰。

6. 直接从屈光度手轮盘上读出球面镜的屈光度。

7. 按下打印手柄，镜片表面标记出三个点，中间的印点为镜片的光学中心。

8. 记录结果（记录方法参照中和法）。

【注意事项】

使用手动焦度计测量镜片屈光度前，务必调整目镜，将屈光度手轮归零，避免对后续测量产生影响。

【复习思考】

手动焦度计测量球面镜片屈光度数时，精确度受哪些因素影响?

三、电子焦度计测量法

【目的】

检查球面镜片的屈光度数和光心。

【操作前准备】

1. 操作环境　自然光环境。

2. 仪器及物品　电子焦度计，待测球面镜片若干。

【操作程序】

1. 将待测镜片放置于电子焦度计的镜片台上，眼面背离检查者，调整镜片位置使镜片光学中心和光轴中心重合。

2. 电子焦度计带有一个微电脑，当镜片光心与光轴中心重合时，会自动处理数据显示结果。

3. 按下打印手柄，镜片表面标记出三个点，中间的印点为镜片的光学中心。

4. 按下打印按钮，打印镜片屈光度结果。

5. 记录结果（记录方法参照中和法和手动焦度计测量法）。

（杨　必）

第二节 柱面镜片的标注和测量

一、手动中和法

【目的】

用量规镜片测量未知柱面镜片的度数和轴向。

【操作前准备】

1. 操作环境 自然光线（实验室或工作室）。

2. 仪器及物品 量规镜片（镜片箱里的试镜片），待测量镜片，十字视标，油性笔，量角器。

【操作步骤】

1. 测量者手持待测镜片放于眼前，观察 5m 处的十字视标。

2. 移动待测镜片，观察镜片内的十字视标与镜片外的十字视标有无相对移位。

通过观察镜片内十字视标的移动方向来确定镜片是凸透镜还是凹透镜（参见本章第一节）。

3. 旋转待测镜片，观察镜片内十字视标有无开合（剪动）现象。如果有剪动现象，说明镜片有柱镜度数。

4. 移动或旋转待测镜片，使镜片内和镜片外的十字线相连。然后再旋转镜片，观察镜片内线条的旋转方向与镜片的旋转方向是否相同。如果相同，为“顺动”，这条经线就是负轴镜的轴位；如果不相同，为“逆动”，这条经线就是正柱镜的轴位。

5. 确定好待测镜片的轴位后，用符号相反的量规镜片与待测镜片重叠，按照步骤 2 的方法移动镜片，然后再用球镜中和法分别中和两个方向上的度数（参见本章第一节）。

6. 将度数低的量规镜片度数当作待测镜片的球镜度数，

两者之差即为柱镜度数（待测镜片与量规镜片符号相反）。

7. 待测镜片的两条主经线不在水平和垂直方向时，旋转待测镜片，等镜片内和镜片外十字线相连后，紧紧握住镜片，并用油性笔在镜片的背面画上线条。最后用量角器来测量镜片的轴位。

【注意事项】

1. 只有当镜片的两条主经线位于水平和垂直方向时，通过待测镜片看到的十字视标的像才与镜片外的十字视标的线条平行。否则需要旋转待测镜片使其平行。

2. 量规镜片和待测镜片大小可能不相等，重叠时要两镜片中心重合，避免误差。但要小心不要刮花镜片。

3. 测量者应从待测镜片的中心观察影动。

4. 手持待测镜片时，应使其后表面对着测量者。量规镜片的后表面与待测镜片的前表面相贴。

5. 这种测量方法有一定的局限性，只能粗略测量镜片度数和轴向。

【复习思考】

怎样确定待测镜片是正透镜和负透镜？

二、手动焦度计测量法

【目的】

用手动焦度计测量未知柱面镜片的度数。

【操作前准备】

1. 操作环境　自然光线（实验室或工作室）。

2. 仪器及物品　手动焦度计，待测量镜片，电子焦度计。

【操作步骤】

1. 调整视度　为了补偿测量者的屈光不正度，使被测量镜片误差尽量减小。眼睛离目镜适当的距离，调整焦度计上的视度调整环，使焦度计内的黑色十字线条清晰。

2. 打开手动焦度计的电源开关。

3. 对焦、仪器归零。旋转测定镜片焦度值的旋盘，将清晰的绿色十字与焦度计内固定的黑色十字对正。度数旋盘指在0的位置。

4. 将被测镜片放到镜片台上，调整镜片升降台，使镜片光学中心和焦度计光轴中心重合。

5. 放下固定镜片的弹簧夹，把镜片固定好。

6. 旋转焦度计上的度数旋盘，直到活动目标的两条焦线同时聚焦清晰。如果两条焦线不能同时聚焦清晰，则镜片为柱面镜片。

7. 柱面镜片有两个不同的顶焦度，测量时先选择一条焦线，旋转焦度计上的度数旋盘，使其聚焦清晰，然后在读数窗内读出第一个顶焦度值。

8. 旋转焦度计上的度数旋盘，使与第一条焦线垂直的焦线聚焦清晰，然后在读数窗内读出第二个顶焦度值。

9. 将顶焦度值小的作为球镜度数，两顶焦度之差为柱镜度数。

10. 标记柱镜的轴位，旋转散光轴测量旋盘，调到顶焦度值小的位置上，此时所读得的刻度值，即为柱镜的轴位。

11. 然后按下打印手柄，在镜片上打印出三个点作标记，将三个印点连成一线，即为该镜片的柱镜轴位，中间的印点为该镜片的光学中心。

12. 在电子焦度计上核对结果。

【注意事项】

1. 镜片中心与焦度计光轴中心不重合时，应上下左右移动镜片的位置使其重合。

2. 没放镜片之前，当焦度计内光环最清晰时，焦度计读数窗内刻度应在0位置，若不在0位置应该检修焦度计。

【复习思考】

如果测量镜片为双光镜片或渐进多焦镜片时应该怎样测量？

（熊 玲）

第三节 眼用棱镜及移心效果的测量

一、手动焦度计测量

【目的】

用手动焦度计测量眼用棱镜的棱镜度和加工中心。

【操作前准备】

1. 操作环境 自然光线下环境。

2. 仪器：电子焦度计，手动焦度计，激光笔，记号笔，刻度尺，棱镜镜片。

【操作步骤】

1. 调整视度 为了补偿测量者的屈光不正度，使被测量镜片误差尽量减小。眼睛离目镜适当的距离，调整焦度计上的视度调整环，使焦度计内的黑色十字线条清晰。

2. 打开手动焦度计的电源开关。

3. 对焦，仪器归零。旋转测定镜片焦度值的旋盘，将清晰的绿色十字与焦度计内固定的黑色十字对正。度数旋盘指在0的位置。

4. 将棱镜镜片固定在载镜台的物镜上，调整度数旋盘使绿色十字清晰。

5. 放下固定镜片的弹簧夹，把镜片固定好。

6. 焦度计的十字线上的同心圆是棱镜片线，最小的代表$1^{\triangle}$，第二个代表$2^{\triangle}$，依次类推。

7. 有棱镜度的镜片，上下左右移动镜片的位置，活动目标的十字线中心总是偏离目镜视场中心，在目镜视场中读出偏离的数值，即为该镜片的棱镜度数。

8. 底的方向由活动目标相对焦度计内十字线的位置决定。对于右眼的镜片，如果活动目标中心偏向十字线的右侧，则为底朝外，如果活动目标中心偏向十字线的上方，则为底向上。

9. 按下打印手柄，镜片表面标记出三个点，中间的印点就是镜片的加工中心。

10. 在自动焦度计上核对结果。

【注意事项】

手动焦度计只能测量棱镜度数低的镜片。

【复习思考】

测量眼用棱镜的度数还有哪些方法？

二、计算法计算镜片移心后产生的棱镜度数

【目的】

用计算法计算镜片移心后产生的棱镜度数，了解镜片偏离光心后的棱镜效果。

【操作前准备】

1. 操作环境　自然光线环境。

2. 仪器及物品　纸，笔，计算器。

【操作步骤】

1. 根据已知的信息，确定透镜的屈光度和偏离光心的距离。

2. 将已知的数据代入公式 $P=cF$ 就可以计算出移心的效果，公式中 P 为棱镜度数，F 为透镜的屈光度，c 为入射点到光心的距离（单位为 cm），即移心的距离。

3. 在记录纸上写下结果。

4. 该公式可以灵活运用，已知棱镜度和透镜的屈光度，

可以计算出需要移心的距离。已知移心的距离和棱镜度可以计算出透镜的屈光度。

【注意事项】

1. 正透镜移心的方向与所需棱镜底的方向相同。

2. 负透镜移心的方向与所需棱镜底的方向相反。

3. 用计算法计算移心的效果时，柱面透镜移心后产生的棱镜效果要考虑柱镜的轴向。

【复习思考】

1. 一个患者右眼戴+4.00DS/+1.00DC×90 的眼镜，当眼睛从光心下方 2mm 偏内 2mm 看物体时产生怎样的棱镜效果？

2. 一个患者右眼戴镜-3DS，要产生 $1^{\triangle}$ 底朝下和 $2^{\triangle}$ 底朝上的棱镜效果，应该怎样移心？

三、用测量法测量移心的效果

【目的】

用光学成像方法测量移心的效果。

【操作前准备】

1. 操作环境　暗室环境。

2. 仪器及物品　激光笔，记号笔，刻度尺，透镜。

【操作步骤】

1. 在距离透镜 1m 处垂直放置一个屏幕。

2. 一固定点光源通过透镜光心在屏幕上形成一个像，用记号笔标记出像的位置。

3. 光源经离透镜光心 1cm 处位置成像时，光线会发生偏折，在屏幕上所成的像会发生位移。用记号笔标出像的位置。

4. 用刻度尺测量两个像之间的距离，并做好记录。

5. 根据公式：像位移的距离（cm）= cF/1m，c 为透镜上移心的距离，F 为透镜的顶焦度，得出计算法的结果。

6. 将测量法和计算法的结果进行对照。

【注意事项】

用光学成像法测量移心的效果时，点光源要尽量小，否则误差较大。

【复习思考】

已知镜片移心的距离为 2cm，透镜的屈光度为+4.00D，则像位移的距离是多少？

（熊　玲）

第四节　镜架的测量

【目的】

理解各种眼镜架品牌型号和参数的意义。

【操作前准备】

1. 操作环境　室内环境，光线明亮，温度适宜。

2. 器材　刻度尺，量角器，镜架（半框，全框，无框），各种款式的眼镜。

【操作程序】

1. 准确描述镜架的式样和其组成结构

（1）全框眼镜架。

（2）尼龙绳眼镜架（半框镜架）。

（3）无框镜架。

（4）组合式眼镜架。

（5）折叠眼镜架。

（6）眼镜架的结构（半框眼镜）：①透镜框；②镜梁；③托箱；④托梗；⑤托叶；⑥屈板（也叫框突、桩头）；⑦镜腿；⑧铰链。见图 4-1。

2. 方框法　是指镜圈内缘（亦可用左眼或右眼镜片的外形来表示）的水平方向和垂直方向的最外缘处分别作水平和垂直方向的切线，由水平和垂直切线围成的方框，称为方

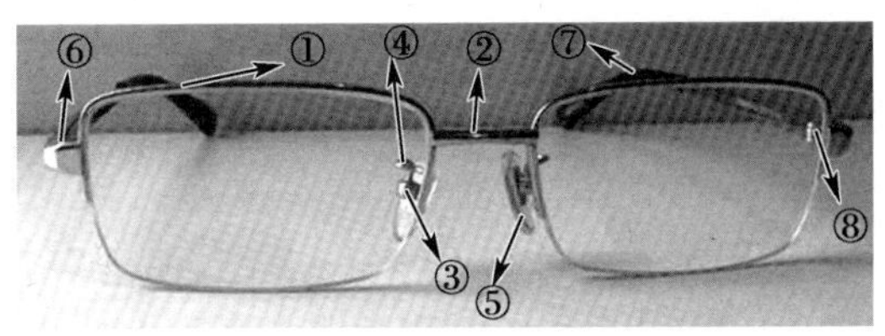

图 4-1 半框眼镜的结构

框法。

（1）左右眼镜片在水平方向的最大尺寸为镜圈尺寸，左右眼镜片边缘之间最短的距离为鼻梁尺寸。如图 4-2 所示，a 为镜圈尺寸，b 为镜架几何中心距，c 为鼻梁尺寸，e 为镜圈几何中心点，h 为镜圈高度。

（2）眼镜架的规格通常均表示在镜腿的内侧，标有“□”记号视表示用方框法，例镜腿的内侧标有 56□14—140 记号，56 代表镜圈尺寸，14 代表鼻梁尺寸，140 代表镜腿长度（图 4-3）。

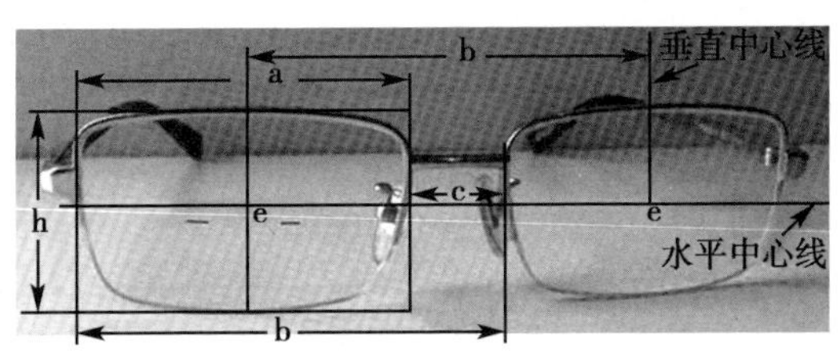

图 4-2 方框法

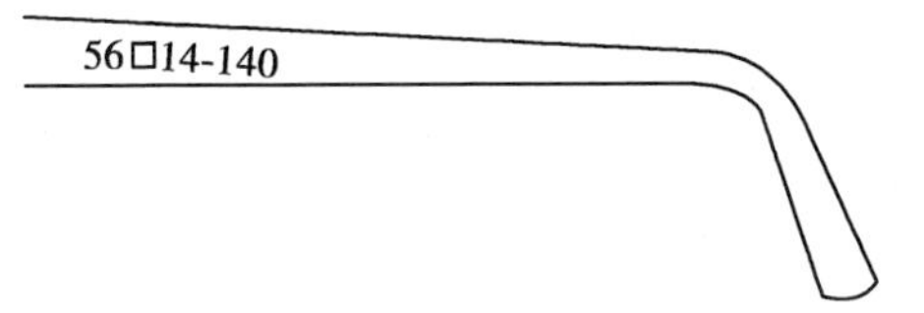

图 4-3 眼镜架方框表示的参数

3. 基准线法 是指在镜圈内缘（即左右眼镜片外形）的最高或最低点作水平切线，取垂直方向上的等分线为中心点再作平行于水平切线的连线（即通过左右眼镜片几何中心的连线）作为基准线。

（1）一般高档镜架多采用基准线法来表示。镜架的规格尺寸通常均表示在镜腿的内侧，标有“—”记号时表示采用基准线法。

（2）眼镜镜腿内侧标有“54-16-135”记号，其中 54 代表镜圈尺寸，16 代表鼻梁尺寸，135 代表镜腿长度。如图4-4和图 4-5 所示。

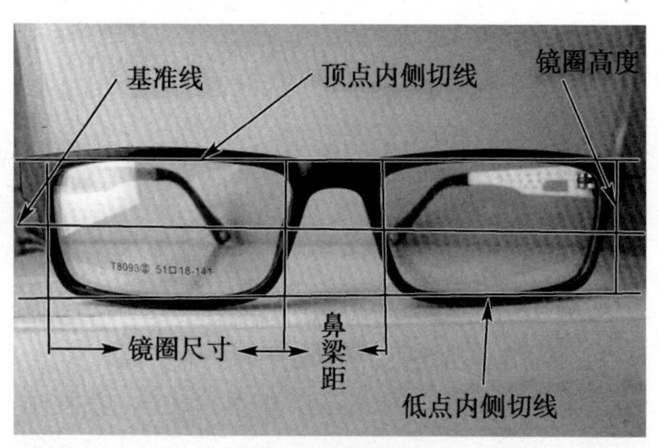

图 4-4 基准线法

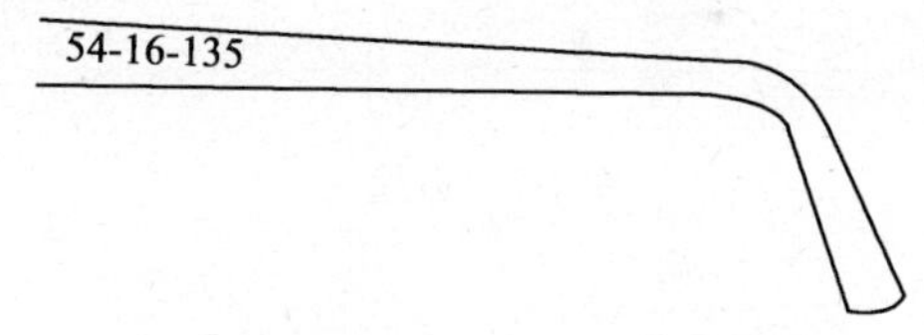

图 4-5 眼镜架基准线表示的参数

4. 镜腿的测量镜腿长度的测量。如图 4-6 所示，其总长度是由可屈的起始部至镜腿的尾端的长度构成，属于镜身部的屈板的长度不计入镜腿长。

（1）镜腿后部有一折向的曲线，曲线的中点称为弯点，弯点的镜腿长叫做弯点长（图中 4-6 的 ltb），弯点的长度应与戴镜者的耳朵在头部解剖的位置相适应，耳朵靠前者短相反则长。

（2）弯点之后的镜腿长度叫垂长，垂长一般应掌握在35～40mm。短于 30mm 则显得过短，其作用降低。

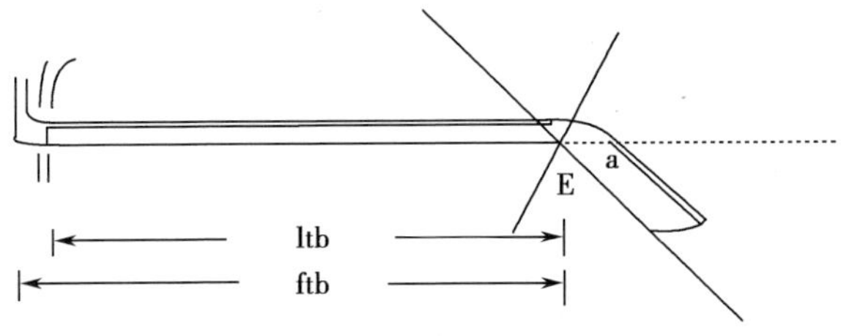

图 4-6 镜腿长度测量

5. 颞距的测量 如图中的 DE，该线的位置距镜片的后外侧边缘垂直距离 25mm 处，在此位置时取镜腿内缘的距离，该距离称为颞距。在常规条件下位于两眼眶外侧凹陷的垂直平面上。如图 4-7 所示。

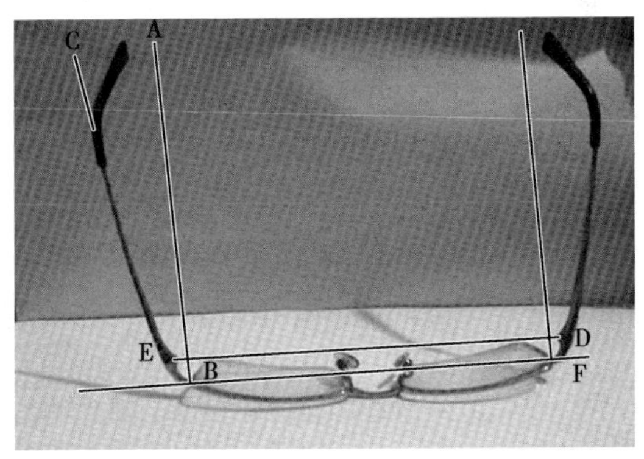

图 4-7 眼镜架的俯视图

∠ABC 为外张角；∠FBC 为张角；DE 为颞距

6. 镜腿张角度的测量

（1）张角：眼镜腿最大程度展开时与镜圈平面的夹角，如图∠FBC。

（2）外张角：眼镜腿最大程度展开与镜圈平面法线的夹角，图中的∠ABC就是外张角。这个角度与实际中出入很大，其张角大小与头型相关，也与镜架规格尺寸有关。

7. 前倾角的测量

（1）人的常用视线比水平线要低，常用视线与水平视线的夹角为视线偏角，眼镜平面应与常用视线垂直，此时眼镜平面与水平视线的垂直线的夹角，为前倾角。

（2）前倾角可用量角器测量，同一副眼镜戴到不同的脸上，它的前倾角就会不同，所以前倾角测量与佩戴者有关。

【正常参考值】

1. 张角 100°±5°。

2. 前倾角（远用） 参考值为10°～15°，（近用）：15°～25°。

【注意事项】

眼镜架前倾角测量时，要分两个方面：眼镜架自身前倾角的测量以及戴镜者佩戴时实际前倾角的测量。

【复习思考】

方框法和基准线法表示镜架尺寸中有什么不同？

（陈涛文）

第五节 瞳距及瞳高的测量

【目标】

测量瞳距和瞳高。

【操作前准备】

1. 操作环境　自然光环境。

2. 仪器及物品　瞳距尺或瞳距仪。

3. 适应人群　各种需要测量瞳距的患者。

一、瞳距的测量

【操作步骤】

（一）瞳距尺测瞳距

1. 远用瞳距

（1）嘱被测者与测试者正对而坐，相距 40cm 左右，两人的视线保持在同一高度，将拇指和示指将瞳距尺置于被测者鼻梁最低的位置，并顺着鼻梁的焦度略微倾斜，同时用其余的手指置于被测者面部固定瞳距尺。

（2）测试者闭上右眼，嘱被测者用右眼注视测试者的左眼，同时将瞳距尺的零刻度对准被测者的瞳孔中心。

（3）测试者睁开右眼闭上左眼，嘱被测者用左眼注视测试者的右眼，同时测试者用右眼读取被测者左眼瞳孔中心对应的数值，此数值即为被测者的远用瞳距。

2. 近用瞳距

（1）嘱被测者与测试者正对而坐，相距 40cm 左右，两人的视线保持在同一高度，将拇指和示指将瞳距尺置于被测者鼻梁最低的位置，并顺着鼻梁的焦度略微倾斜，同时用其余的手指置于被测者面部固定瞳距尺。

（2）测试者闭上右眼，嘱被测者用双眼注视测试者的左眼，同时将瞳距尺的零刻度对准被测者的瞳孔中心。

（3）测试者睁开右眼，嘱被测者仍然用双眼注视测试者的左眼，同时测试者用右眼读取被测者左眼瞳孔中心对应的数值，此数值即为被测者的近用瞳距。

（二）瞳距仪测瞳距

1. 将瞳距仪的注视点距离参数设为∞，即为测量远用瞳距；设为 30cm，即为近用瞳距。

2. 将瞳距仪水平置于被测者的双眼前，鼻托架于鼻梁正中。

3. 嘱被测者注视瞳距仪中的注视点，测试者通过调整瞳距仪两端的按钮将两端的刻度线正对被测者双眼的瞳孔反光点，此时瞳距仪上的度数即为被测者的瞳距。

（三）特殊瞳距的测量

1. 瞳孔大小不等　可分别测量一眼瞳孔内缘至另一眼瞳孔外缘的距离，然后取两次度数的平均值。

2. 单眼瞳距的测量　常用于被测者鼻梁位置不正时需进行单眼瞳距的测量。

（1）嘱被测者与测试者正对而坐，相距 40cm 左右，两人的视线保持在同一高度。用拇指和示指将瞳距尺置于被测者鼻梁最低位置，并顺着鼻梁的角度略微倾斜，同时用其余的手指置于被测者面部固定瞳距尺。

（2）测试者分别测量某一眼瞳孔中心支鼻梁中线的距离从而得到被测眼的单眼瞳距。

3. 斜视患者瞳距的测量

（1）嘱被测者与测试者正对而坐，相距 40cm 左右，两人的视线保持在同一高度。用拇指和示指将瞳距尺置于被测者鼻梁最低位置，并顺着鼻梁的角度略微倾斜，同时用其余的手指置于被测者面部固定瞳距尺。

（2）测试者闭上右眼，嘱被测者右眼注视测试者左眼，测试者用左手将患者的左眼遮盖，并将瞳距尺的零位对准被测者右眼的瞳孔中心。

（3）测试者睁开右眼闭上左眼，嘱被测者左眼注视测试者右眼，测试者用左手将被测者的右眼遮盖，并读取此时被测者左眼瞳孔中心在瞳距尺上的数值，即为该测试者的瞳距。

二、瞳高的测量

【操作步骤】

1. 嘱被测者与测试者正对而坐，相距 40cm 左右，两人的视线保持在同一高度。

2. 嘱被测者带好事先挑选的镜架。用拇指和示指将瞳距尺置于被测者鼻梁最低的位置，并顺着鼻梁的角度略微倾斜，同时用其余的手指置于被测者面部固定瞳距尺。

3. 嘱被测者左眼注视测试者的右眼，测试者将瞳距尺的零位对准测试者的瞳孔正中，同时读取镜框下缘底部最低处在瞳距尺上的数值，该数值即为被测者左眼的瞳高。

4. 另一眼的瞳高用同样的方法进行测量。

【注意事项】

1. 在用瞳距尺测量瞳距时，要将瞳距尺固定，反复移动可能会影响结果的准确性。

2. 应反复测量多次，确保结果的准确性。

【复习思考】

不同类型斜视患者瞳距的测量。

（王晓悦）

第六节　镜架的选择

【目的】

通过对各种相关信息的采集，为佩戴者选择合适的镜架。

【操作前准备】

1. 操作环境　室内环境，光线充足。

2. 仪器及物品　准备选镜架的顾客，有足够多的尺寸和款式齐全的镜架、梳妆镜。

【操作程序】

1. 根据顾客的要求选择正确的式样，比如无框镜架，半框镜架，全框镜架。

（1）无框或半框的架子视野范围宽广，尽管镜片的视场有限，但光线没被遮挡而且透明部分比较多，眼镜的装饰感不强，所以有些顾客钟爱此款式。

（2）无框或半框款式架子不宜装配太高的屈光度数，一般镜架稳固性不太好，容易变形，强度较差，加工要求比较高，如果近视度数偏高透镜框偏小，几何中心距尽量接近瞳距，远视镜框要略大，这样边缘不会太厚。

（3）半框架子下缘没被遮挡，同材质较全框轻，有层次感，但这种架子装配镜片要开槽，所以磨好镜片边的边缘不宜太薄，影响它的使用寿命增加镜片报残率。

（4）全框架子装饰感比较强，周边光线被遮挡，但对磨好的镜片保护且有包裹作用，掩饰镜片的厚度一般适合较高屈光度数，同时要参考瞳距与镜架几何中心距的比例。

2. 根据配镜处方选择尺寸合适镜架

（1）根据配镜处方选择镜架大小、式样，首先是镜架几何中心距大小与瞳距大小的匹配度，镜圈的宽窄。

（2）尤其是高度近视者，如几何中心距过大而瞳距小会造成移心量过大而使得高度近视镜片颞侧边缘厚，远视镜片鼻侧厚。颞侧镜片边缘薄，屈光参差特别是一只是远视、一只是近视的，最好选择全框，否则边缘的现状差别大而影响两只镜片的协调美。

（3）高度近视而且瞳距较小的人，要选择全框的眼镜架，并且镜圈的厚度较厚，镜圈的深度（包裹镜片圈槽）可以掩饰镜片的厚度，同时镜圈的尺寸要偏小、偏圆，几何中心距尽可能接近瞳距。

（4）由于高度远视的镜片中心较重，不宜选择无框的镜架。远视也不宜选择镜圈过大的半框镜架。

（5）高度近视不适合选择无框的镜架，即使要选无框镜架，也要选择透镜圈小的镜架。

3. 根据顾客的头部整体状况选择镜架，镜架的形状要配合脸形。

（1）椭圆形脸可选任何形状的镜架。

（2）圆形脸宜选方框。

（3）倒三角形脸宜选无框。

（4）长方形脸宜选圆形。

（5）正三角形脸宜选无框。

（6）正方形脸宜选葡萄形或无框。

（7）菱形脸宜选椭圆形、矩形。

4. 双焦点和多焦点镜片镜架的选择　应根据镜片本身特点选择镜架例如长通道渐变镜片对镜架的要求是，前倾角可调，镜高度较大（一般 30mm 以上），镜圈鼻侧方垂直高不宜锐减（图 4-8）。

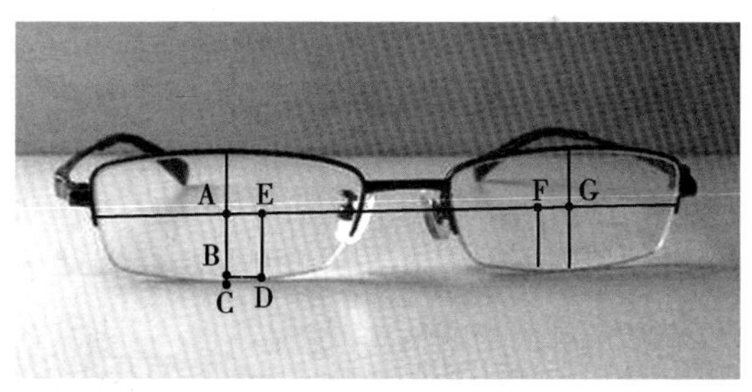

图 4-8　镜架示意图

AG 为镜架几何中心距；

EF 为眼镜瞳距，垂直高度 AC 与 ED 差别不可太大

【注意事项】

1. 在选择儿童镜架时，要注意安全性和耐用性。

2. 在选择高度屈光不正的镜架时，不仅要考虑镜架的美观，要考虑装配镜片后的视觉效果和美观程度。

【复习思考】

在选框架镜时，如何尽量解决双眼屈光参差带来像不等问题？

（陈涛文）

第七节　眼镜的装配

一、半自动磨边机装配镜片

【目的】

装配眼镜。

【操作前准备】

1. 操作环境　加工房，温度适宜，明亮；室内换气方便；要有水源。

2. 仪器设备　焦度计，打孔机，镜片定心仪，半自动磨边机，手动磨边机开槽机，拉钩，镜架、镜片等，玻璃刀，记号笔，刻度尺，刀口钳等。

【操作程序】

1. 模板的制作　用刻度尺在镜圈撑板上标出加工中心，和通过中心的水平线，用三孔打孔机打孔（图 4-9），然后把模板装上。

2. 用镜片定心仪确定镜片的加工中心　按照配镜单的参数找到所需度数的镜片，用焦度计检测球柱镜的度数且确定光心和轴位打上印记，用定心仪（图 4-10）确定移心量，用吸盘吸住镜片。

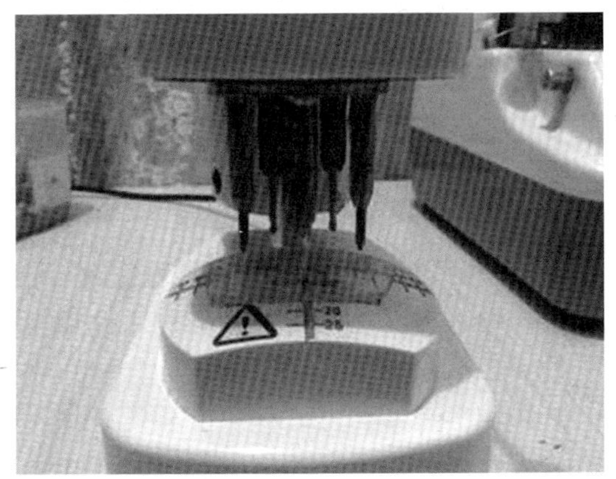

图 4-9　三孔打孔机

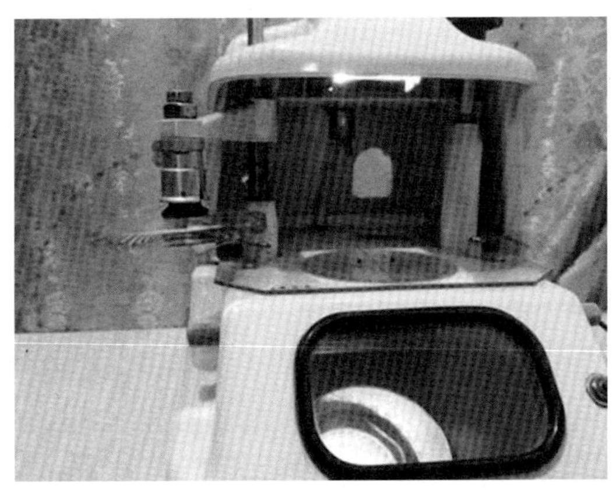

图 4-10　镜片定心仪

3. 用半自动磨边机磨边　根据镜片材质，和边形，要调整放大缩小量在半自动磨边机（图 4-11）上校对好，把带吸盘镜片夹稳开始磨边。

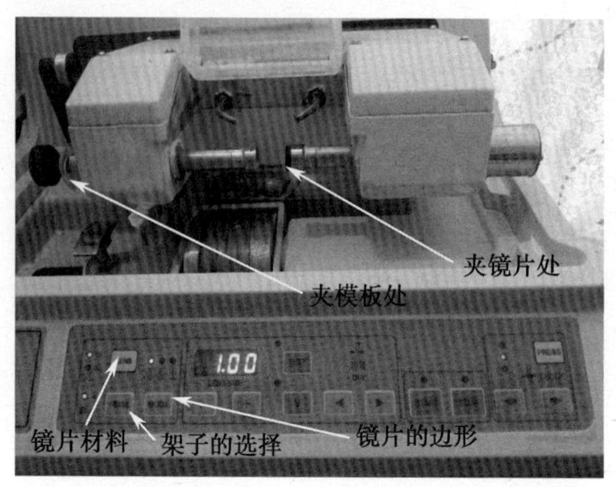

图 4-11 半自动磨边机

4. 用开槽机开槽 加工时，必须在被加工镜片最薄边缘部位设定，对槽深的设定，使用树脂镜片材料的镜片，一般采用一次设定到位的办法。只让镜片正常转动就可以，不可加力，注意槽位不发生偏移就可以了（半框眼镜需要此步骤）。

5. 用打孔机打孔 顺序为分标位、定位和钻孔三个步骤（无框架需要此步骤）。钻孔时手持镜片要平稳，孔的大小要合适。

6. 抛光机抛光 两道工序：粗抛和细抛，抛光时一般双手持片与涂有抛光剂的抛光轮接触，注意抛光面与抛光轮的面应一致，不可过于用力，片缘的任意一点不可停留时间过长（无框和全框需要此步骤）。

7. 把磨好的镜片装到镜架上

（1）全框：倒边、抛光、清洗、镶入。

（2）半框镜架：倒边、抛光、清洗、上线、吊线、入槽、调整。

（3）无框眼镜架：倒边、抛光、修孔、清洗、调板、紧固、调整。

二、手工装配眼镜

【目的】

装配眼镜。

【操作前准备】

1. 操作环境　加工房，温度适宜，明亮；室内换气方便；要有水源。

2. 仪器设备　焦度计，打孔机，手动磨边机，开槽机，拉钩，镜架、镜片等，玻璃刀，记号笔，刻度尺，刀口钳等。

【操作程序】

1. 用原撑板制作模板　用刻度尺根据瞳距和瞳高，在镜圈撑板上标出加工中心，和通过中心的水平线（图 4-12）。

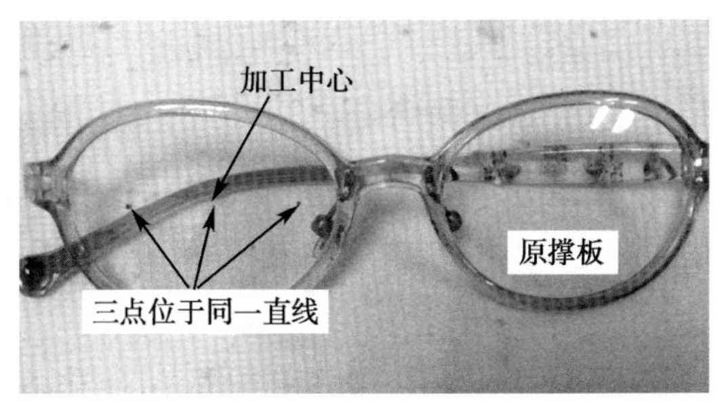

图 4-12　模板的制作

2. 根据处方，用焦度计测出待加工镜片的光心和轴位并标记。

3. 确定镜片的成镜形状　把镜片上标记光心的点与模板上的加工中心重合，以及镜片上确定基线和轴位另外两个对称点所在的同一直线与模板上通过加工中心的水平线重合，用记号笔画出模板的形状（图 4-13）。

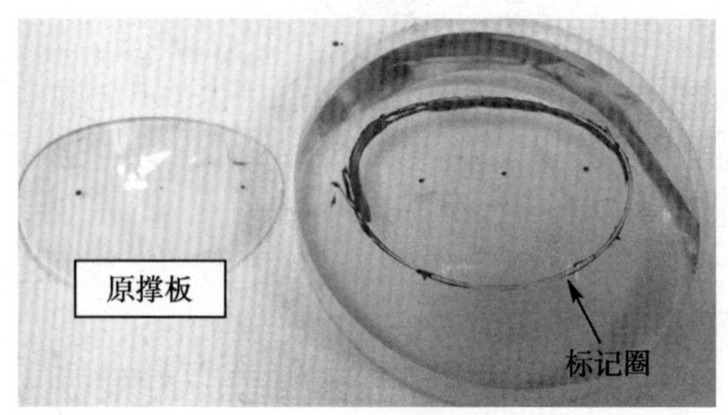

图 4-13　镜片的成形

4. 去除多余的坯料　用刀口钳子（树脂镜片或 PC 镜片）或玻璃刀（玻璃镜片）在标记圈外去掉大部分的坯料，注意不要离标记圈太近，预留 2mm。剩余部分用单轮磨边机精细成型，倒边（图 4-14）。

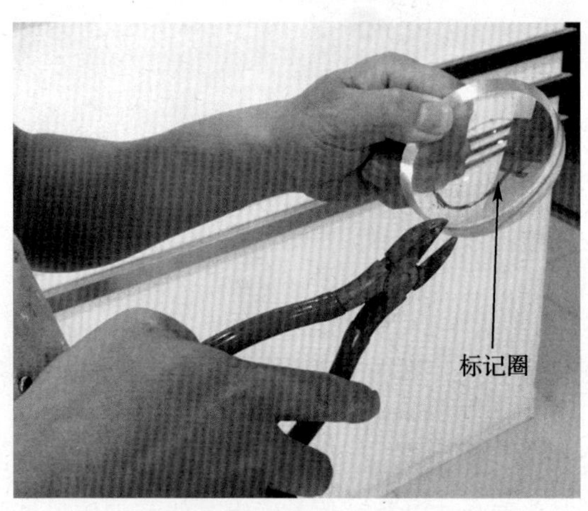

图 4-14　去掉多余坯料

5. 把磨好的镜片装到镜架上（同半自动磨边机）。

三、装配好的眼镜的调校

【目的】

调校眼镜。

【操作前准备】

1. 操作环境　温度适宜，明亮；室内换气方便；要有水源。

2. 仪器设备　加工好的眼镜若干，专用烤炉一个，热水及器皿（能放下整个镜架），调校钳子（各种），对应的佩戴者。

【操作程序】

1. 对装配好的眼镜的调校可按：镜面的水平→前倾角→外张力→镜腿折叠状况的顺序进行调校。

2. 调校要求　左、右两镜片应保持相对平整，眼镜左、右两托叶对称，眼镜两镜腿外张角为 80°~95°，并左右对称，两镜腿张开或倒伏均保持平整，镜架无扭曲，左右身腿倾斜度互差不得>2. 5°。

3. 调校好的眼镜的戴镜调整，让佩戴者戴上待调校的眼镜，观察戴镜者与眼镜的匹配度，进行调整。

4. 正常情况下要求上下左右对称，着力点受力均匀，镜眼距要在 12mm 左右，可根据有效镜度进行调整，睫毛不能扫镜片，渐变镜片，双光等还要根据实际使用效果进行调校。

【注意事项】

1. 眼镜装配过程中，要完全了解半自动磨边机的性能，以免损坏机器，或影响其寿命。

2. 要注意在操作过程规范认真，应避免受伤。要做好机器的维修和保养。

3. 对镜片的装配应注意观察镜片与镜框的符合程度：形状，曲度，边槽咬合度，尺寸等几点都符合就可以进行装配了。

【复习思考】

PC材料的镜片加工应该注意哪些方面问题？

（陈涛文）

第八节 渐变多焦点镜片的验配

【目的】

为老视者验配合适的渐变多焦镜，用一副眼镜满足老视者不同距离的视觉需求。

【操作前准备】

1. 操作环境 能满足操作过程中的全部功能需求。

2. 仪器及物品 带衬片的眼镜架、校配工具、瞳距仪、笔灯、油性笔、酒精、眼镜布、镜片测量卡。

3. 人员准备 满足渐变多焦镜验配要求的老视患者、部分调节不足患者。

【操作程序】

1. 测量被检者远用屈光度 方法见第一章第九节、第十节综合验光仪主觉验光法。

2. 测量被检者近用屈光度 方法见第一章第十四节“老视的检查”。

3. 选择合适的镜架和镜片

（1）镜架垂直高度应满足所选镜片的配镜需求，即镜架垂直高度≥镜片的最小瞳高需求+10mm。

（2）镜圈有足够的鼻下方区域。

（3）镜架应有可调整的鼻托。

（4）镜架牢固，不易变形。

4. 调整镜架

（1）尽量缩短镜眼距，以不触及睫毛为宜。

（2）调整前倾角到 12°左右。

（3）调整面弯，使其与面部相匹配。

5. 测量配镜参数　样片标记法（图 4-15）。

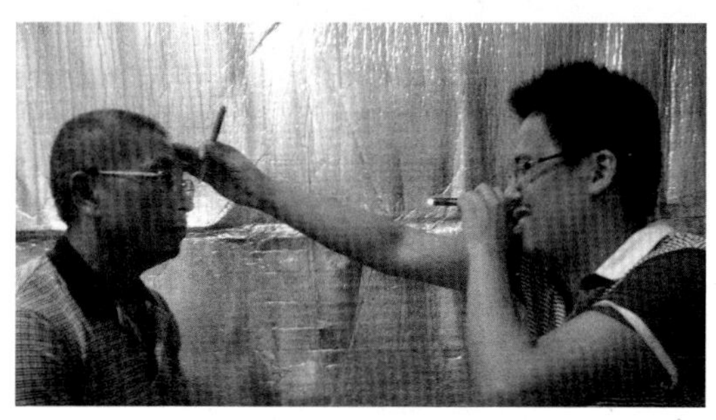

图 4-15　样片标记法

（1）单眼瞳距的测量

1）让被检者戴上调整好的镜架。

2）检查者与被检者相隔一臂距离相对而坐，视线在同一水平线上。

3）检查者闭上右眼，要求被检者注视其睁开的眼睛。

4）检查者将笔灯置于自己左眼下方，正面照射被检者。

5）观察被检者右眼角膜反光，用油性笔在衬片上画“十”字标出角膜反光点位置。

6）检查者睁开右眼，闭上左眼，将笔灯移到右眼下方。以同样方法在左眼衬片上画“十”字标出角膜反光点位置。

7）取下镜架，将镜架前表面向下置于测量卡上。

8）镜架下缘与其中一条水平线对齐，鼻梁对称地置于中央斜线的两侧。

9）分别读出左右眼的测量值，此即为左右眼单眼瞳距（图 4-16）。

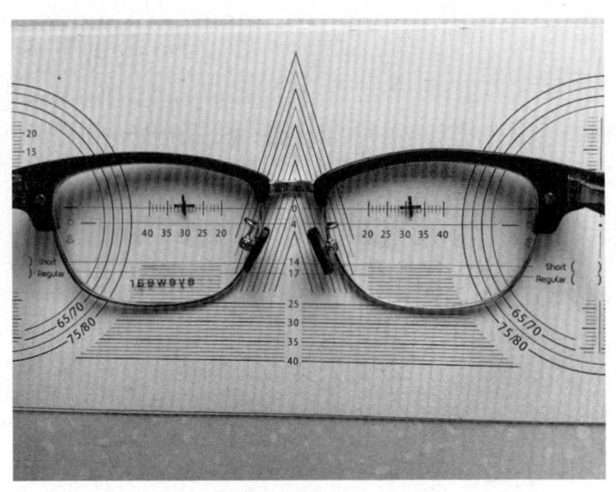

图 4-16　用测量卡读出瞳距

（2）瞳高的测量

1）将标记好的镜架前表面向下置于测量卡上，双侧镜架下缘内槽与 0 位水平线对齐。

2）读出与标记对应的水平线，此即为瞳高（图 4-17）。

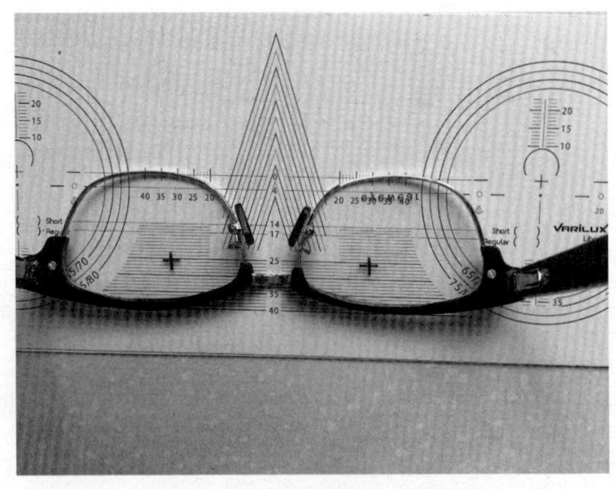

图 4-17　用测量卡读出瞳高

6. 开具处方。

【注意事项】

1. 给双眼近附加时，双眼附加值尽量一致，若实在不能一致，差异最好不超过 0. 25D。

2. 检查者在将笔灯从左眼下方移到右眼下方时，检查者和被检者的头部都不能移动。

3. 可以把用样片标记法测出的左右眼瞳距相加后，与瞳距仪测出的双眼瞳距值进行比较，检验所测结果是否准确。

4. 双眼瞳高大多一致，如检测结果不一致，应复查镜架是否有偏斜，是否需要重新调整镜架。

【复习思考】

经过反复测量，但通过样片标记法测出的双眼瞳距仍与瞳距仪测出的值不同，应怎样处理?

（董光静）

第九节 眼镜的检测

【目的】

检查眼镜成品是否符合配镜处方和国家标准。

【操作前准备】

1. 操作环境 日常照明环境。

2. 仪器及物品 检测仪器等设备：待检眼镜，相应配镜处方，焦度计（图 4-18)，刻度尺，台灯，镜布，放大镜，量角器，应力仪等。

【操作程序】

1. 用焦度计查出待检眼镜的参数 按照配镜处方的数据，用焦度计分别查验左、右眼镜片球柱镜的度数、散光轴向、棱镜的大小、基底的方向是否与配镜处方相符，再用焦度计打印出左、右眼镜片的光心，用焦度计测量左、右眼镜片光心到鼻梁中心之间的距离是否和配镜处方的单眼瞳距一

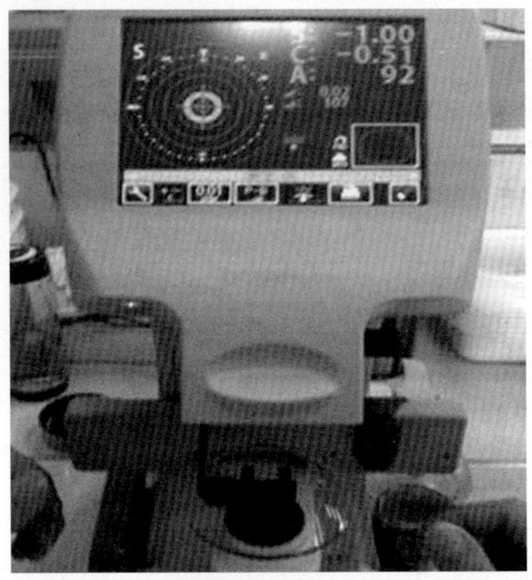

图 4-18　焦度计

致，同时要观察左、右眼镜片光心的垂直高度（标准参照以表 4-1~表 4-4）：

（1）定配眼镜的两镜片光学中心水平距离偏差必须符合表 4-1 的规定。定配眼镜的水平光学中心与眼瞳的单侧偏差均不大于表中光学中心水平距离允差的 1/2。

表 4-1　光学中心水平距离允差

顶焦度绝对值最大的子午面上的顶焦度（D）	0.00~0.50	0.75~1.00	1.25~2.00	2.25~4.00	≥4.25
光学中心水平距离允差	0.67△	±6.0mm	±4.0mm	±3.0mm	±2.0mm

（2）定配眼镜的光学中心垂直互差必须符表 4-2 的规定。

表 4-2 光学中心垂直互差

顶焦度绝对值最大的子午面上的顶焦度（D）	0.00~0.50	0.75~1.00	1.25~2.50	>2.50
光学中心垂直互差	≤0.50△	≤3.0mm	≤2.0mm	≤1.0mm

（3）定配眼镜的柱镜方向偏差必须符合表 4-3 的规定。

表 4-3 轴位偏差

柱镜顶焦度值（D）	0.25~≤0.50	>0.50~≤0.75	>0.75~≤1.50	>1.50~≤2.50	≥2.50
轴位偏差（°）	±9	±6	±4	±3	±2

（4）定配眼镜的处方棱镜度偏差必须符合表 4-4 的规定。

表 4-4 棱镜度偏差

棱镜度（△）	水平棱镜允差（△）	垂直棱镜允差（△）
≥0.00~≤2.00	对于顶焦度≥0.00~≤3.25D：0.67△ 对于顶焦度>3.25D：偏心 2.00 所产生的棱镜效应	对于顶焦度≥0.00~≤5.00D：0.50△ 对于顶焦度>5.00D：偏心 1.00 所产生的棱镜效应
>2.00~≤10.00	对于顶焦度≥0.00~≤3.25D：1.00△ 对于顶焦度>3.25D：0.33△+偏心 2.00 所产生的棱镜效应	对于顶焦度≥0.00~≤5.00D：0.75△ 对于顶焦度>5.00D：0.25△+偏心 1.00 所产生的棱镜效应

续表

棱镜度（△）	水平棱镜允差（△）	垂直棱镜允差（△）
>10.00	对于顶焦度≥0.00~≤3.25D：1.25△ 对于顶焦度>3.25D：0.58△+偏心2.00所产生的棱镜效应	对于顶焦度≥0.00~≤5.00D：1.00△ 对于顶焦度>5.00D：0.50△+偏心1.00所产生的棱镜效应
例：镜片的棱镜度为3.00△，顶焦度为4.00D，其棱镜度的允差为0.33△+（4.00D×0.2cm）=1.13△		

2. 眼镜的外观　无灰白面、无崩边、焦损、翻边、扭曲、钳痕、镀（涂）层剥落及明显的擦痕。眼镜镜片与镜圈几何形状基本形似且左右对齐，不松动，无明显隙缝，且不能过紧，左右眼镜片松紧相近。金属镜框要求框架锁接管的间隙不得>0.5mm，不允许螺纹滑牙及零件缺损。

3. 注意观察镜片与镜框的符合程度　尺寸、形状、曲度、边槽咬合度，检测核对两侧镜平面、镜面角、前倾角、弯点、垂点长、垂俯角。

【注意事项】

1. 在检测眼镜的过程中，注意保护眼镜片，防止在检测过程中损害眼镜片的膜层。

2. 眼镜架在检测过程中，要注意保护眼镜架的镀漆，防止局部脱色。

【复习思考】

患者戴上一个被检测合格的眼镜一定就舒服吗？请分析原因。

（陈涛文）

第五章 接触镜验配

第一节　接触镜的配前检查

【目的】

掌握接触镜的配前基本检查。

【操作前准备】

1. 操作环境　常光接触镜验配室。

2. 仪器及物品　裂隙灯显微镜、综合验光仪、视标投影仪、角膜地形图仪、角膜曲率计、IOL Master、非接触眼压计、直接检眼镜、瞳距尺、眼压计、检影镜、试片箱、试镜架。

3. 适应人群　所有有接触镜配戴需求的患者。

【操作程序】

1. 问诊　一般资料（年龄、职业等）、配镜目的、病史采集（全身健康情况、过敏史、眼病史、用药史、戴镜历史），根据采集资料判断配戴者是否适合配戴接触镜、适合配戴何种接触镜、可能发生哪些问题、如何预防。

2. 视力及相关视功能检查　视力、对比敏感度、立体视、色觉、调节幅度、集合近点、角膜映光、遮盖试验、眼外肌运动。

3. 眼部常规检查

（1）外眼观察：双眼是否突出、有无眼位偏斜及眼球震颤。

（2）瞬目：正常情况下瞬目 10～15 次/min，瞬目减少易发生干眼。

（3）裂隙灯检查：在低倍率放大目镜下用弥散照明法观察，依次观察眼睑、睑缘、睫毛、结膜、泪小点、巩膜、角膜、前房、虹膜、瞳孔、晶状体、前 1/3 玻璃体，排除接触镜配戴禁忌证。其中，直接影响接触镜配戴，需要重点观察的有：

1）眼睑：有无眼睑下垂、眼睑闭合不全、倒睫、外翻溢泪、睑缘炎、睑板腺功能障碍等，还需观察睑裂大小、眼睑弹性。

2）结膜：有无结膜干燥、充血、滤泡、乳头等。

3）角膜：有无损伤、新生血管、水肿、瘢痕等。

4）瞳孔：大小、位置、形状、有无对光反射。

4. 泪液检查

（1）侵犯性

1）泪液破裂时间（BUT）：用荧光素钠对泪液染色后，嘱被检者闭眼 3～5 秒，待其睁眼后立刻按下秒表，在裂隙灯下用钴蓝光观察，至鲜绿色泪膜出现第一个黑色干燥斑后再次按下秒表，记录间隔时间。正常值为 15～45 秒，低于 10 秒为异常（图 5-1）。

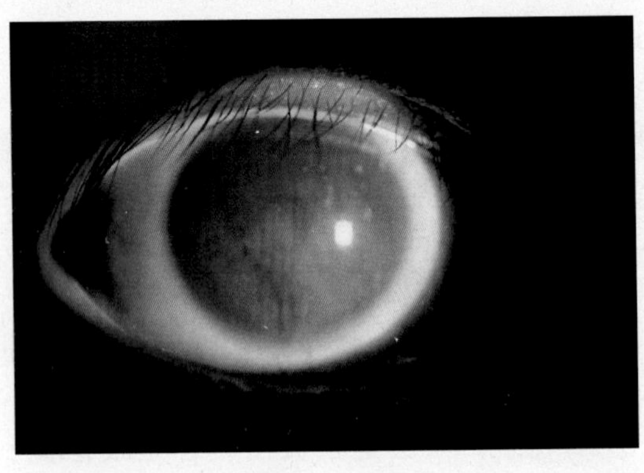

图 5-1　BUT

2）Schirmer 试验：将滤纸条折成“L”形放入被检者眼睛下穹窿部，嘱其闭眼 5 分钟后，测量滤纸湿润的长度。正常值>15min，异常提示干眼（图 5-2）。

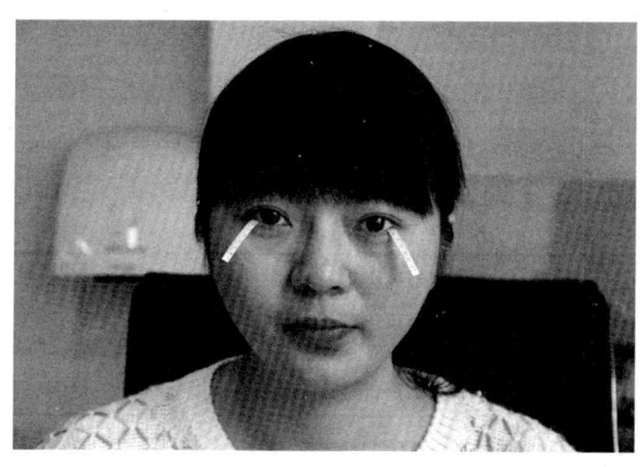

图 5-2　Schirmer 试验

3）酚红棉线法：把一条长 70mm 的浸染了酚红的双股棉线，置于被检者眼睛下穹窿部，嘱其闭眼 15 秒钟后，测量棉线湿润长度，并注意其颜色变化。正常平均值为 16. 7mm，短于 6mm 的长度提示干眼。

4）玫瑰红染色：玫瑰红能被坏死的细胞吸收，染色提示泪膜和眼球表面异常。

（2）非侵犯性

1）非侵犯性泪膜破裂时间（NIBUT）：裂隙灯弥散照明在高倍镜下观察泪膜。不需要染色的泪膜破裂时间测试，结果更可靠，但测量较困难。

2）泪棱镜高度：即泪河的高度，可用目镜带刻度尺的裂隙灯来测量。正常值 0. 1~0. 3mm，<0. 1mm 提示干眼。

3）脂质层评估：可用裂隙灯显微镜或泪液镜进行观察，脂质层异常时提示泪液不稳定。

5. 角膜参数采集

（1）角膜曲率计：测量范围为角膜前表面 3mm 的几何中心区，结果较准确，但不能反映角膜的整个形态。

（2）角膜地形图

1）可以用作角膜疾病的诊断、指导接触镜镜片设计及验配和角膜特殊参数采集（角膜 e 值、散光的光度和轴向等）。

2）特殊的接触镜验配，如圆锥角膜、角膜术后接触镜验配和角膜塑形镜验配，均需做角膜地形图检查。

（3）角膜内皮镜：对于长期配戴接触镜患者，可以通过角膜内皮检查判断角膜戴镜后的缺氧程度。

（4）角膜厚度：可通过戴镜前后角膜厚度的改变，评估角膜因戴镜缺氧而发生水肿的程度。

（5）角膜直径。

1）可用目镜带刻度尺的裂隙灯或瞳距尺测量（图 5-3）。

2）作为接触镜直径的选择依据。

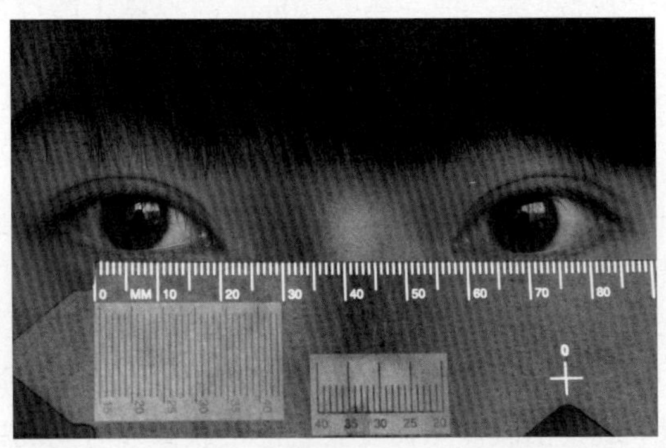

图 5-3　瞳距尺测量角膜直径

6. 客观和主观验光　对配戴者进行屈光检查后，需要进行接触镜的光度换算，步骤为：

（1）等效球面光度换算。

（2）顶点光度换算。

（3）对硬性接触镜和角膜塑形镜配戴者需进行戴镜后片上验光。

7. 眼压检查 一般采用非接触眼压计做一个初步排查。

8. 眼底检查 使用直接检眼镜观察视盘、黄斑、眼底血管，有异常发现时可进一步使用间接检眼镜或三面镜检查。

【结果记录】

1. 一般资料 具体见表5-1。

表5-1 一般资料

姓名	年龄	性别
配镜目的		
全身健康情况		
眼病史		
过敏史		
用药史		
戴镜历史		

2. 视力及相关视功能检查 具体见表5-2。

表5-2 视力及相关视功能检查

	OD	OS
裸眼视力		
对比敏感度		
立体视		
色觉		
调节幅度		
集合近点		
角膜映光		
遮盖试验		
眼外肌运动		

3. 眼部常规检查　具体见表5-3。

表5-3　眼部常规检查

	OD	OS
外眼观察		
瞬目	频率	频率
	完整度	完整度
眼睑		
睑缘		
睫毛		
泪小点		
结膜		
角膜		
巩膜		
前房		
虹膜		
瞳孔	大小	大小
	形状	形状
	对光反射	对光反射
晶状体		
泪液检查	泪膜破裂时间	泪膜破裂时间
	泪液分泌量	泪液分泌量
角膜曲率		
角膜直径		
角膜厚度		
角膜内皮细胞计数		
验光		
眼压		
眼底检查		

【注意事项】

1. 做BUT检查时，不可用手撑开被检者眼睑，避免影响测试结果。

2. 不同的接触镜配戴影响因素各有不同，做完配前基本检查后，还需进一步做针对性检查。

3. 接触镜配前检查的目的在于排除接触镜配戴的禁忌证患者，选择合适的患者并为其制定理想的戴镜方案。

4. 接触镜配前检查的结果应详细记录，以便戴镜后对照。

【复习思考】

1. 接触镜配戴的禁忌证有哪些？分别通过什么检查来进行排除？

2. 配戴者以往的屈光不正矫正方式对接触镜配戴有何影响？

（王　雪）

第二节　软性接触镜的验配

【目的】

为屈光不正者验配软性接触镜。

【操作前准备】

1. 操作环境　接触镜验配室。

2. 仪器及物品　裂隙灯显微镜、综合验光仪、视标投影仪、软性接触镜试戴片、软性接触镜专用护理液、软镜镊子、洗手池、卫生纸。

3. 人员准备　已完成接触镜配前检查，测得屈光不正度数。

【操作程序】

1. 根据配戴者的角膜曲率及直径选择第一片诊断性试

戴镜片。基弧选择比角膜平坦曲率加 0. 3~1. 0mm。直径选择比角膜直径大 2mm 以上。屈光度小于或接近验光处方度数。

2. 镜片戴入 15~30 分钟，配戴者适应后可进行裂隙灯显微镜下的配适评估。

3. 观察中心定位　镜片覆盖角膜，中心位于角膜中心，边缘超出角巩膜缘 0. 2~0. 75mm（图 5-4）。

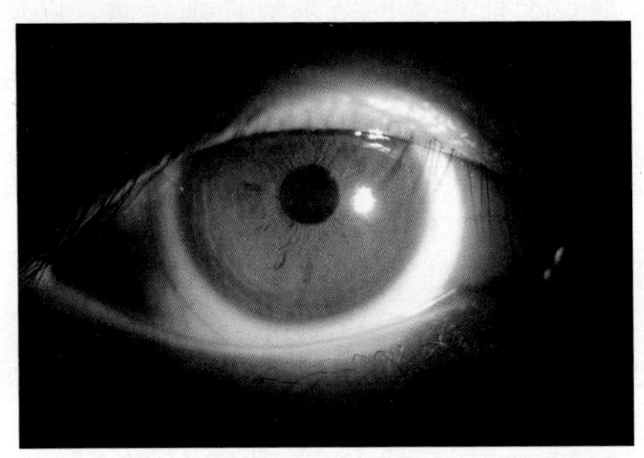

图 5-4　镜片中心定位

4. 观察镜片移动度　自然缓慢瞬目时，镜片下边缘向上移动量 0. 25~0. 75mm。

5. 观察镜片松紧度　采用下睑上推试验：嘱配戴者向上注视，用拇指推动下眼睑以推动镜片的下边缘，观察镜片下边缘上移比例及复位的速度。

6. 待配戴者适应镜片后进行舒适度评估。

7. 片上验光　综合验光仪上进行主观验光。

8. 记录镜片处方　品牌、屈光度、镜片直径、基弧。

【结果记录】

具体见表 5-4。

表 5-4　结果记录表

	右眼	左眼
镜片品牌/基弧/直径		
中央定位		
角膜覆盖度		
瞬目后镜片移动度		
松紧度（上推法）		
舒适度评估		
片上验光度数		
订单参数		

【注意事项】

1. 取戴镜片时保持手指清洁、干燥，避免镜片塌陷在手指上。

2. 验光结果应和原屈光度接近，如果差异较大应检查试戴片屈光度。

【复习思考】

1. 软性接触镜进行诊断性试戴的目的？

2. 镜片取戴前后应注意哪些内容的清洁和消毒？

（马　薇）

第三节　球形硬性接触镜的验配

【目的】

验配球性硬性接触镜。

【操作前准备】

1. 操作环境　常光接触镜验配室。

2. 仪器及物品　裂隙灯显微镜、角膜地形图仪、角膜曲率计、IOL Master、瞳距尺、眼压计、检影镜、试片箱、试镜架、硬性接触镜试戴片、荧光素钠染色条、接触镜护理液、润眼液。

3. 适应人群　有硬性接触镜配戴需求患者。

【操作程序】

1. 除开接触镜配前的基本检查，验配硬性接触镜还需进行以下检查：

（1）眼睑条件

1）睑裂宽度：嘱配戴者平视正前方注视目标，用瞳距尺进行测量。睑裂宽度应略小于镜片直径 1~1.5mm。

2）睑缘位置：有 5 种常见的睑缘和角膜相对位置关系，分别是正常型、下高型、上低型、下低型和小睑裂型。因瞬目时睑缘位置对镜片稳定性影响较大，下高型和小睑裂型应慎配硬性接触镜。

3）眼睑的弹性：上眼睑的松紧度对镜片配适影响较大，常规分为松、中、紧三级，其中紧型眼睑慎配硬性接触镜。

（2）瞳孔直径：分别测量正常照明和暗环境下的瞳孔直径大小。暗环境下瞳孔较大时应相应增加硬性接触镜的光学区直径。

（3）屈光检查：根据配戴者屈光不正处方选择试戴片度数，通常两者相差不超过±3.00D。

（4）角膜相关参数测量。

1）角膜直径：使用裂隙灯目镜的刻度尺或瞳距尺测量。实际测量值为可见虹膜直径，硬性接触镜直径通常小于可见虹膜直径 2mm。

2）角膜曲率：角膜散光配戴硬性接触镜后，镜片内曲面和角膜面之间可形成泪液镜矫正此散光。当屈光矫正发现顺规散光≥2.50D、逆规散光≥1.50D 时，通过泪液镜无法完全矫正，此时慎配球性硬性接触镜，可考虑环曲面硬性接触镜或其他矫正方式。角膜散光大小决定了试戴片基弧的选择，见表 5-5。

表 5-5 角膜散光选择试戴片基弧

角膜散光（D）	试戴片基弧（mm）
≤0.5	角膜平 K 值+0.05
0.75-1.25	角膜平 K 值
1.5-2.0	角膜平 K 值-0.05
≥2.25	角膜平 K 值-0.1

2. 硬性接触镜的配适评估

（1）首片试戴片选择：根据患者角膜直径大小、屈光不正球镜度数、角膜散光度数选择第一片试戴片。

（2）配适评价：戴镜 20～30 分钟待镜片处于稳定状态后进行评估，在裂隙灯上使用弥散照明法观察。

1）动态配适

Ⅰ. 中心定位：通过比较角膜和镜片几何中心的相对位置来评估，分别在水平和垂直方向上比较。理想的中心定位为偏位<0.5mm，上睑略覆盖镜片边缘。

Ⅱ. 移动度：配戴者向前平视，缓慢瞬目，观察镜片移动的相对位置和状况，包括移动量、移动形式和移动速度三个评估内容。①移动量 1～2mm 时较为理想，<1mm 为配适过紧，

>2mm 为配适过松。②移动的方式：垂直顺滑型：瞬目后镜片上移，继而很快垂直下落，回到角膜中心。动摇不定型：镜片下落过程中向鼻侧或颞侧绕行。顶部转动型：镜片在下落过程中发生旋转。上睑控制型：瞬目后，镜片被上睑固定较长时间不下落。以上方式以垂直顺滑型最为理想，其余均为配适不良的表现。③移动速度：快速下滑提示配适过松，下滑迟缓为配适过紧，快慢适中为最理想。

2）静态配适：了解镜片后表面和角膜前表面之间的匹配关系。

检查方法：

Ⅰ. 嘱配戴者平视正前方，将镜片固定在角膜中央，排除眼睑影响，用荧光素钠染色后在钴蓝光下观察镜片下方的泪液厚度。

Ⅱ. 观察镜片的三个区域：中央、旁中央、周边区、泪液距隙（镜片边缘与角膜的间距）。

配适评估：

Ⅰ. 理想配适：中央和旁中央区镜片与角膜匹配，染色均匀呈淡绿色，边缘染色带约 0.4mm，泪液距隙 60~70μm。

Ⅱ. 过紧配适：中央区出现不同程度的绿色染色积液区；旁中央区和角膜接触，显示为环形暗区；边缘染色带极细；泪液距隙较宽，>90μm。

Ⅲ. 过松配适：镜片过平，镜片中央和角膜接触，出现不同程度的圆形暗区；旁中央区和边缘区融合无界限，表现为较宽的环形绿色染色区；泪液距隙几乎消失，<50μm。

3）角膜散光≥1.00D 时配戴球性硬性接触镜的静态配适：检查方法同上。

配适评估：

Ⅰ. 理想配适：上下方有明显的绿色染色区，中央染色变细变淡，左右为椭圆形黑色暗区（图 5-5）。

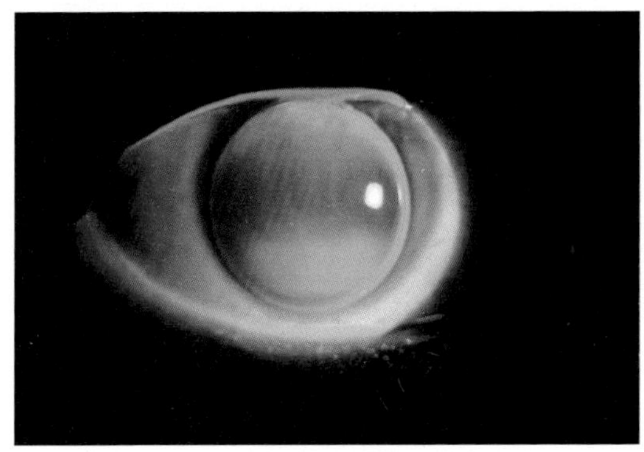

图 5-5　散光理想配适

Ⅱ. 过紧配适：中央呈现不同程度的条带状绿色染色区，左右为黑色暗区。

Ⅲ. 过松配适：上下方呈条带状绿色染色区，中央区呈横椭圆黑色暗区。

（3）调整镜片的基弧和直径直至理想。

（4）片上验光确定镜片屈光度。

（5）定制镜片。

【结果记录】

1. 配前特殊检查　具体见表 5-6。

表 5-6　配前特殊检查

	OD	OS
眼睑条件	睑裂宽度	睑裂宽度
	睑缘位置	睑缘位置
	眼睑弹性 紧□　松□　中等□	眼睑弹性 紧□　松□　中等□
瞳孔直径	正常照明	正常照明
	暗环境	暗环境
角膜散光		

2. 试戴片参数　具体见表 5-7。

表 5-7　试戴片参数

	OD	OS
品牌		
材料		
总直径		
光学区直径		
球镜度数		

3. 配适评估　具体见表 5-8。

表 5-8　配适评估

中心定位		
移动度	移动量	移动量
	移动方式	移动方式
	移动速度	移动速度
角膜与镜片后表面匹配关系	中央	中央
	旁中央	旁中央
	周边区	周边区
	泪液距隙	泪液距隙

【注意事项】

1. 使用荧光素钠条进行染色时，应去除试纸上多余液体，避免刺激泪液的过度分泌，影响配适评估的准确性。

2. 静态配适评估应在使用荧光素钠条后 3~4 分钟内进行，否则荧光素会被泪液稀释并排出。

3. 静态配适评估时，可借助上下眼睑移动镜片，使镜片定位在角膜正中。

4. 静态配适和动态配适有较好的相关性，静态配适类型通常可以说明动态配适特征。

【复习思考】

1. 如何评价配戴者戴镜的舒适度？

2. 如何判断球性硬性接触镜矫正角膜散光的效果？

3. 硬性接触镜周边配适不理想时可引起哪些并发症？怎么改进？

（王　雪）

第四节　环曲面软性接触镜的验配

【目的】

为散光患者验配环曲面软性接触镜。

【操作前准备】

1. 操作环境　接触镜验配室。

2. 仪器及物品　裂隙灯显微镜、综合验光仪、视标投影仪、环曲面软性接触镜试戴片、软性接触镜专用护理液、软镜镊子、洗手池、卫生纸。

3. 人员准备　已完成接触镜配前检查，测得屈光不正度数。

【操作程序】

1. 对验光处方的屈光度进行顶点度换算，确定接触镜所需要的散光度数。

例：验光处方：-6.00/-2.50×180，顶点换算过程如下。

-8.50　→　-7.75

-6.00　　　-5.50

环曲面接触镜处方：-5.50/-2.25×180。

2. 选择与验光处方散光和轴位接近的试戴片。

3. 配适评估　方法参考软性接触镜配适评估。

4. 轴位评估

（1）镜片参考标记仅作为判断镜片旋转情况（图 5-6）。可采用裂隙灯显微镜上的裂隙光线或目镜上的角度刻度线。

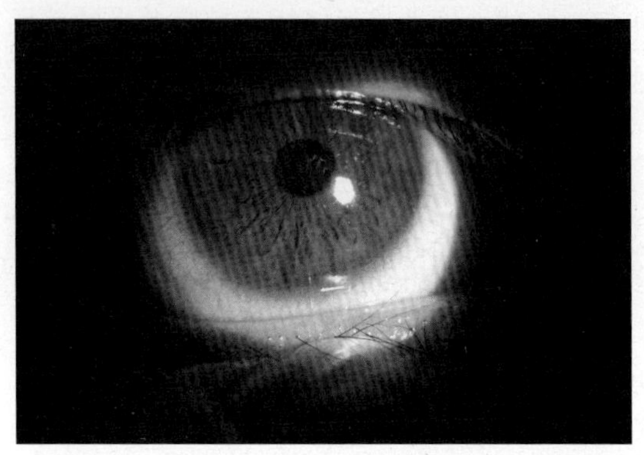

图 5-6　散光镜片标记

（2）按片标所处的钟点方位估计镜片旋转的度数，顺时针偏位加角度，逆时针偏位减角度（图 5-7）。

例：原柱镜轴位 10°，片标顺偏 10°，则需要修正为 20°。

原柱镜轴位 180°，片标逆偏 15°，则需要修正为 165°。

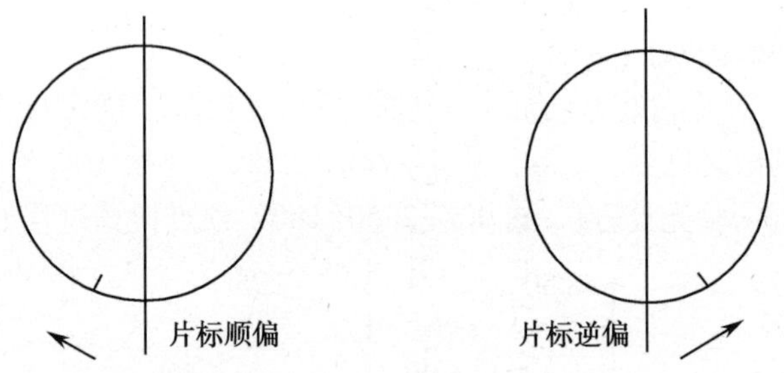

图 5-7　片标偏位示意图

【结果记录】

1. 镜片配适评估记录同本章第二节。
2. 镜片轴位评估记录表参见表 5-9。

表 5-9　轴位评估记录表

	右眼	左眼
镜片轴向位置（偏位度、方向）		
订单参数		

【注意事项】

1. 柱镜度数如果>2. 50D 或者柱镜比球镜度数大，可以将部分散光度数作等效球面镜换算加入球镜里。

2. 矫正视力与框架眼镜视力相差 1 行以内可以视为验配成功，如果低于框架 1 行以上则应寻找原因，考虑角膜曲率变化或泪液透镜等因素。

【复习思考】

1. 验光处方为：−6. 25/−1. 50×10，换算处方为多少？

2. 原处方为：−5. 75/−1. 50×10，片标逆偏 10°，处方修正为多少？

（马　薇）

第五节　环曲面硬性接触镜的验配

【目的】

为散光患者验配环曲面硬性接触镜。

【操作前准备】

1. 操作环境　接触镜验配室。

2. 仪器及物品　裂隙灯显微镜、综合验光仪、视标投影仪、环曲面硬性接触镜试戴片、硬性接触镜专用护理液、洗手池、卫生纸。

3. 人员准备　已完成接触镜配前检查，测得屈光不正度数。

【操作程序】

1. 前环曲面镜片

（1）验光处方的顶点度换算同环曲面软镜，根据换算后结果选择试戴片。

（2）评估镜片配适的基本情况，参考硬性接触镜验配章节。

（3）评估镜片旋转量：评估的方法与环曲面软性接触镜一致，调整后确定最后镜片的轴向。

（4）戴镜验光后确定镜片处方。

2. 后环曲面镜片

（1）根据测得的角膜散光度数，计算出镜片后表面需要的环曲面的量：

角膜柱镜内表面（D）= 2/3×镜片空气中柱镜值（D）

（2）根据总散光量，计算基弧：

K1 = 平 K（D）+1/4×总散光量（D）

K2 = 陡 K（D）−1/4×总散光量（D）

（3）根据基弧和柱镜量确定试戴片，评估镜片配适基本情况后进行片上验光确定镜片处方。

3. 双环曲面镜片

（1）基弧的选择同后环曲面的基弧计算法。

（2）直径一般选择>8. 5mm，同时根据患者角膜直径、睑裂大小等因素决定。

（3）后环曲面度由散光屈光度确定，前表面散光厂家根据其折算率换算。

（4）确定试戴片后进行戴片基本情况评估，方法参考硬性接触镜验配章节。

（5）戴镜验光后确定最后定片参数。

【结果记录】

配适评估表参考本章第三节。

【注意事项】

1. 眼睑张力高、瞬目较为用力的患者不适合前环曲面镜片。

2. 后环曲面和角膜匹配度比较好，但如果不能全部矫正散光时可选用双环曲面镜片。

【复习思考】

1. 不同环曲面形式的镜片分别适合哪些类型的散光？

2. 哪些方法可以估计镜片旋转的量？

（马　薇）

第六节　角膜塑形镜的验配

【目的】

为屈光不正者验配角膜塑形镜。

【操作前准备】

1. 操作环境　常光接触镜验配室。

2. 仪器及物品　裂隙灯显微镜、角膜地形图仪、角膜曲率计、IOL Master、瞳距尺、眼压计、角膜塑形镜试戴片、荧光素钠染色条、护理液、润眼液。

3. 适应人群　有角膜塑形需求的患者，常用于青少年近视控制。

【操作程序】

1. 角膜塑形镜的配前检查　除开接触镜配前的基本检查，验配角膜塑形镜还需进行以下检查：

（1）眼睑条件：裂隙灯弥散照明下观察

1）倒睫、睑板腺异常未治疗前为非适应证。

2）眼睑闭合不全：可适当延长试戴时间，如发生配适不良反应为非适应证。

3）眼睑弹性：眼睑张力为主要的塑形力，眼睑过度紧张和松弛都可能对配适产生不良影响。

（2）瞳孔直径：使用裂隙灯目镜的刻度尺、瞳距尺或角膜地形图仪测量。瞳孔过大易发生重影眩光，应慎配。

（3）眼位：眼位偏斜时可发生镜片移位或双眼视问题，为非适应证。

（4）眼压：超出正常范围（11~21mmHg）为非适应证。

（5）眼轴：IOL Master 非接触测量眼轴长度。

（6）角膜参数测量

1）角膜直径：使用裂隙灯目镜的刻度尺或瞳距尺测量，镜片直径应选角膜直径的 90%~95%。

2）角膜 e 值：使用角膜地形图仪测量，e 值理想范围为 0. 20~0. 50。e 值较小时提示角膜过平，角膜塑形空间有限。

3）角膜曲率：使用角膜曲率计或角膜地形图仪测量。①其中角膜曲率计测量结果更精确，但角膜地形图为角膜塑形镜配前必做检查，用于监测配戴者戴镜前后角膜形状改变。②角膜平 K 值≥46. 25D，可能有圆锥角膜潜质，需结合配戴者屈光不正度数进行分析。若近视焦度及散光焦度较高，则为非适应证。③角膜散光：顺规散光 1. 50D、逆规散光 0. 75D 以内使用常规设计效果较理想；顺规散光>1. 50D 时采用散光设计；逆规散光>0. 75D，顺规散光>3. 50D 为非适应证。

2. 角膜塑形镜的配适评估。

（1）根据各厂商提供的选片原则选择第一片试戴片。

（2）戴镜 40 分钟左右，待泪液稳定后进行配适评价，在裂隙灯上使用弥散照明法观察。

1）动态配适，①中心定位：通过比较角膜和镜片几何中心的相对位置来评估，理想的中心定位为垂直和水平偏位<0. 5mm。②移动度：1~2mm 时较为理想。

2）荧光素染色后各弧区理想状态下特征，①基弧区：这一区域泪液层较薄，表现为荧光素淡染的相对暗区。②反转弧区：呈 360°环形绿色染色区。③平行弧区：呈较宽的 360°环形荧光素淡染的相对暗区。④周边弧区：呈较窄的360°环形绿色染色区。

3）静态配适，①理想配适：镜片居中、移动度好，各弧区配适良好（图5-8）。②偏紧配适：镜片居中或偏位，移动度小。基弧暗区小，反转弧区宽大可见气泡，平行弧区或周边弧区较窄。③偏松配适：镜片偏位，移动度大。基弧暗区较大，反转弧较宽。平行弧下方区域荧光素充盈欠规则，失去360°环形暗区形态。

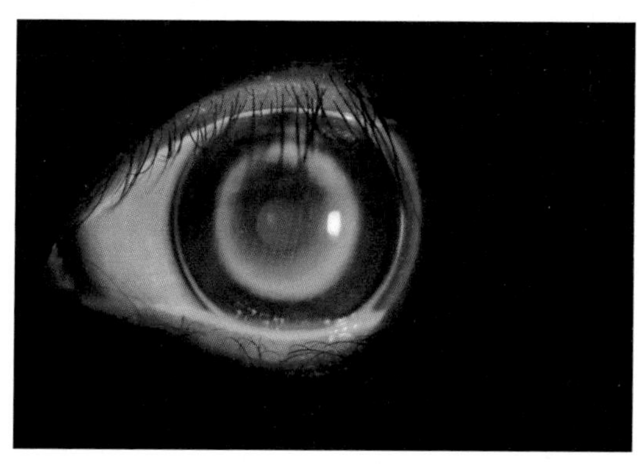

图5-8　理想配适

3. 角膜地形图评估　戴镜后闭眼2~3小时，再次做角膜地形图比较戴镜前后角膜改变，预测矫治效果。

镜片参数调整：

（1）偏松配适：增大AC弧曲率或增大镜片直径。

（2）偏紧配适：减小AC弧曲率或减小镜片直径。

（3）左右偏位：增大AC弧曲率或增大镜片直径。

（4）下方偏位：减少AC弧曲率、减小镜片中心厚度或增大镜片直径。

（5）上方偏位：增大AC弧曲率、增加镜片中心厚度或薄化镜片边缘。

4. 镜片参数确定及定片。

（1）基弧 BC=FK-近视度-Jesson Factor（Jesson factor 通常为+0. 50D 或+0. 75D，需根据厂方说明而定）

（2）定位弧 AC：通过试戴评估，确定镜片的 AC 弧。

（3）直径：通常为 10. 0～11. 0mm，可根据试戴效果、角膜直径和睑裂大小等因素调整。

（4）片上验光确定镜片度数。

（5）定制散光设计角膜塑形镜时需通过试戴确定双轴设计的两道 AC 弧。

（6）参数确定后向厂商定片。

【结果记录】

1. 配前特殊检查　详见表 5-10。

表 5-10　配前特殊检查

	OD	OS
眼睑条件	倒睫　有□　无□	倒睫　有□　无□
	眼睑闭合不全　有□　无□	眼睑闭合不全　有□　无□
眼轴		
角膜 e 值		
角膜地形图		
角膜散光		

2. 试戴片参数　详见表 5-11。

表 5-11　试戴片参数

	OD	OS
品牌		
材料		
总直径		
基弧参数		
平行弧参数		
降度		

3. 配适评估和参数确定 详见表 5-12。

表 5-12 配适评估与参数确定

中心定位		
移动度		
角膜与镜片后表面匹配关系	基弧区	中央
	反转弧区	旁中央
	平行弧区	周边区
	周边弧区	泪液距隙
戴镜后角膜地形图检查		
镜片参数调整		

【注意事项】

1. 配戴初期，可出现视力波动，配适良好者随戴镜时间延长，裸眼视力能够逐渐稳定。

2. 发生配适不良时，应根据镜片配适特征和角膜形态改变来调整镜片设计。

3. 重视配戴者教育，强调复查的重要性，定期更换镜片，发现问题及时处理。

【复习思考】

配戴角膜塑形镜后可能出现哪些配适不良？如何处理？

（王 雪）

第七节 接触镜的特殊应用

一、多焦接触镜验配

【目的】

为老视者验配多焦点软性接触镜。

【操作前准备】

1. 操作环境　常光接触镜验配室。

2. 仪器及物品　裂隙灯显微镜、综合验光仪、视标投影仪、近用视力表、多焦点接触镜试戴片、软性接触镜护理液、润眼液、洗手池、卫生纸。

3. 人员准备　已完成接触镜配前检查及近用屈光度检查的老视者。

【操作程序】

1. 根据老视验光的近附加结果选择接近的参数。

2. 镜片基弧与直径的选择与软性接触镜验配中内容一致，戴入眼睛后评估方法与软性接触镜评估方法一致。

3. 戴镜视力评估　检查佩戴者不同距离视力：5m、1m、50cm、35cm、25cm处视力。并根据不同距离视力调整附加度数。

【注意事项】

1. 视力检查评估时光线应照明适度，以免照度影响瞳孔大小。

2. 多焦点接触镜验配成功率30%~60%，费用高，应适度降低佩戴者的期望值。

3. 主观的清晰度和无双眼视觉问题比视力检查提高更有利适应佩戴。

【复习思考】

1. 如果有干眼者是否建议佩戴多焦点软性接触镜？

2. 多焦点软性接触镜的配适略松和略紧哪个更有利于佩戴者适应镜片？

（马　薇）

二、无晶体眼角膜接触镜验配

【目的】

为无晶体眼患者验配RGP。

【操作前准备】

1. 操作环境　常光接触镜验配室。

2. 仪器及物品　裂隙灯显微镜、综合验光仪、视标投影仪、多焦点接触镜试戴片、荧光素染色试纸、RGP 护理液、润眼液、洗手池、卫生纸。

3. 人员准备　已完成接触镜配前检查的无晶体眼患者。

【操作程序】

1. 基弧的选择与 RGP 验配时选择的方法一致。

2. 根据瞳孔的大小、位置和形状选择镜片光学区直径，一般为 8.00~8.50mm。

3. 根据镜片静态配适中的中心定位和动态配适中的移动度选择镜片的总直径，一般为 9.00~11.00mm。

4. 其余配适评估内容同 RGP 验配。片上验光后订片。

【注意事项】

1. 无晶体眼镜片中心较厚，常因重力因素下方偏位，适当调整镜片直径和边缘设计改善镜片定位。

2. 试戴片尽量选择接近客观验光的度数，因为如果片上验光追加度数过高会在顶点距离换算时误差较大。

【复习思考】

单眼无晶体眼佩戴后的双眼视问题应如何协调？

（马　薇）

三、圆锥角膜的接触镜验配

【目的】

为圆锥角膜患者验配 RGP。

【操作前准备】

1. 操作环境　常光接触镜验配室。

2. 仪器及物品　裂隙灯显微镜、角膜曲率计、综合验光仪、视标投影仪、圆锥角膜专用接触镜试戴片、荧光素染色试纸、RGP 护理液、润眼液、洗手池、卫生纸。

3. 人员准备 已完成接触镜配前检查的圆锥角膜患者。

【操作程序】

1. 根据验配者的角膜曲率值进行计算，选择试戴片的基弧。

2. 大多数圆锥角膜是在中央或旁中央区进行性向前突起，所以先使用试戴片确认锥顶是否与镜片轻微接触。可根据角膜曲率焦度的平坦 K 值减去 5.00D 来选择第一片试戴片的曲率值。

3. 将已消毒的试戴片冲洗后，戴入验配眼。

4. 戴镜 20~30 分钟后，配戴者可自然睁开双眼，进行动态配适评估：镜片附着稳定，中心定位偏移量≤1mm，瞬目后移动量 1~2mm，移动形式无明显配适不良表现。

5. 荧光素染色后进行镜片的静态配适评估 理想配适状态为镜片与锥顶有轻微接触且无压迫现象。如果对锥顶有压迫或者与锥顶间空隙较大，都应更换试戴片到达理想或接近理想的配适状态。

6. 旁中央区配适 即锥顶周围配适，理想状态为较少的泪液聚集，可见少量荧光素亮区。

7. 中周边部及边缘部配适 中周边部应选择镜片与角膜轻微接触，有利于镜片稳定附着；边缘部配适应与角膜有一定间隙，有利于镜片移动良好及泪液交换。

8. 片上验光 对配戴者进行戴镜验光，达到最佳视力后，记录矫正度数并进行顶点屈光度换算，加上试戴片度数为所需屈光度。

【注意事项】

1. 圆锥角膜片上验光后最终矫正度数，会由于角膜形态变化、不同设计的镜片、不同的配适状态，可与之前屈光度检查结果相差较大。

2. 圆锥角膜变形程度较大、顶点部瘢痕等会影响矫正视力，可导致佩戴后矫正视力不能达到1.0。

【复习思考】

对圆锥角膜进行片上验光时应如何判断终点？

（马　薇）

四、角膜术后的角膜接触镜验配

【目的】

掌握角膜屈光术后患者的RGP验配。

【操作前准备】

1. 操作环境　常光接触镜验配室。

2. 仪器及物品　裂隙灯显微镜、角膜曲率计、综合验光仪、视标投影仪、逆几何设计的非球面RGP试戴片、荧光素染色试纸、角膜接触镜护理液、润眼液、洗手池、卫生纸。

3. 适应人群　角膜屈光术后患者。

【操作程序】

1. 为患者检测角膜曲率，根据其角膜曲率值选择试戴片的基弧。通常RK术后角膜中央3.5~5.5mm变得平坦，PRK、LASIK及LASEK术后角膜中央5.5~7.0mm变得平坦，旁中央变得陡峭。可选择逆几何设计的非球面RGP镜，第一片试戴片的基弧比术后中央角膜平坦径线曲率陡1-2D，旁中央弧比基弧陡2-4D，光学区直径为6~8mm，镜片总直径可设定为8.5~11.0mm。

2. 将已消毒的试戴片冲洗后，戴入患者眼内。

3. 戴镜20~30分钟后，配戴者可自然睁开双眼，进行动态配适评估：镜片附着稳定，中心定位偏移量≤1mm，瞬目后移动量1~2mm。

4. 荧光素染色后进行镜片的静态配适评估　理想配适状态为镜片中央区与角膜无接触；旁中央区轻微接触；镜片边缘

部有良好的边缘翘起，有利于镜片移动良好及泪液交换。

5. 片上验光　对配戴者进行戴镜片上验光，达到最佳视力后，记录矫正度数并进行顶点屈光度换算，加上试戴片度数为患者最终所需 RGP 的屈光度。

【注意事项】

1. 角膜屈光手术 4~6 个月后方可进行接触镜验配，此时角膜伤口趋于稳定。过早验配接触镜会影响角膜上皮与基质的愈合，增加感染概率。故为屈光术后患者验配 RGP 前需详细询问病史。

2. 由于角膜屈光手术偏心切削会导致角膜各子午线屈光力明显不同，角膜不规则，这为患者的接触镜验配带来了困难，故而通常需要反复试戴多片试戴片方可获得较为理想的配适。

【复习思考】

1. 对于屈光手术后存在残余屈光不正的患者，为什么 RGP 镜片能比软镜提供更好的视觉效果？

2. 如果患者无法耐受 RGP 镜时，可以为他们选择什么类型的接触镜？

（杨 必）

五、低视力患者的角膜接触镜验配

【目的】

掌握低视力患者的角膜接触镜验配要点。

【操作前准备】

1. 操作环境　常光接触镜验配室。

2. 仪器及物品　裂隙灯显微镜、角膜曲率计、综合验光仪、视标投影仪、角膜接触镜试戴片、荧光素染色试纸、角膜接触镜护理液、润眼液、洗手池、卫生纸。

3. 适应人群　不同类型的低视力患者，如白化病、圆锥角膜、无晶体眼、高度散光、眼球震颤患者。

【操作程序】

1. 低视力患者的接触镜助视系统是由一高度凹透镜的接触镜和一个高度凸透镜的框架眼镜组成。根据低视力患者屈光不正度数和所需助视器的放大倍率，决定物镜与目镜焦度。目镜可选择软镜或 RGP。

2. 检测患者角膜曲率，根据其角膜曲率选择软镜或 RGP 试戴片。

3. 将已消毒的试戴片冲洗后，戴入患者眼内。

4. 戴镜 20~30 分钟后，配戴者可自然睁开双眼，进行镜片动态及静态配适评估。具体评估原则参见软性角膜接触镜及 RGP 配适评估法则。由于接触镜最终屈光度较高，因镜片重力而发生镜片向下偏位多件。因此验配时对于镜片中心定位、移动度和瞳孔覆盖应特别注意。为避免镜片偏位，可选择直径稍大的镜片。

5. 如选择软性角膜接触镜，则将目镜焦度进行顶点光度换算，结果为目镜的接触镜光度。如选择 RGP 镜，则进行片上验光，达到最佳视力后，记录矫正度数并进行顶点屈光度换算，加上试戴片度数为患者最终所需 RGP 的屈光度。

【注意事项】

1. 由于镜片屈光度较高，所以通常较厚，应选择高透氧的镜片。日戴的时间应给患者交代清楚，避免角膜缺氧。

2. 低视力患者独立生活能力较差，可请患者家属协助其配戴、摘取和护理接触镜。

【复习思考】

与传统伽利略望远镜相比，接触镜助视系统的优点有哪些？

（杨　必）

六、治疗性角膜接触镜验配

【目的】

掌握不同疾病验配治疗性角膜接触镜的方法和要点。

【操作前准备】

1. 操作环境　常光接触镜验配室。

2. 仪器及物品　裂隙灯显微镜、角膜曲率计、综合验光仪、视标投影仪、绷带镜试戴片、荧光素染色试纸、角膜接触镜护理液、润眼液、洗手池、卫生纸。

3. 适应人群　屈光手术后、角膜移植术后、大泡性角膜病变、反复角膜上皮糜烂、干眼患者。

【操作程序】

1. 为患者检查角膜曲率，根据患者的角膜曲率及其疾病类型，选择不同类型的绷带镜试戴片。

（1）屈光手术后为了保护裸露的角膜神经，减轻疼痛和术后反应，可选择连续配戴的抛弃型硅水凝胶镜片，配戴 24 小时后随访，3~5 天上皮愈合后停止配戴。

（2）角膜移植术后，为保护角膜上皮，防止角膜移植术后植床与植片分离，可选择抛弃型硅水凝胶镜片，连续配戴移植，直至缝线完全拆除。

（3）大泡性角膜病变患者通常选择较薄的高透氧亲水软镜，以减少角膜新生血管形成，同时覆盖裸露的神经，是整个角膜光学表面变得光滑。

（4）反复角膜上皮糜烂患者可选用超薄、中低含水的软镜，或硅水凝胶软镜，连续配戴 3~4 个月，保证有足够时间使角膜上皮及细胞间连接结构生长修复。镜片配适应较紧，这样可减少镜片的活动而有利于上皮的修复。

（5）干眼患者可选择低蒸发保湿特性的软镜，配戴前将镜片吸足人工泪液或润滑剂，每日更换 1~2 次充分含水的镜片。配戴过程中可合并使用人工泪液或润滑剂。

2. 将已消毒的试戴片冲洗后，戴入患者眼内。

3. 戴镜 20~30 分钟后，配戴者可自然睁开双眼，进行镜片配适评估，评估方法与软镜角膜接触镜配适评估法相同。

【注意事项】

牢记绷带镜的禁忌证。有活动性感染的眼睛是绷带镜的绝对禁忌证；角膜敏感性减退、暴露性角膜病变是绷带镜的相对禁忌证，此类患者验配绷带镜时需极其小心和频繁随访。

【复习思考】

患者配戴绷带镜的优点和缺点有哪些？

（杨 必）

七、彩色软性接触镜的验配

【目的】

掌握彩色软性接触镜的适应证和验配要点。

【操作前准备】

1. 操作环境 常光接触镜验配室。

2. 仪器及物品 裂隙灯显微镜、角膜曲率计、综合验光仪、视标投影仪、彩色软性接触镜试戴片、接触镜护理液、润眼液。

3. 适应人群 有美容需求者、畏光患者、色觉缺陷患者、弱视和复视患者。

【操作程序】

1. 问诊、评估配戴者需求。

2. 为配戴者做眼部检查，排除配戴禁忌证。

3. 检查角膜曲率，并根据配戴者戴镜需求、虹膜颜色、瞳孔大小，为配戴者选择不同类型的彩镜试戴片。

（1）彩色软性接触镜分为透明彩色镜片和不透明的彩色镜片。

（2）不透明的彩色镜片适用于掩盖角膜瘢痕、隐藏虹膜缺陷、减轻畏光、弱视和复视的遮盖治疗。根据患者有无视力和验配需求又可为其选择带清晰瞳孔区镜片或黑色瞳孔区镜片。

（3）彩色软性接触镜的瞳孔区直径变化范围为1.5~6.0mm，3.0~4.0mm较为适中。理想配适时镜片瞳孔区应位于角膜正中并略大于配戴者瞳孔，畏光患者需选择瞳孔区直径较小的镜片。

4. 试戴评估

（1）将已消毒的试戴片冲洗后，戴入患者眼内。

（2）配适评估

1）评估方法与软性接触镜配适评估法相同。

2）直径大、中心定位好，活动度适当的镜片更有利于染色区的定位，避免染色区出现在巩膜和瞳孔区，对外观和视觉构成影响。

（3）在不同的光照条件下做试戴检查，可以尽早解决一些可能出现的问题：

1）透明彩色镜片彩色区透光率很高，一般不引起配戴者视觉干扰。但在低照明条件下瞳孔散大后，少数配戴者色觉感知会受到影响，此时需更换镜片颜色或染色种类。

2）镜片颜色和配戴者自身虹膜颜色不匹配，配戴者对外观不满意。

3）只有一只眼睛配戴彩色镜片时，最好白天在室外做试戴评估，要想达到和正常眼完全的匹配通常很难，需要调整配戴者期望值。

5. 测试戴镜后视功能（视力、对比敏感度、眩光敏感度、颜色分辨力），评估戴镜效果。

6. 对于有色觉感知缺陷的配戴者而言，戴特定颜色的彩色接触镜后，理论上配戴者可以通过亮度的感知差别区分易被其混淆的颜色。但矫正效果与配戴者视觉心理能力相关，只有通过戴镜前后配戴者辨色力的比较才能判断是否有效。

【注意事项】

1. 透光率<85%的镜片不能用于夜间驾驶，会存在安全隐患。

2. 深水绿色和深琥珀色都会使配戴者对红光的感知力下降。

3. 在彩色软性接触镜的验配中，安全性、提高患者视力和视功能是第一位的，美容是次要的。

4. 彩色接触镜通过改变眼睛颜色和增大虹膜直径达到美容效果，会让部分配戴者把其等同于美容产品。配戴者在获得满意的配适后，可能配戴成瘾，忽视配戴安全性，需要特别加强对这部分患者的戴镜教育。

【复习思考】

1. 彩色软性接触镜和普通软性接触镜的配适评估有哪些不同？

2. 彩色软性接触镜并发症的发生有哪些原因？如何避免？

（王　雪）

第八节　接触镜的检测

【目的】

掌握接触镜各参数的测量方法。

【操作前准备】

1. 操作环境　常光接触镜验配室。

2. 仪器及物品　裂隙灯显微镜、焦度计、接触镜投影仪、镜片厚度测定仪、球径仪、不同参数的软性接触镜和硬性接触镜、生理盐水、专用镊子。

【操作程序】

1. 表面检查

接触镜投影检测仪法：

（1）清洁被观察镜片。

（2）在片槽中加入生理盐水后放入镜片。

（3）软镜需用镊子在各个方向牵拉镜片后再观察。

（4）调整投影仪照度及焦度，仔细观察镜片有无表面缺陷及沉淀物。

裂隙灯显微镜法：

（1）清洁被观察镜片。

（2）检查硬性接触镜时左手拇指和示指持镜片边缘，检查软性接触镜时需要用镊子夹住镜片边缘。

（3）在低倍放大率下用弥散照明法观察镜片表面。

（4）发现问题时调高放大倍率用窄裂隙进一步观察。

2. 屈光度检测

硬性接触镜测量：

（1）清洁镜片，待镜片处于干燥状态后，将镜片凸面向上放于焦度计镜片座上。

（2）确定镜片位于中心位置，勿对镜片施加太大压力，避免造成散光测量误差。

（3）测量方法同框架眼镜测量。

软性接触镜测量：

（1）清洁被观察镜片。

（2）在焦度计片槽中加入生理盐水后放入镜片。

（3）用探头将镜片固定后再对光学区进行测量。

3. 直径检测　用接触镜投影仪测量：

（1）清洁镜片。

（2）测量硬性接触镜时直接将镜片置于镜片座上；测量软性接触镜时，需先将镜片脱水。

（3）移动镜片至屏幕的刻度中心。

（4）清晰聚焦后读出并记录刻度。

4. 基弧检测

软性接触镜：使用软性角膜接触镜投影检测仪测量。

（1）清洁被观察镜片。

（2）在基弧检测槽中加入生理盐水后放入镜片。

（3）转动光源投射角度并调整镜片位置，使镜片前后边缘投影重叠呈一水平直线。

（4）按下基弧测量键，读出并记录镜片基弧。

硬性接触镜：使用球径仪测量。

（1）清洁被观察镜片。

（2）将镜片凹面向上，避免镜片倾斜。

（3）移动底座，使测量光线位于镜片中央区。

（4）用显微镜观察镜片，旋转调节手轮，缓慢降低底座，直至看清光标像。

（5）调节目镜，使光标像聚焦清晰。

（6）调整零度手轮使刻度表回零。

（7）转动调节手轮，缓慢降低底座，经过灯丝像后继续下降，直至第二次将光标像清晰聚焦。

（8）从刻度表上读出刻度，即为镜片的曲率半径值。

5. 厚度检测　用镜片厚度测定仪测量。

（1）测量软性接触镜时，需吸去镜片多余水分。

（2）将仪器调零。

（3）将镜片放于测量探头上，对准镜片中心位置。

（4）直接读出读数并记录，每刻度值为0.01mm。

【结果记录】

详见表5-13。

表 5-13　结果记录表

镜片类型	品牌	使用仪器
镜片参数	表面质量	
	度数	
	直径	
	基弧	
	厚度	

【注意事项】

1. 检测时使用的生理盐水应为接触镜专用生理盐水，以免生理盐水渗透压影响镜片形状，造成测量误差。

2. 对软性接触镜脱水时，不应过度脱水，以免镜片变形导致参数发生变化。

3. 测量硬性接触镜的基弧时，测量时如果未将刻度归零，需要分别读出原刻度值和测量值后计算。

【复习思考】

1. 裂隙灯显微镜检测镜片的原理是什么？

2. 球径仪的测试原理是什么？

（王　雪）

第九节　接触镜的配发

【目的】

为初次及再次配戴者配发镜片。

【操作前准备】

1. 操作环境　自然光接触镜验配室。

2. 仪器及物品　裂隙灯显微镜、视力表、荧光素钠染色条、镜片、护理液、去蛋白酶液、润眼液、镜片盒、吸棒、镜子、配戴手册。

3. 人员准备　核实镜片参数和镜片质量、合理存放镜片。

【操作程序】

1. 戴镜前检查

（1）检查配戴者视力。

（2）检查配戴者裸眼视力并确认其最佳矫正视力。

（3）检查配戴者戴接触镜后看远和看近视力。

（4）戴镜视力不理想时需再次片上验光。

（5）检查配戴者配戴镜片后的动态配适和静态配适是否合适。

（6）裂隙灯白光检查镜片配适情况。

（7）裂隙灯钴蓝光检查镜片静态配适（硬性接触镜）。

2. 戴镜前准备工作

（1）修剪指甲。

（2）洗手，用干净毛巾擦干。

（3）从镜盒中取出镜片。

（4）用多功能护理液揉搓和冲洗镜片。

3. 软镜的摘戴

（1）戴镜：检查镜片的完好性和清洁度。辨认正反：将镜片放置于手指上，观察镜片侧面，碗状则为正面朝上，盘状则为反面朝上。或可观察厂家标识辨认正反（图 5-9）。

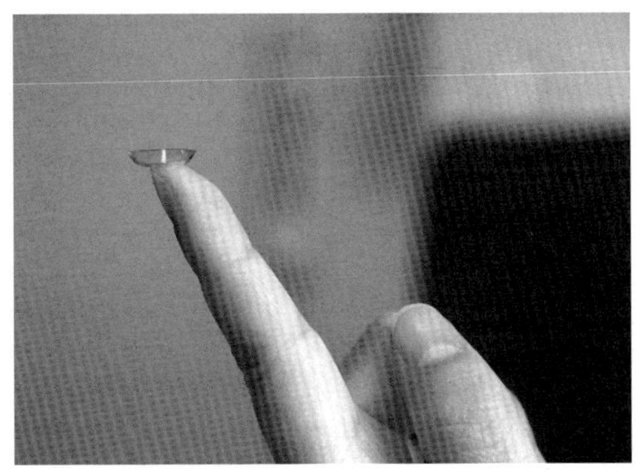

图 5-9　辨认镜片正反面

1）保持手指干燥，将镜片放于右手示指指尖。

2）眼睛向上方注视，拉开上下眼睑并固定，充分暴露巩膜。

3）将接触镜戴入眼睛，使镜片和下方球结膜吸附。

4）嘱配戴者向前看，待镜片移动到角膜中心后先松开下睑再松开上睑。

5）再慢慢眨眼，确定镜片是否位于角膜正中。

6）如果镜片下方有气泡，嘱配戴者缓慢向各个方向转动眼球，或闭上眼睛轻轻揉搓上眼睑（图 5-10）。

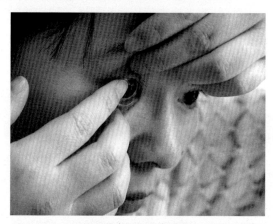

图 5-10　软镜戴镜

（2）摘镜

1）拉开上下眼睑并固定。

2）注视鼻侧，右手示指将镜片拖到颞侧球结膜处，拇指与示指轻轻夹住镜片取出来（图 5-11）。

4. 硬镜的摘戴

（1）戴镜

1）确认镜片的完好性和清洁度，将镜片放于惯用手的示指端，镜片凹面朝上，在镜片内表面滴入 1~2 滴润眼液。

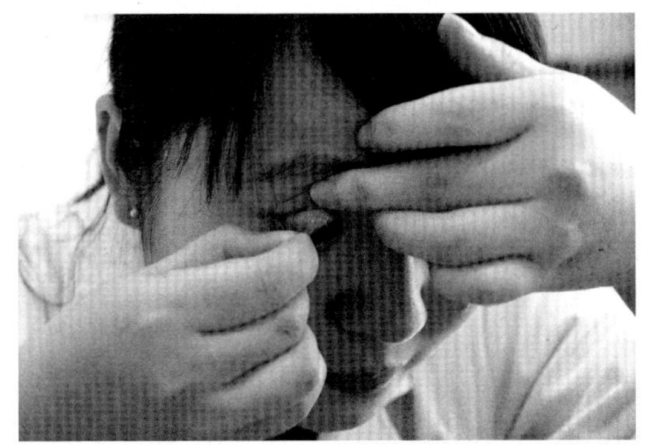

图 5-11　软镜摘镜

2）嘱配戴者固视前方，双手拉开上下眼睑，将镜片快速放置于角膜上（图 5-12）。

3）嘱配戴者闭上双眼或向下注视以减轻异物感。

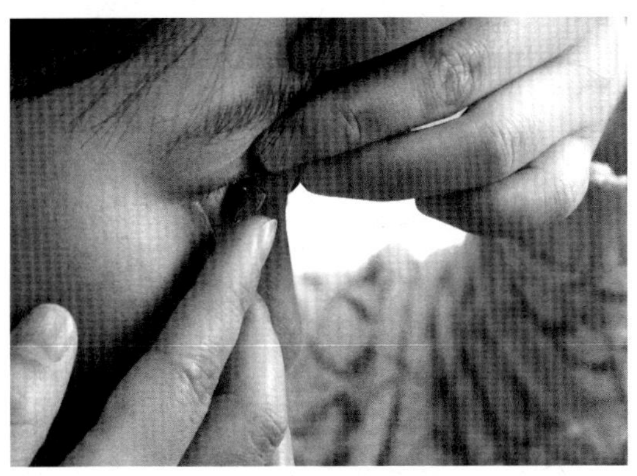

图 5-12　硬镜戴镜

（2）摘镜

1）挤出法：①保持手指和眼睑干燥。②嘱配戴者注视前方，分别以双手的拇指和示指按压上下睑缘，挤压镜片脱离角膜（图 5-13）。

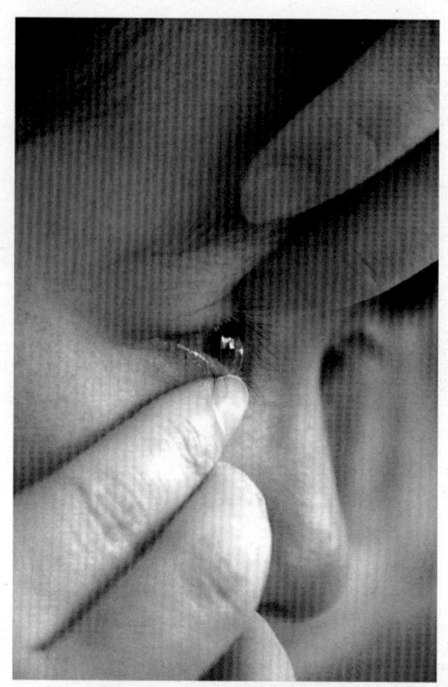

图 5-13 硬镜挤出法摘镜

2）瞬目法：①嘱配戴者注视前方，尽可能睁大双眼。②手指按压上眼睑外眦部并朝颞侧绷紧眼睑皮肤，确保眼睑卡紧镜片。③嘱患者用力瞬目将镜片眨出（图 5-14）。

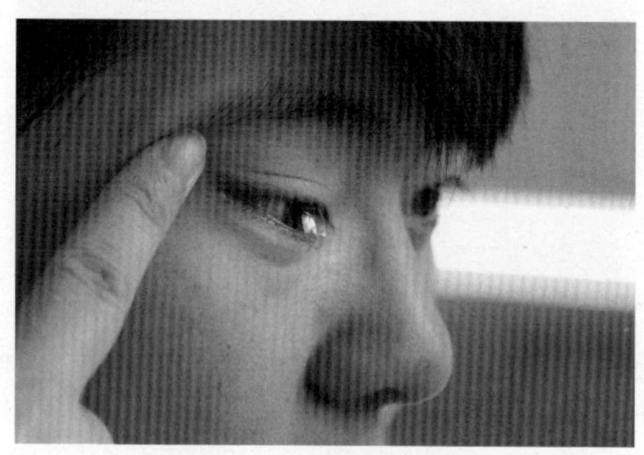

图 5-14 硬镜瞬目法摘镜

3）吸盘法：①清洁吸盘。②嘱配戴者固视前方，双手拉开上下眼睑。③在吸盘上滴入1滴润眼液或多功能护理液后轻触镜片，将镜片从眼睛上摘下（图5-15）。

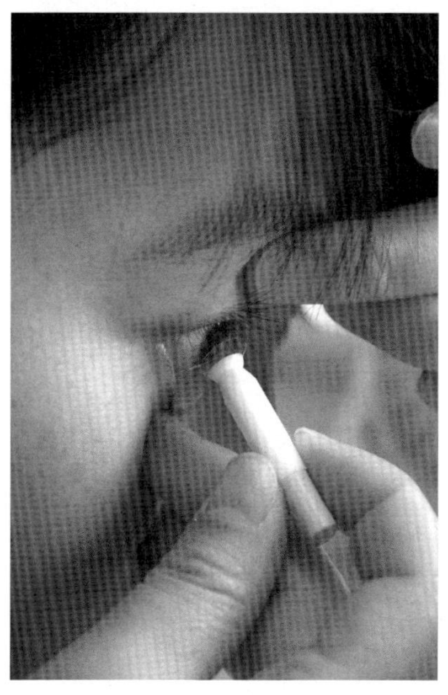

图5-15　硬镜吸盘法摘镜

【注意事项】

1. 配发时戴接触镜后视力应该等同或优于试戴时视力。

2. 除润眼液外，配戴接触镜时不得滴用任何眼药水。

3. 配戴者需化妆时，应先戴镜后化妆，先摘镜后卸妆，避免化妆品污染镜片。

4. 镜片长期不使用时，需储存在多功能护理液中，每周更换一次护理液。

5. 吸棒法取镜片时需看清镜片的位置，切勿吸在角膜上。每次使用吸棒后，均需对其进行清洁消毒。

6. 戴镜前嘱配戴者观察外眼，发现异常应停戴并立即前往医院。

7. 戴镜前应观察镜片有无沉淀物及破损，发现沉淀物及破损应停戴并及时清洁或更换镜片。

8. 取戴软镜时，要避开角膜进行操作。

9. 摘戴镜时分清左右眼镜片，养成先右后左的习惯。

10. 操作欠熟练配戴者需面对镜子操作。

11. 应在干净的桌面上进行镜片的取戴。

【复习思考】

取戴镜时容易发生哪些问题？如何避免或解决？

（王　雪）

第十节　接触镜的护理

【目的】

指导配戴者进行镜片护理。

【操作前准备】

1. 操作环境　常光接触镜验配室。

2. 仪器及物品　镜片、护理液、去蛋白酶、镜片盒、配戴手册。

3. 适应人群　所有接触镜配戴者。

【操作程序】

1. 镜片的护理。

（1）接触镜片前洗手。

（2）将镜片放于掌心，滴入数滴多功能护理液。

（3）软镜的清洁方法是用示指或环指轻轻揉搓镜片前表面 30 秒左右，再翻转镜片后表面进行揉搓。

（4）硬镜的清洁方法为使镜片凹面朝上，用示指或环指轻轻揉搓镜片前后左右表面 30 秒左右，并保证镜片边缘也清洁干净。

（5）轻轻捏住镜片，用多功能护理液将镜片冲洗干净。

（6）将冲洗干净的镜片放入镜盒后，注入新鲜的多功能护理液。

（7）浸泡 4 小时以上方可戴镜。

（8）每周去蛋白。

（9）对有需要的配戴者，可考虑使用湿润液。

2. 镜盒的护理。

（1）每次取出镜片后，用新鲜的多功能护理液认真冲洗镜片盒。

（2）每周用专用牙刷将镜盒内外刷洗干净。

（3）定期更换镜盒（每 3 个月）。

【注意事项】

1. 不同的镜片类型使用不同的护理液。

2. 护理液需每日更换。

3. 护理液开封后 90 天后未使用完时需丢弃。

4. 护理液瓶口不能接触任何外界污染物，瓶盖内口应向上放置。

5. 所有护理程序都应使用多功能护理液，不能使用自来水、纯净水、矿泉水。

6. 不含防腐剂的生理盐水保养镜片。

7. 镜片长期不使用时，需储存在多功能护理液中，每周更换一次护理液。

8. 应在干净的桌面上进行镜片的护理。

【复习思考】

1. 如何发现配戴者护理方面的问题?

2. 护理不当会导致哪些问题?

（王　雪）

第十一节　接触镜的复查随访

【目的】

指导配戴者进行复查随访。

【操作前准备】

1. 操作环境　常光接触镜验配室。

2. 仪器及物品　裂隙灯显微镜、视力表、荧光素钠染色条、镜片、护理液、去蛋白酶液、润眼液、镜片盒、吸棒、镜子、配戴手册。

3. 适应人群　所有接触镜配戴者。

【操作程序】

1. 复查频率　1 周、1 个月、3 个月、半年、每半年。角膜塑形镜过夜配戴时需在戴镜后次日、1 周、2 周、1 个月、前半年每月、半年后每 3 个月复查。

2. 复查内容

(1) 配戴者主诉：有无不适、戴镜时间、戴镜舒适度、摘戴镜熟练程度、护理依从性等。

(2) 视力：远、近视力，视力不佳时可戴镜验光。

(3) 镜片检查：有无破损、划痕和沉淀物。

(4) 眼部检查：眼睑和结膜、角膜和角巩膜缘、泪液。角膜塑形镜配戴者每次复查时还需检查角膜地形图，每半年复查时检查眼轴和角膜内皮细胞。

(5) 镜片配适情况。

以上任何一项出现问题时应及时处理。

【结果记录】

1. 主诉　详见表 5-14。

表 5-14　主诉记录表

舒适度	
戴镜时间	
摘戴镜熟练度	
护理液类型	
护理流程	规范□　　不规范□　　问题__

2. 视力（远、近）

3. 镜片检查　详见表 5-15。

表 5-15　镜片检查记录表

	OD	OS
划痕	有□　　无□	有□　　无□
缺损	有□　　无□	有□　　无□
沉淀物	有□　　无□ 类型__	有□　　无□ 类型__

4. 裂隙灯检查　详见表 5-16。

表 5-16　裂隙灯检查记录表

	OD	OS
眼睑		
结膜		
角膜		
角巩膜缘		
泪液	泪膜破裂时间	泪膜破裂时间
	泪液分泌量	泪液分泌量
镜片配适		

5. 特殊检查　详见表 5-17。

表 5-17　特殊检查记录表

	OD	OS
角膜地形图		
角膜内皮细胞		
眼轴		
眼压		

6. 问题及处理　详见表 5-18。

表 5-18　问题及处理记录表

	OD	OS
发现问题		
原因		
处理方法		

【注意事项】

1. 接触镜配戴不应超出其使用寿命，定时更换镜片，避免并发症发生。

2. 对有不同需要的配戴者可提供针对性指导。

3. 复查时应及时发现配戴者不正确的取戴习惯和护理方法，提高患者依从性，避免并发症发生。

【复习思考】

1. 如何发现依从性差的患者？

2. 如何确保配戴者能够定期复查？

（王　雪）

第六章 低视力检查与验配

第一节 低视力病史的采集

【目的】

为低视力患者采集病史。

【操作前准备】

1. 操作环境　自然光环境。

2. 仪器及物品　日常生活中常用的阅读目标（如报纸、价格标签等），不同放大倍率的低视力助视器一套。

3. 适应人群　希望通过助视器获得改善的低视力患者。

【操作程序】

1. 采集低视力患者的一般情况　姓名、性别、年龄、文化程度、职业、住址和联系方式。

2. 询问并记录低视力患者的主诉、既往史、现病史、全身健康状态、家族史。

3. 通过提出开放性问题，初步了解患者的视功能。

（1）反映患者远视力的问题

1）在街上能否看清熟人的脸面？多远的距离看不清？

2）是否看电视？需要多近的距离能看清？

3）是否观看电影、体育比赛、演出？

4）能否看清街上的标志？如街道标志、交通信号、公共汽车的号码、建筑物标识、餐馆招牌。

5）街上行走时能否看清台阶、路边、人行道大致的斑点？能否分辨汽车、行人和障碍？

6）是否必须要别人描述事物？

7）是否必须要别人描述颜色？

（2）反映患者近视力的问题

1）是否还能阅读？读什么？

2）是否能阅读大字标题、新闻纸、电话号码？

3）是否能阅读邮件、帐单、银行结单（报表）？

4）是否能阅读食谱、说明书、标签、购物价格？

5）最后一次阅读距今已有多久？

6）怎样处理需要阅读的任务？

7）以前阅读些什么？

8）能否书写？能否阅读自己书写的东西？书写时是否使用特殊的笔？

9）能否拨电话？

10）能否维持嗜好？会否影响备餐、倒茶、进餐？

（3）反映患者照明需求的问题

1）在明亮环境下是否比灰暗环境下看得更清楚？

2）室内/户外、晴天/多云是否需照明？

3）有无眩目的烦扰？什么时候发生？会否发生不适或失能？

4）阅读是否需要明亮的光线？需要日光或电灯？

5）是否需要太阳镜？一般在什么需要？

6）适应不同的照明是否有困难？

4. 询问并记录患者低视力保健的情况（如果患者并未使用过助视器，可采用现有助视器设备给患者试用，让患者感受到改善，以提高其治疗积极性）。

（1）是否接受过任何低视力的检查？

（2）是否使用低视力辅助器、特殊眼镜或放大镜？

（3）是否接受过处方？怎样得到的处方？

（4）是否仍有问题？问题是否成功解决了吗？

（5）目的？多久发生一次（频率）？情况怎样？

5. 询问并记录患者的生活方式

（1）是否独居？是否有配偶、朋友？

（2）居住在公寓、住宅区还是疗养院？

（3）是否进行自我保健、烹饪、购物？

（4）是否保持同别人相互交往？

（5）社会活动是否有？是否拜访朋友？

（6）朋友/亲戚理解你的问题吗？是否得到支持？

（7）你需要他们的帮助吗？寻求帮助容易吗？

（8）先前的兴趣和活动可以继续吗？

【注意事项】

1. 低视力患者病史的采集，既不是常规的例行重复，也不是所有事实的罗列。而是通过向患者提出经过周密考虑的问题来了解患者的视力损害程度、耐受性、对检查处理的期望、对困难的适应能力及对视力低下而带来的各种压力的反应等。

2. 区分好患者的主诉与就诊目的。为了保持患者积极性，首次就诊就应明确患者的主要就诊目的。

3. 采集病史的过程中，需要明确患者视觉缺损的程度、持续时间以及稳定性。

【复习思考】

低视力患者的病史采集内容与普通眼疾患者的病史采集有哪些相同和不同之处？

（杨 必）

第二节 低视力的视力检查

用于低远视力检查的视力表有多种，国际上常用的有 Bailey-Lovie 视力表、ETDRS 视力表和 Feinbloom 视力表等，国内自主设计的有低视力对数视力表、低视力视力表、3m 视力表等。而用于低近视力检查的视力表国内常用的包括标准对数近视力表、点阅读近视力表等。这些视力表各有优缺点，无法一一详述，在此仅以低视力视力表（5m）和带光源标准对数近视力表为例介绍低视力的检查方法。

【目的】

1. 了解低视力患者的视力情况。

2. 有助于选择和验配低视力助视器。

3. 帮助筛选出有资格享受残疾福利者。

【操作前准备】

1. 操作环境　房间亮度可调，被测者与视力表间无障碍物，地面应有距离标记。

2. 仪器及物品　5m 低视力视力表（图 6-1）、带光源标准对数近视力表、试镜架、软尺、视力记录表。

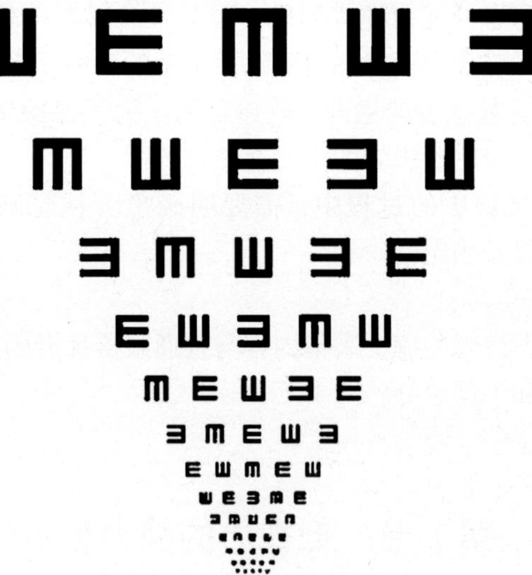

图 6-1　低视力视力表

3. 适应人群　能配合检查的低视力患者。

【操作程序】

1. 用低视力视力表检查低远视力

（1）调整被测者与低视力视力表的距离，检查距离为5m。

（2）照明可根据被测者需求进行调节。

（3）遮盖被测者一眼，指示被测者按从左往右，从上到下的顺序读出“E”的开口方向，鼓励被测者看更小的视标，即使被测者必须猜测，记录被测者所能看到的最小一行视标对应的视力（该行辨认正确的视标数应≥3个）。如果被测者在5m处不能辨认出第一行视标开口方向，可将视力表向被测者方向移近直到被测者能辨认出第一行视标（第一行辨认正确的视标数应≥3个），记录下视力表距离，换算出被测者远视力。请注意，当视力表移近到1m内应考虑调节的影响，给被测者戴上相应的正球镜。若被测者始终不能辨认出第一行视标，则应进一步检查被测者的手动和光感视力。

（4）遮盖已检查眼，打开另一眼，重复第3步。

（5）同时打开双眼，重复第3步。

（6）在视力记录表上记录下检查结果。

2. 用带光源标准对数近视力表检查低近视力（图6-2）

（1）打开标准对数近视力表（LogMAR）后盖，按相应的正负极放入4节7号电池，关闭后盖。

（2）打开视力表开关。

（3）视力表与被测眼视线垂直。

（4）可根据被测者的清晰度和舒适度调整检查距离。

（5）同时打开被测者双眼，指示被测者按从左往右，从上到下的顺序读出“E”的开口方向，鼓励被测者看更小的视标，即使被测者必须猜测，测出被测者能看到的最小一行视标对应的视力（该行辨认正确的视标数应≥3个），并用软尺量出实际检查距离。

（6）在视力记录表上记录下视力值和检查距离。

（7）若有需要可按同样方法检查单眼视力。

（8）检查结束，关闭视力表开关。

（9）打开后盖，取出电池。

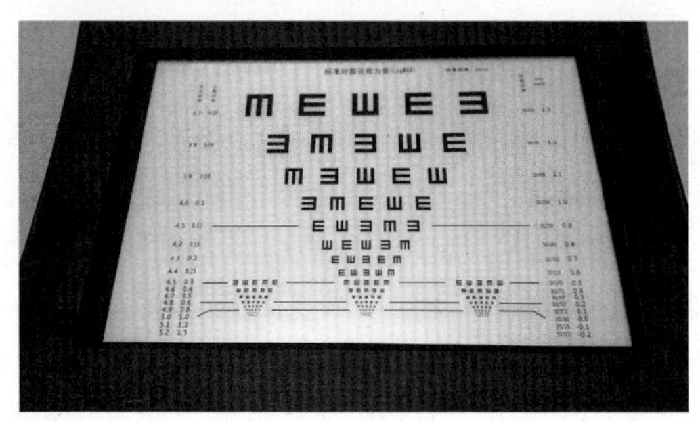

图 6-2　带光源标准对数近视力表

【注意事项】

远视力检查需要在能调节视力表和被测者座椅距离的房间进行，预先在房间地面标记不同距离。

【复习思考】

针对不同的低视力患者，房间照明应怎样选择？

（董光静）

第三节　低视力的验光方法

【目的】

了解低视力患者的屈光状况，有助于低视力助视器的验配。

【操作前准备】

1. 操作环境　房间亮度可调，被测者与视力表间无障碍物。

2. 仪器及物品　带状光检影镜、试镜架、交叉柱镜片、镜片箱、远用低视力表。

3. 适应人群

（1）无需麻痹睫状肌验光的成人。

（2）短期内接受过睫状肌麻痹验光且能配合检查的儿童。

【操作程序】

1. 检影验光法　对低视力者而言，检影验光相对电脑验光更准确。

（1）选择合适的工作距离，若1m处影动不清晰，可缩短到67cm、50cm甚至33cm检影。

（2）选择合适的检影角度，判断眼球震颤的静止眼位。

（3）具体方法见第一章第六、七节球面检影法和散光检影法。

2. 主观验光法

（1）将检影验光的结果置入试镜架。若是儿童，应先麻痹睫状肌验光，待调节恢复后再将睫状肌麻痹验光的结果置入试镜架。调整好试镜架的瞳距和后顶点距离。

（2）遮盖一眼。

（3）测量未遮盖眼的视力，选择试片梯度。一般来说，视力越差，试片梯度越大，视力越好，试片梯度越小。这里介绍一种方法，可通过将小数视力换算为分子为20的分数来获得试片梯度。例如，一名被测者右眼视力为0.1，换算为分子为20的分数是0.1=20/200，只取分母，再将分母除以200就可得出试片梯度，所以该被测眼的试片梯度为±1.00D；另一名被测者左眼的视力为0.06，换算为分子为20的分数是0.06≈20/333，只取分母，再将分母除以200，约等于1.67，所以该被测者左眼的试片梯度为±1.75D。请注意，计算出的试片梯度并非适合所有被测者，工作中可根据实际情况适当加大或减小试片梯度。

（4）让被测者注视最佳视力的上一行视标。在未遮盖眼前按选择的试片梯度加减球镜，并询问被测者“看得更清楚、更模糊或没变化”。先将正球镜放在眼前，若被测者回答看得“更清楚”或“没变化”，则可相应增加正球镜度数，重复这一过程直至被测者表示“更模糊”。请注意，在检查中每增加一次球镜均应测量被测者视力，以确保被测者的表述准确，同时，根据所测视力调整试片梯度和注视视标。

（5）在被测者表示加正球镜更模糊后，接下来使用负球镜，同样询问相同的问题，若被测者表示视力“更模糊”或“没变化”，则进入第（7）步。

（6）若加负球镜被测者回答视力“更清楚”，则相应增加负球镜，重复这一过程，直至被测者表示视力“更模糊”或“没变化”。同样，每增加一次负球镜均应测量一次被测者视力，并相应调整试片梯度和注视视标。请注意，被测者表示加负球镜“更模糊”或“没变化”后，还应再在眼前加正球镜试片，重复第（4）~（6）步，直到被测者能通过第（5）步进入第（7）步。

（7）精确散光轴向和度数。根据被测者视力选择交叉柱镜片。视力在0.2以上，可考虑选择±0.50D或±0.25D交叉柱镜片调整散光的轴向和度数；视力在0.1~0.2范围内，可考虑选择±0.50D交叉柱镜片调整散光的轴向和度数；视力在0.05~<0.1范围内，可考虑选择±1.00D交叉柱镜片调整散光的轴向和度数；视力低于0.05，可以不进行柱镜测试。具体方法参见前述章节“单眼散光主觉验光法”。注意，必须先精确散光轴向再精确散光度数，当精确后的视力提升到另一范围后应换用相应交叉柱镜片再次测试。

（8）若精确后的散光轴向或度数和精确前相同，可直接进入第（9）步。若散光轴向或度数发生改变，则需再次精确球镜，重复第（3）~（6）步。

（9）检查远矫正视力。

（10）遮盖已检查眼，打开另一眼。

（11）用同样方法检查另一眼的远屈光状态和视力。

【注意事项】

1. 对于年龄较小不能配合主观检查的儿童，可选用检影验光法。

2. 检查中鼓励被测者转动眼位和头位，寻找最佳视线角度。

3. 对于部分视力在 0. 1 以上，但对±0. 50D 交叉柱镜片检查不敏感的被测者，也可以改用±1. 00D 交叉柱镜片进行检查。

【复习思考】

为有视野缺损的患者验光时，应注意什么？

（董光静）

第四节　远用望远镜的验配

【目的】

为低视力患者验配远用望远镜。

【操作前准备】

1. 操作环境　自然光环境。

2. 仪器及物品　不同放大倍率的远用望远镜助视器一套、低远视力表一只。

3. 适应人群　希望通过远用助视器改善其视远功能的低视力患者。

【操作程序】

1. 为低视力患者进行仔细的屈光检查和远视力测定。

2. 根据患者双眼中较好眼的残余远视力选择远用望远镜的倍率。残余远视力>0. 1 则建议选用双筒远用望远镜，残余远视力≤0. 1 则建议选用单筒远用望远镜。

3. 对于屈光不正的低视力患者，可采用下列方案给患者试戴，并分别记录双眼、左眼、右眼的助视器视力。

（1）若被测眼球面屈光不正≤±5.00D，散光<1.00D，可选用双筒或单筒远用望远镜助视器，根据屈光检查结果辅助患者通过调焦望远镜而矫正屈光不同，使注视目标清晰。

（2）若被测眼球面屈光不正>±5.00D，散光≥1.00D，可尝试目镜后配戴框架眼镜改善矫正远视力，或选用单筒望远镜，需要看远时将望远镜的目镜贴近框架眼镜使用。

（3）若被测眼球面屈光不正≥±10.00D且合并不能忽略的散光时，可为被测眼定制物镜帽，根据选用的远用望远镜倍率进行换算，具体公式为D0=Da/M2（D0为物镜焦度，Da为患眼屈光不正度数，M为望远镜放大倍率）。

4. 若患者试戴双筒远用望远镜，需帮助患者调节光心距，使双眼能同时注视远处目标。

5. 让患者比较不同倍率的远用望远镜，根据患者的意愿选择合适的远用望远镜助视器的规格。

6. 签发订单。

【注意事项】

1. 远用望远镜的放大倍率不宜过高，因为倍率越高，被测眼的视野就会越小，视野太小会限制患者的行动。故而只需将远视力适度提高到患者满意即可。

2. 患者双眼中较好眼残余远视力≤0.1时，尽量选用单筒远用望远镜，因为改变单筒望远镜的指向角度来追踪注视目标更为可行。

3. 患者如果存在屈光不正且度数较低，可通过微调镜筒长度来适应眼的屈光状态。但如果患者屈光不正度数>±5.00D，则建议采用目镜后框架眼镜或物镜帽来进行矫正。

4. 远用助视器的视野显著缩小，患者需经过较长时间的训练才能适应。如果患者不能适应双筒望远镜，可改用单筒望远镜。

【复习思考】

对于伽利略和开普勒望远镜，怎样改变筒长来实现对近视或远视性屈光不正的矫正？

（杨 必）

第五节 不同类型远用望远镜的区别

【目的】

1. 区别伽利略望远镜和开普勒望远镜。

2. 判断给出的望远镜是伽利略望远镜还是开普勒望远镜。

【操作前准备】

1. 操作环境 自然光环境。

2. 仪器及物品 不同放大倍率的伽利略、开普勒远用望远镜助视器一套（图 6-3）。

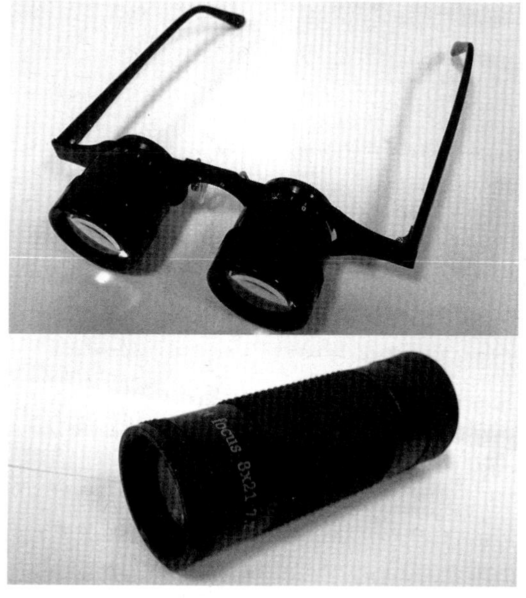

图 6-3 伽利略、开普勒望远镜

【操作程序】

1. 判断未知望远镜的放大倍率。

方法一：

（1）用直尺测量未知望远镜的物镜尺寸。

（2）用直尺测量未知望远镜的出瞳尺寸（图6-4）。

（3）计算望远镜的放大倍率（放大倍率=物镜尺寸/出瞳尺寸）。

（4）记录所得的未知望远镜的放大倍率。

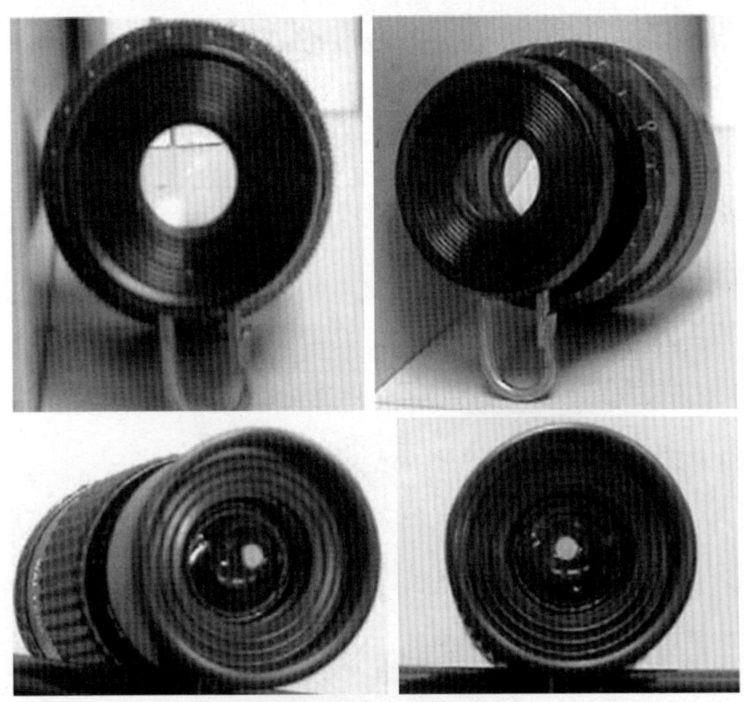

图6-4 望远镜的出瞳

方法二：

（1）一只眼通过未知望远镜观察一个远距离刻度范围，

同时另一只眼不通过望远镜直接观察同一刻度范围。

（2）比较两只眼观察到的物象大小，估计未知望远镜的放大倍率。

（3）记录所得的未知望远镜的放大倍率。（放大倍率＝直接观看物体时估计的物高/望远镜观察到的像高）

2. 判断未知望远镜的类型

（1）通过下表判断未知望远镜是开普勒望远镜还是伽利略望远镜（表6-1）。

表6-1 望远镜的比较

	开普勒望远镜	伽利略望远镜
放大倍率	4.0-15×	1.5-4.0×
成像	倒像	正像
观察范围	更大	更小
筒长	更长	更短
聚焦范围	更大	更小
成像质量	更好	更差
出瞳位置	外	内
重量	更重	更轻
花费	更高	更低

（2）记录所给未知望远镜的类型。

【注意事项】

判断未知望远镜放大倍率时，为了结果的准确性，不论采用方法一还是方法二，都需测量3次，取平均值。

【复习思考】

1. 什么是望远镜的出瞳？

2. 伽利略望远镜与开普勒望远镜的优缺点？

（杨 必）

第六节　手持放大镜的验配

【目的】

为低视力患者验配手持放大镜。

【操作前准备】

1. 操作环境　自然光环境。

2. 仪器及物品　不同放大倍率的手持放大镜一套（图6-5）、低近视力表一只（图6-6）。

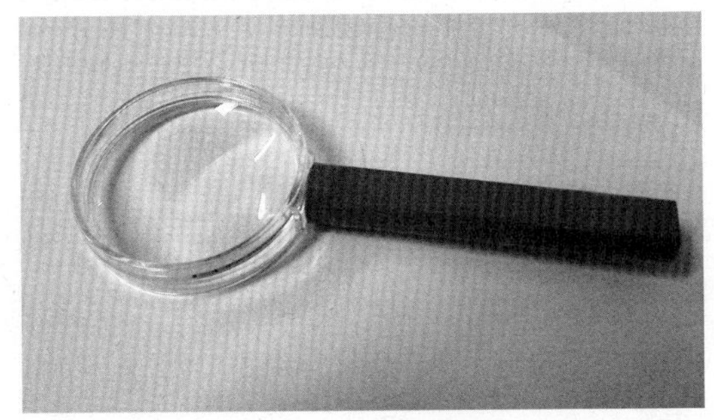

图6-5　手持放大镜

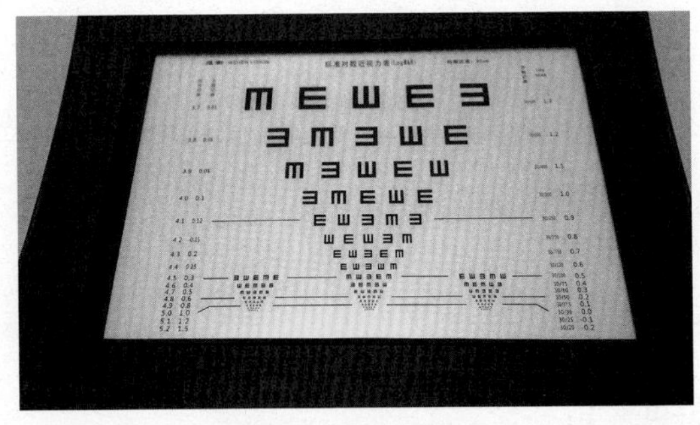

图6-6　低近视力表

3. 适应人群　希望通过手持放大镜改善其视近功能的低视力患者。

【操作程序】

1. 为低视力患者进行仔细的屈光检查和近视力测定。

2. 根据患者双眼中视力较好眼的残余近视力和目标近视力选择手持放大镜的放大倍率。

3. 患者如果存在屈光不正需戴上远矫正眼镜。

4. 将适当放大倍率的手持放大镜放在近视力表上，慢慢离开近视力表，直到影像相对最大，同时周边影像变形最轻为止。手持放大镜与患者之间的距离可由患者自行调整。

5. 如果患者觉得选定的手持放大镜效果不理想，可选择相近放大倍率的手持放大镜，让患者再次试戴，直到合适为止。

6. 记录患者双眼助视器近视力和所选手持放大镜的放大倍率。

7. 确认处方。

【注意事项】

1. 手持放大镜焦度过大时，如>+20.00D，放大影像虽大，视野却逐渐缩小，患者需将患眼凑到放大镜前才能获得理想视野。故而手持放大镜的焦度不宜选得太高。

2. 手持放大镜的工作距离可变，适用于视野缩窄的病；放大倍率可变，患者可根据需求调节放大倍率；使用时患者的眼位头位也可变，可根据视线改变注视角度，故而可用于旁中心注视的患者。

【复习思考】

手持放大镜的优点和缺点是什么？使用手持放大镜能否实现双眼视？

（杨 必）

第七节　立式放大镜的验配

【目的】

为低视力患者验配立式放大镜。

【操作前准备】

1. 操作环境　自然光环境。

2. 仪器及物品　不同放大倍率的立式放大镜一套（图6-7）、低近视力表一只。

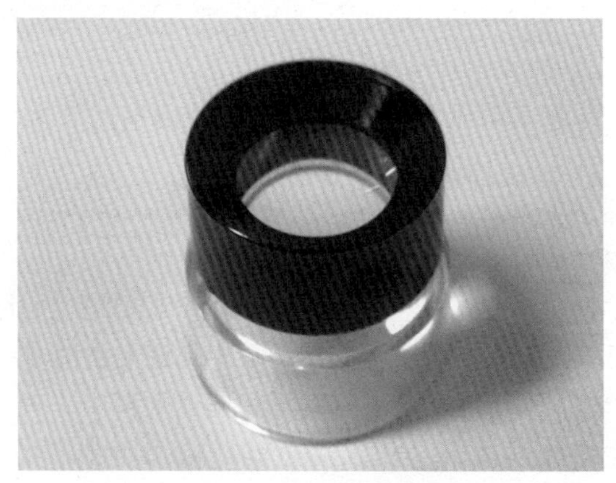

图6-7　立式放大镜

3. 适应人群　希望通过立式放大镜改善其视近功能的低视力患者。

【操作程序】

1. 为低视力患者进行仔细的屈光检查和近视力测定。

2. 根据患者双眼中视力较好眼的残余近视力和目标近视力选择大致近用助视器正透镜的总焦度。

3. 根据患者习惯的注视距离和近用助视器正透镜的总焦度，选定适当的立式放大镜凸透镜焦度，或根据近用助视器正透镜的总焦度和立式放大镜焦度选择适当的注视距离。

4. 患者配戴+3.00D阅读眼镜，在选定的注视距离，通过选定的立式放大镜观察近视力表的视标，适当调整注视角度，检查患者助视器近视力，并记录结果。

5. 确认处方。

【注意事项】

1. 患眼若有≥3.00D的近视性屈光不正，可考虑不用阅读眼镜；患眼若有≥8.00D的近视性屈光不正，则需要采用适度近视阅读眼镜。

2. 患眼远用屈光处方中柱镜如果<2.00D，则在看近时可忽略；但柱镜如果≥2.00D，则必须在阅读眼镜的处方上适当加上柱镜。

3. 如果患者是高度近视或黄斑病变的患者，最好选择带有光源的立式放大镜，增加视场亮度。

【复习思考】

立式放大镜改善的是患者的近用阅读视力，如果要改善患者的书写和操作能力，应选择哪一类近用助视器？

（杨　必）

第八节　眼镜式放大镜的验配

【目的】

为低视力患者验配手持放大镜。

【操作前准备】

1. 操作环境　自然光环境。

2. 仪器及物品　不同焦度的眼镜式放大镜一套（图6-8）、低近视力表一只。

3. 适应人群　希望通过眼镜式放大镜改善其视近功能的低视力患者。

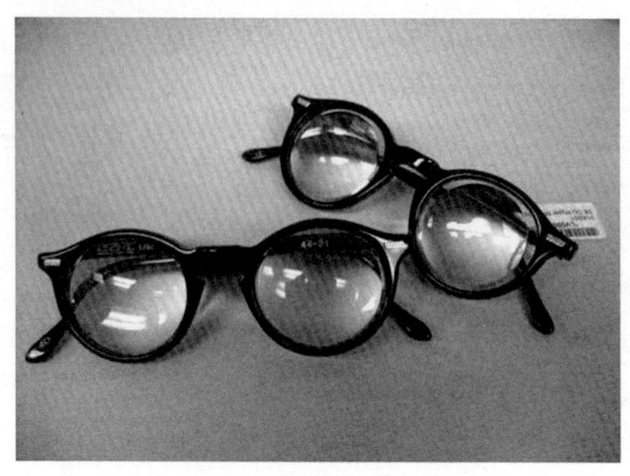

图 6-8　眼镜式放大镜

【操作程序】

1. 为低视力患者进行仔细的屈光检查和近视力测定。

2. 根据患者双眼中视力较好眼的残余近视力和目标近视力选择眼镜式放大镜的焦度和注视距离。

3. 根据患者的远用瞳距和注视距离计算患者的近光心距，适当附加棱镜以做集合补偿。

4. 采用试镜架置入以上检测参数，为患者配戴，并检查其单眼和双眼助视器近视力，记录结果。

5. 患眼远用屈光不正矫正处方中柱镜若<2. 00D，则看近时可考虑采用等效球镜替代。若柱镜≥2. 00D，则需要在试镜架上适当增加柱镜。

6. 如果患者一眼视力极差，如仅有光感，可能会干扰较好眼的近视力。在近用时可考虑遮盖视力较差眼，此时仍需考虑单眼近用光心距的调整。

7. 确认处方。

【注意事项】

通常残余低近视力≤0. 1 时不建议选用近用眼镜式放大镜，因为眼镜正焦度过大时，阅读距离会很近，患者使用不便，且易于疲劳。

【复习思考】

使用眼镜式放大镜看近时，为了补偿集合，为患者所加棱镜底的朝向如何放置？

（杨　必）

第九节　近用望远镜的验配

【目的】

为低视力患者验配近用望远镜。

【操作前准备】

1. 操作环境　自然光环境。

2. 仪器及物品　不同放大倍率的近用望远镜一套（图6-9）、低近视力表一只。

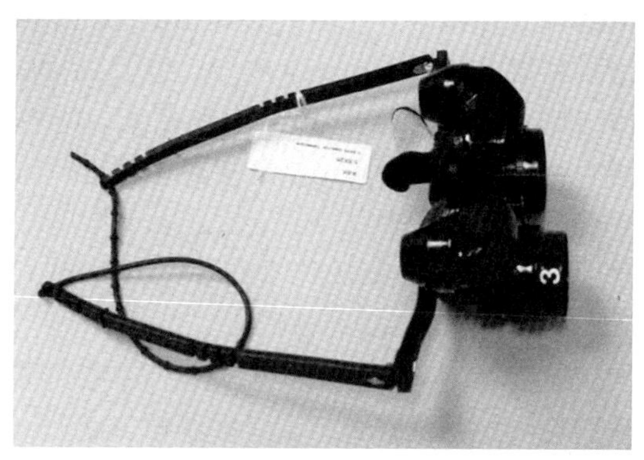

图6-9　近用望远镜

3. 适应人群　希望通过近用望远镜改善其视近功能的低视力患者。

【操作程序】

1. 为低视力患者进行仔细的屈光检查和近视力测定。

2. 根据患者双眼中视力较好眼的残余近视力和目标近视力选择近用望远镜的放大倍率。

3. 若患者残余近视力≥0.2，根据患者残余近视力选择近用望远镜的放大倍率，注视距离定为33cm，指导患者在此注视距离阅读近视力表。

4. 若患者残余近视力<0.2，统一选择3×的近用望远镜，根据残余近视力选择计算阅读帽的焦度，将适当焦度的阅读帽套接在近用望远镜上，指导患者在相应的注视距离观察近视力表。

5. 记录患者双眼助视器近视力。

6. 若患者具有双眼视力，则根据患者的瞳距适当调整近用望远镜的光心距，细微调整近用望远镜镜筒的内收角，便于患者在注视距离的焦面上能够双眼融像。

7. 患眼远用屈光不正矫正处方中柱镜若<2.00D，则看近时可考虑采用等效球镜替代。若柱镜≥2.00D，则需要在阅读帽上适当增加柱镜。

8. 如果患者一眼视力极差，如仅有光感，可能会干扰较好眼的近视力。在近用时可考虑拆除患侧望远镜镜筒，此时仍需调整健侧镜筒的内收角。

9. 签发订单。

【注意事项】

1. 近用望远镜常为非调焦光学结构，因此对注视距离要求较为精确，应尽量将注视目标置于阅读帽焦点上。

2. 由于近用望远镜有较长的工作距离，故而通常不用于阅读，而用于近距离的操作。

【复习思考】

如何计算近用望远镜的阅读帽焦度？

（杨　必）

第十节　电脑助视器的使用

【目的】

通过投影放大作用，帮助低视力患者看见远距离或近距离目标。

【操作前准备】

1. 操作环境　普通室内
2. 仪器及物品　电脑助视器、阅读材料、远注视目标
3. 适应人群　经济条件较好的低视力患者

【操作程序】

1. 连接电源插座。
2. 插上软件开发商提供的两个软件启动 U 盘，打开电脑。
3. 用于近用　双击电脑显示器桌面上的“电脑助视器（近用）”图标，打开软件。然后，将需要阅读的材料放置于近用摄像头下，在电脑显示器上即可看到放大后的阅读效果。根据需要，可自行调整阅读材料的位置和放大倍率。使用完后，点击右上方的关闭图标，可关闭该软件。
4. 用于远用　双击电脑显示器桌面上的“电脑助视器（远用）”图标，打开软件。将远用摄像头对准需要观察的远距离目标，在电脑显示器上即可看到放大后的目标效果。调整摄像头后方的“+、-”按钮，可放大和缩小图像。使用完后，双击图像，可缩小窗口，然后关闭该软件。
5. 使用完毕，点击电脑屏幕左下方的“开始”，选择关闭电脑。
6. 待关机完成后，拔掉电源插座。

【注意事项】

使用电脑助视器时，应先插上软件开发商提供的两个软件启动 U 盘后再打开电脑，使用完毕后要取下 U 盘，并妥善保

管，避免损坏U盘。

【复习思考】

电脑助视器的优缺点有哪些？

（董光静）

第十一节　偏盲的处理

【目的】

为偏盲的低视力患者验配助视器。

【操作前准备】

1. 操作环境　自然光环境。

2. 仪器及物品　不同棱镜度的膜状棱镜片数片、小型夹式平面反射镜（small clip-on mirror）数个。

3. 适应人群　视野存在偏盲的低视力患者。

【操作程序】

1. 采用膜状棱镜片处理偏盲

（1）为低视力患者检测双眼视野，确定偏盲范围。

（2）将膜状棱镜片贴在框架眼镜的后表面，棱镜底朝向偏盲的一侧；患眼向正前方注视时，视线与镜片的交点与棱镜的顶相隔2mm（以颞侧偏盲为例，棱镜的底应朝向颞侧；患眼注视正前方时，棱镜的顶位于视线与镜片交点的颞侧2mm处）。

（3）比较不同棱镜度的膜状棱镜片效果，选择既能满足患者视野需求、且视混淆最小的棱镜度数。

（4）签发订单。

（5）后期进行目标移位训练和视混淆训练，让患者能够适应配戴棱镜后的视觉效果。

2. 采用平面反射镜处理偏盲

（1）为低视力患者检测双眼视野，确定偏盲范围。

（2）将小型夹式平面反射镜固定在框架眼镜前表面，反射镜固定在偏盲的对侧（以颞侧偏盲为例，平面反射镜固定在鼻侧），且与镜面垂直。

（3）训练患者通过眼球运动，从平面反射镜中观察到盲区的目标。

（4）确认处方。

【注意事项】

1. 补偿视野缺损的装置中，膜状棱镜片优于普通棱镜片，因为后者在使用中会让患者更觉不便。

2. 不论是采用棱镜片还是平面反射镜扩大视野，患者在配戴初期均容易产生视混淆。因此，配戴后都需给患者进行常规的视混淆训练，以使患者能尽早适应配戴棱镜片或平面反射镜后的视觉效果。

【复习思考】

比较棱镜片和平面反射镜处理偏盲的优缺点。

（杨　必）

第七章 眼科特殊器械检查

第一节 电脑视野检查

【目的】

掌握电脑视野计的操作方法以及了解常见异常视野报告。

【操作前准备】

1. 操作环境 暗室。

2. 仪器及物品 电脑视野计，眼罩。

3. 适应人群 青光眼患者、视觉通路异常患者及其他各类可能影响视野的疾病患者。

【操作步骤】

1. 输入被检查者的姓名、性别、出生日期，选择适宜的检查程序。

2. 嘱检查者端坐于视野计前，下颌置于下颌托上，前额抵住额托架。

3. 用眼罩遮盖患者视力较差眼，一般先测视力较好眼，再测较差眼。

4. 检查开始时，嘱患者手握按钮，被测眼平视前方仪器中的注视点。

5. 告知患者一直注视前方注视点的同时，在其视野范围内看见或者感知到有亮点在闪，就按动手中的按钮，看见一次按一次，同时记录其视野地形图。

【结果分析】

1. 正常视野　见图 7-1。

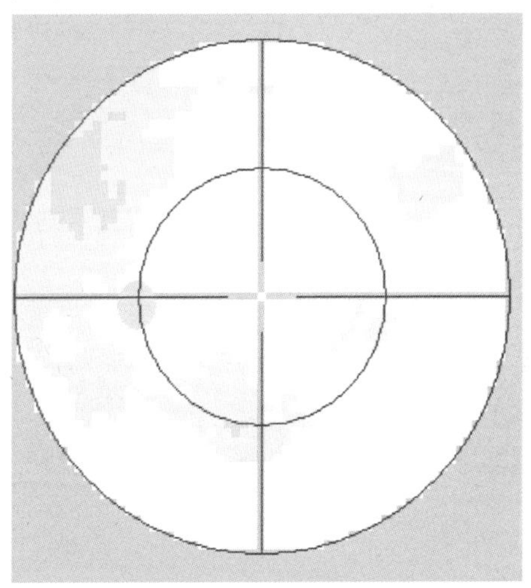

图 7-1　正常视野

2. 管状视野　见图 7-2。

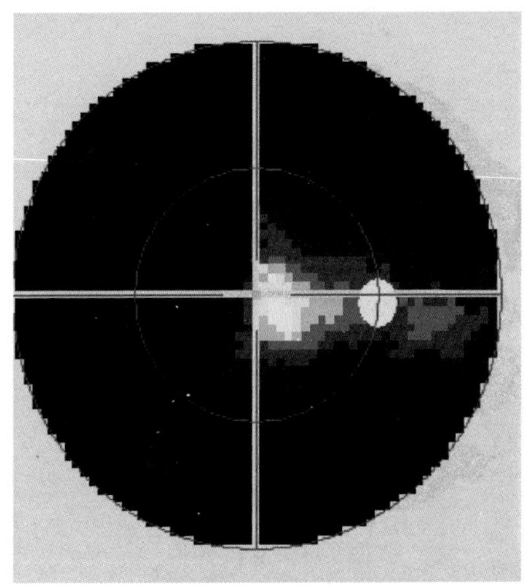

图 7-2　管状视野

3. 中心暗点　见图 7-3。

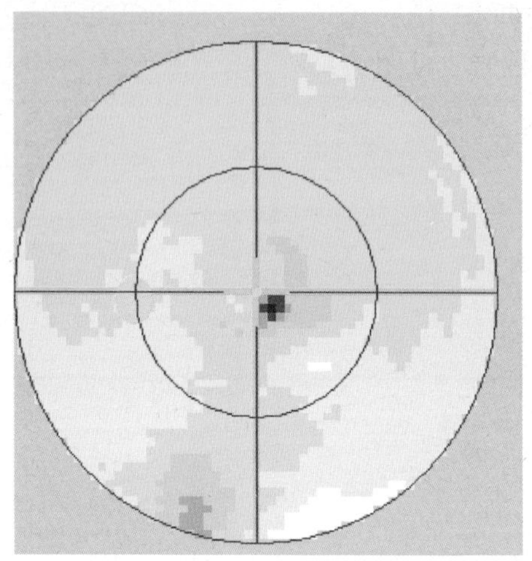

图 7-3　中心暗点

4. 颞侧偏盲　见图 7-4。

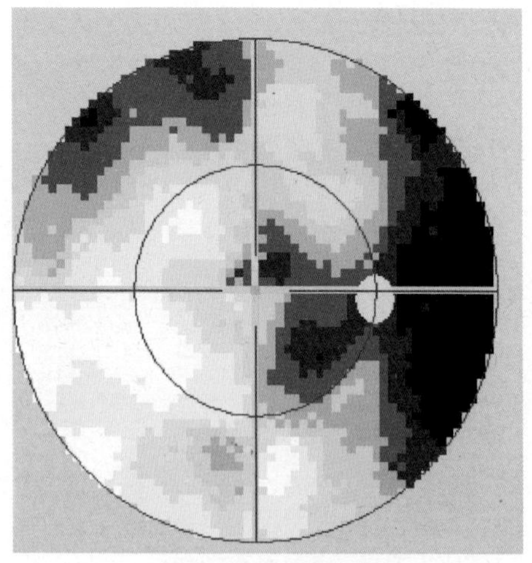

图 7-4　颞侧偏盲

5. 右上象限盲　见图 7-5。

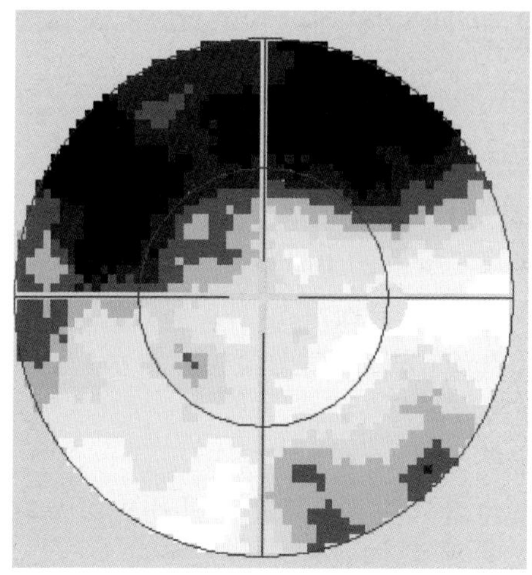

图 7-5　右上象限盲

【注意事项】

1. 检查要求患者进行最佳视力矫正。

2. 对于配合能力较差的患者，要多次告知检查步骤，确保较差结果的准确性。

3. 检查要求患者具有良好的固视能力，眼球震颤明显及最佳矫正视力低于 0. 1 的患者不宜进行电脑视野检查。

【复习思考】

1. 熟悉常见异常视野报告。

2. 不同年龄段视野光差灵敏度的变化。

3. 青光眼视野的典型主要表现。

（包　力）

第二节　眼部A型超声波检查

【目的】

用于测量眼部生物学参数。

【操作前准备】

1. 操作环境　安静的半暗室。

2. 仪器及物品　表面麻醉剂、棉签、A型超声检查仪、普拉格氏杯（Prager Shell）、无菌生理盐水、卫生卷纸、注射器、抗生素滴眼液、75%酒精。

3. 患者准备

（1）了解患者病史、手术史、外伤史以及有无麻药过敏史等。

（2）为被检查者讲解本次检查目的及过程，缓解被检查者的紧张情绪，使其能更好地配合检查。

（3）嘱其睁开双眼，给待检眼滴入表面麻醉剂。

（4）被检查者采取仰卧位或坐位（只用于直接测量）。

4. 仪器准备

（1）用酒精棉签为A超探头及眼杯消毒。

（2）把抽满生理盐水的注射器与眼杯连接（图7-6）。

（3）根据被检者眼部情况（有无晶体、人工晶体种类、玻璃体腔是否注入硅油）选择匹配的眼球状态。

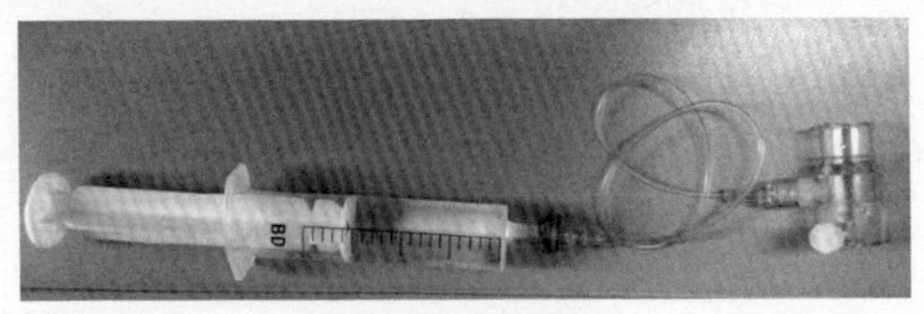

图7-6　连接眼杯

【操作步骤】

1. 直接测量法（图 7-7）

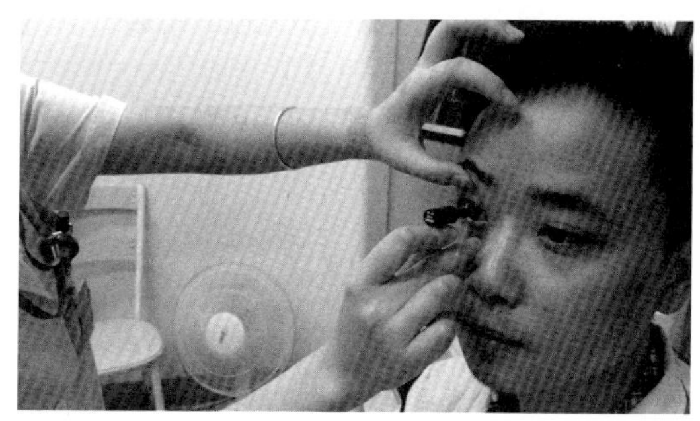

图 7-7　直接法 A 超测量

（1）在操作界面选择直接测量法。

（2）嘱患者未检测眼注视正前方，固定眼位。

（3）用 A 超探头尾部指向患者固视目标，前端轻微接触角膜中央。

（4）采集并保存高质量的图像。

（5）移除探头然后给患者滴入抗生素眼药水。

2. 间接测量法（图 7-8）

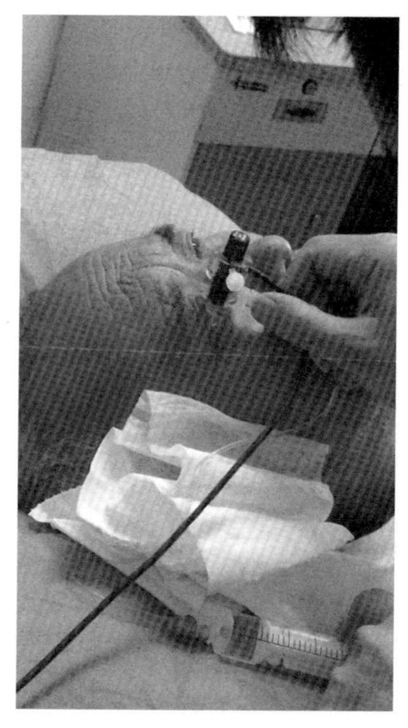

图 7-8　间接法 A 超测量

（1）选择匹配的眼球状态，设定组织灵敏度。

（2）选择间接测量法。

（3）嘱患者用卫生纸塞住外耳。

（4）探头置入眼杯内并锁定。

（5）在患者结膜囊内置入眼杯。

（6）眼杯内缓慢注入生理盐水直至浸没探头前端。

（7）嘱患者被检查眼注视探头红色小光点。

（8）采集典型及高质量的图像并保存。

（9）移除眼杯、给患者滴入抗生素眼药水。

（10）解开探头、眼杯和注射器。

【结果分析】

分析具体见图 7-9、图 7-10。

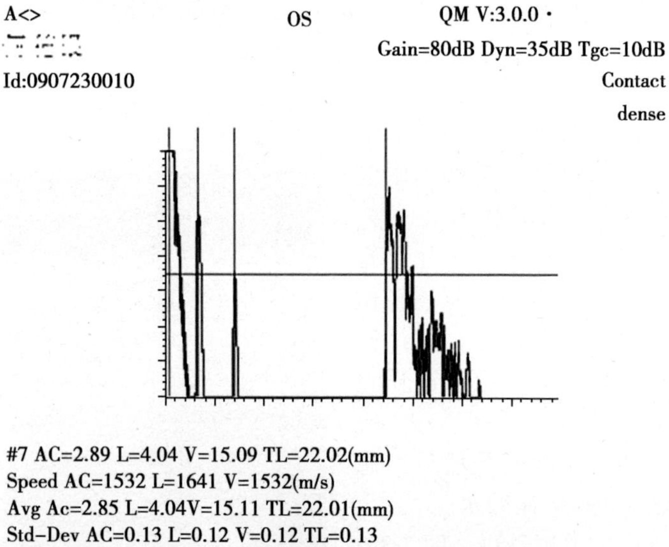

A<>　OS　QM V:3.0.0 ·
Gain=80dB Dyn=35dB Tgc=10dB
Id:0907230010
Contact
dense

#7 AC=2.89 L=4.04 V=15.09 TL=22.02(mm)
Speed AC=1532 L=1641 V=1532(m/s)
Avg Ac=2.85 L=4.04V=15.11 TL=22.01(mm)
Std-Dev AC=0.13 L=0.12 V=0.12 TL=0.13

图 7-9　A 型超声形图像（直接法）

从左往右是一个平段及三个波峰。平段开始为角膜前表面波，平段结束为角膜后表面波，两者距离为角膜厚度；其后的三个波峰分别为角膜波、晶体前囊波、晶体后囊波和视网膜波。它们的间距分别是前房深度、晶体厚度、玻璃体腔长度，长度总和为眼轴长度

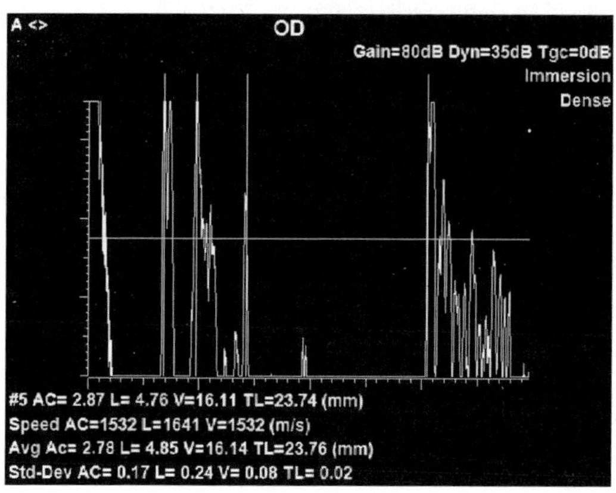

图 7-10　A 型超声形图像（间接法）

【正常参考值】

眼轴长度：23~24mm

前房深度：2~3mm

晶体厚度：3.5~5.0mm

玻璃体腔长度：16~17mm

【注意事项】

1. 超声生物测量尽力使测量声束与视轴重叠。

2. 检查时动作轻柔，减轻对眼球的压迫减少测量误差。

3. 眼轴短或过长以及双眼轴长相差>0.5mm 请重复测量再次确认。

4. 被检查者仰卧位时，检查者握持探头的手依靠患者脸颊或额头。

【复习思考】

1. 通过 A 超图像如何判断声束是否与视网膜垂直？

2. 前房深度是否包含角膜厚度？

3. 当对眼球压力过大时测量的误差来源是什么？

4. 视网膜脱离时 A 超测量的误差来源是什么？

5. 何为高质量的 A 超图像？

（唐雪林）

第三节　眼部 B 型超声波检查

【目的】

用于眼部及部分眼眶疾病的影像检查及诊断。

【操作前准备】

1. 操作环境　安静的相对暗室。

2. 仪器及物品　眼科专用 B 型超声检查仪、超声耦合剂、卫生卷纸。

3. 人员准备

（1）了解被检查病史，确定本次检查重点。

（2）为被检查者讲解本次检查目的及过程，缓解其紧张情绪。

（3）被检查者坐位或仰卧位。

4. 仪器的准备

（1）录入被检查者基本信息。

（2）确认超声探头标记点位置，其标示出了探头扫秒平面及屏幕上扫描图像的方位（标记点对应屏幕正上方）。

（3）用超声耦合剂涂于探头前端。

【操作步骤】

1. 扫描方法（图 7-11～图 7-13）

（1）轴向扫描：被检查者注视正前方，探头声束从角膜指向视盘，旋转探头检查后极部的不同方位。

（2）横向扫描：探头扫描平面平行于角膜缘，与扫描平面垂直地滑动探头，检查对侧眼底。

（3）纵向扫描：探头扫描平面垂直于角膜缘且探头标志指向角膜中心，在扫描平面滑动探头，检查对侧眼底。

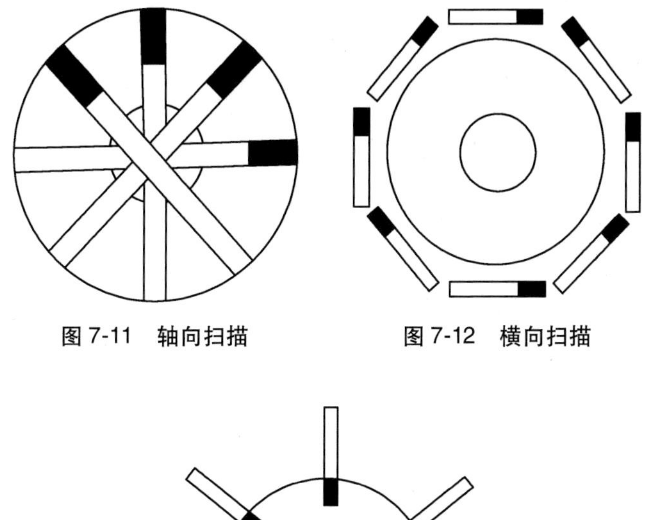

图 7-11　轴向扫描

图 7-12　横向扫描

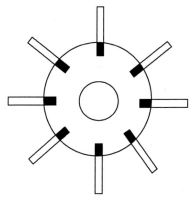

图 7-13　纵向扫描

2. 检查过程

（1）横向扫描筛查赤道部及周边部病变。

1）白色记点向上。

2）将探头置于右侧角膜缘处，探头前方延长线指向眼球左侧。

3）从角巩膜缘向穹窿部滑动探头，依次获取左侧赤道部和周边部的影像。

4）用相同的方法依次检查左下、下侧、右下、右侧、右上、上方、左上。

（2）如果发现问题用纵向扫描再次检查赤道部和周边部病变。

1）嘱被检查者眼睛转向病变方位，探头置于对侧角膜缘并使探头前段延长线指向病变方位。

2）探头标记点转向病变方位。

3）在扫描平面内滑动探头。

4）此时扫描过程会使病变图像趋于屏幕中央。

5）采集典型的图像（排除易混淆的照片）。

（3）轴位扫描检查后极部（图 7-12）。

1）嘱被检查者眼睛注视前方。

2）使探头置于眼睑中央。

3）旋转探头检查后极部。

4）扫描使图像位于屏幕中央。

5）采集典型图像。

（4）嘱被检查者擦拭眼睑的耦合剂。

（5）擦拭探头耦合剂。

【结果分析】

眼部组织回声的描述见表 7-1、图 7-14～图 7-21。

表 7-1　眼部组织回声的描述

回声位置	回声分布	回声形状	回声强弱	回声的形态特征描述
前部	均匀分布	点状	高水平回声	彗尾征
赤道部	不均匀分布	絮状	或强回声	对吻征或花瓣征
后部	密集	斑片状	中等回声	挖空征
	稀疏	团块状	低水平回声	脉络膜凹陷征
	散在	条带状	无回声	T 形征
		条索状		

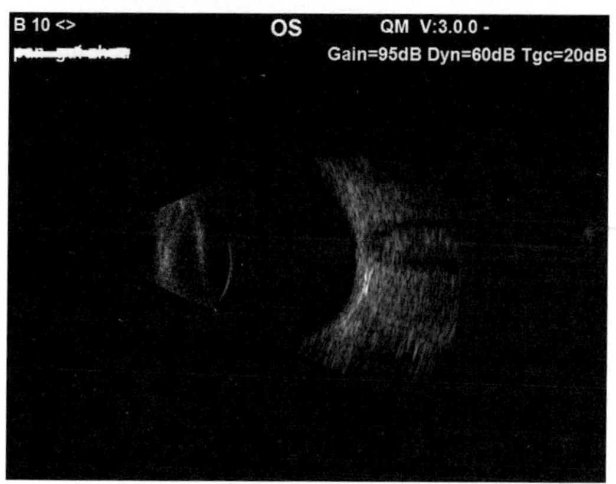

图 7-14　正常 B 超图像

正常晶体表现为无回声区，前后囊表现为弧形强回声，玻璃体腔表现为无回声区球壁三层贴附紧密正常情况下超声不能显示，视神经表现为无回声区，球后脂肪表现为等强回声

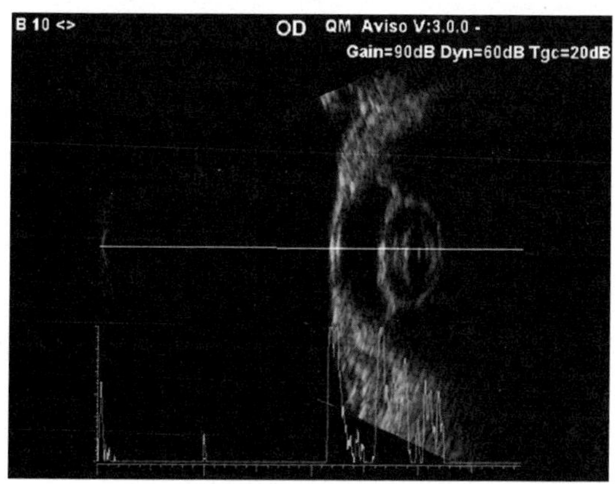

图 7-15　白内障

双眼晶体前后囊呈弧形强回声，晶体髓质区可见点状或团状强回声

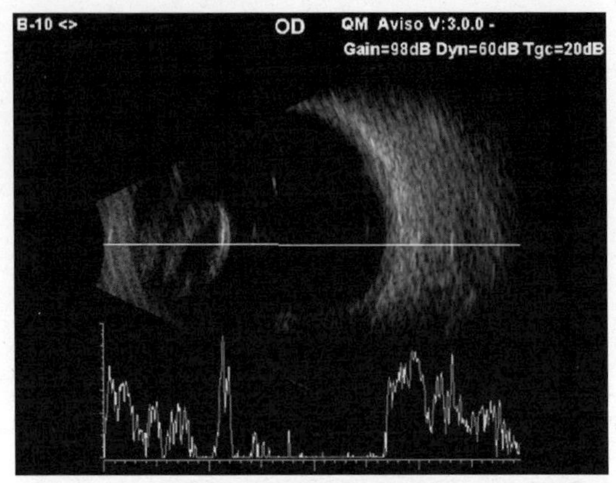

图 7-16　晶体脱位

异常位置查见晶体回声

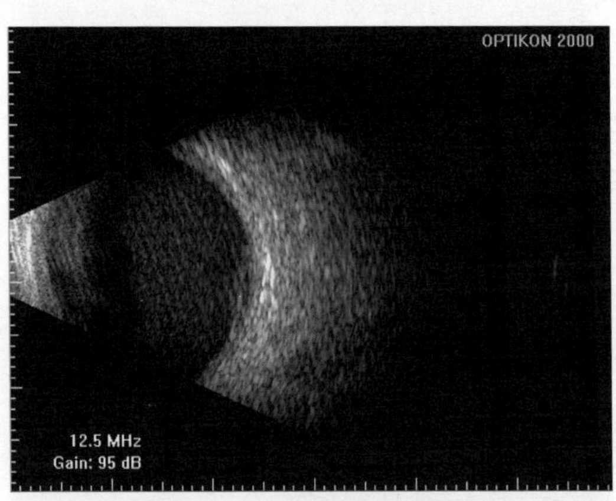

图 7-17　玻璃体新鲜积血

玻璃体腔点状等弱回声

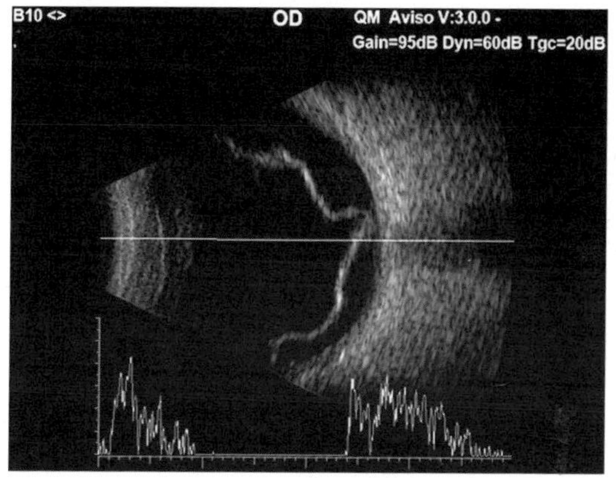

图 7-18 视网膜脱离

带状等强回声，凹面向玻璃体腔，与视盘相粘连

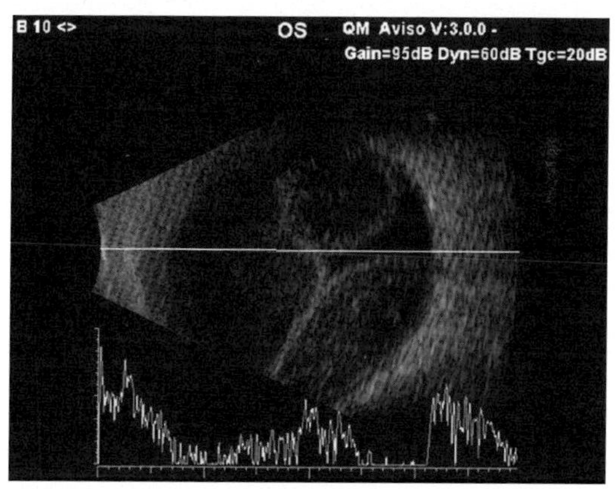

图 7-19 脉络膜脱离

多位于赤道部，宽带状等强回声，凸面向内侧

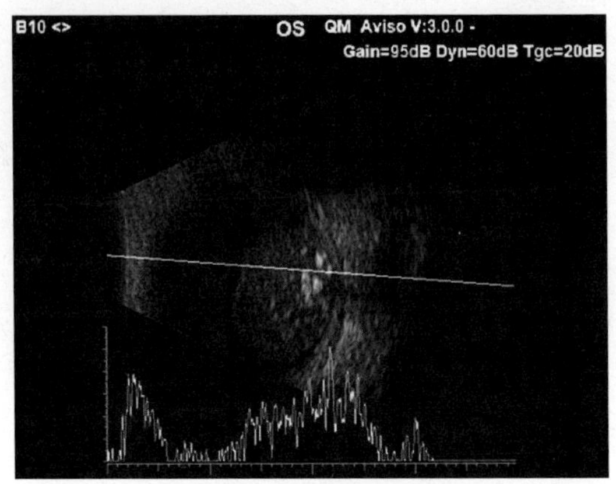

图 7-20 视网膜膜细胞瘤

瘤体内可见钙化斑是其重要特点

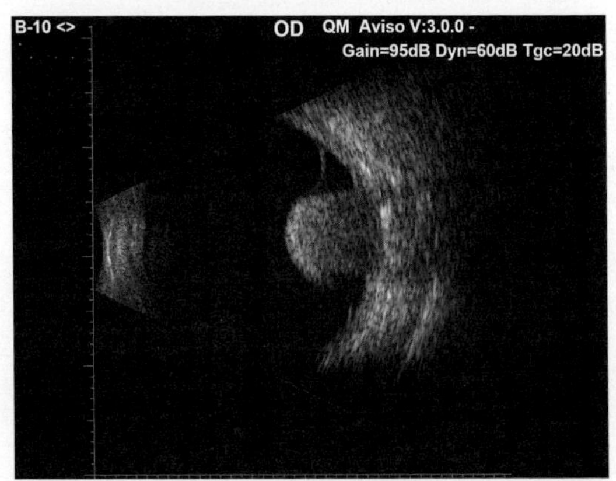

图 7-21 脉络膜黑色素瘤

半圆形或蘑菇状肿块，边界清楚。其特点是瘤体回声从前向后逐渐减弱，甚至出现无回声区，即“挖空征”；眼球壁较周围回声低称“脉络膜凹陷征”

【注意事项】

1. 超声手柄的摆动方式。

2. 检查过程中检查者须形成立体的眼部结构印象。

3. 被检查者在闭眼转动眼睛困难或转动量不够时，可嘱被检查者睁开眼睛注视固定目标。

【复习思考】

1. 如何鉴别视网膜脱离与脉络膜脱离？

2. 脉络膜凹陷征与挖空征的形成原因是什么？

3. Kiss 征出现的原因是什么？

4. 本次阐释的检查方法非常繁琐，临床工作本不需如此；那么上文如此阐述的目的是什么，临床工作当中又该如何简化呢？

（唐雪林）

第四节　同视机检查

一、双眼视觉功能检查

【目的】

使用同视机检查正常双眼视三级视功能，包括同时知觉、融合范围、立体视范围。

【操作前准备】

1. 操作环境　安静明室。

2. 适用人群　能配合检查的对象。

【操作步骤】

1. 调整工作台与同视机高度、调整同视机瞳距、将同视机各数据置于零位。

2. 被检查者配戴远屈光矫正眼镜。

3. 打开光源、将同时画片插入两侧卡槽中（如狗和笼子）

（图 7-22）。

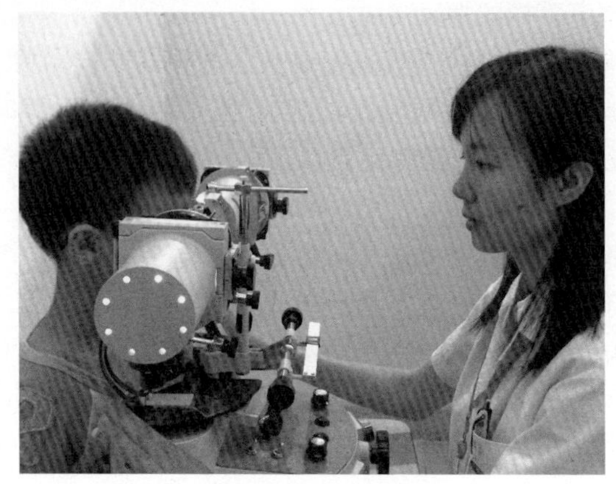

图 7-22　同视机检查

4. 告知被检查者推动同视机一侧操作杆，将狗关入笼子中。

5. 记录下两画片重合时箭头所指度数，则为被检查者的主觉斜视角的度数。箭头在 0°内侧时用（+）符号，表示内（隐）斜视，外侧时则用（-）符号，表示外（隐）斜视。

6. 将同视机置于被检查者的主觉斜视角位置，插入融合功能画片（如花和蝶）。

7. 若被检查者能看到一完整融合的图片（例如一朵花与两只蝴蝶），则被检查者存在正常融合功能。

8. 检查者操作两侧手柄，双手推移镜筒逐渐向发散侧移动，若能看到画面为 2 个，则回到原位置后又找出双眼单视被破坏位置的点。

9. 反复检查开始点和最大分界点，此时用的符号为外侧“—”。

10. 向内转动把手找出辐辏侧融合点，此时用的符号为向内侧“+”。发散融合点与辐辏融合点的差值即为水平融合范围。

11. 再将同视机置于被检查者的主觉斜视角位置，插入立体视觉画片（如三箭画片）。

12. 若是被检查者能够正确感受画片上内容的远近，则判断远立体视正常。

13. 检查者操作两侧手柄，双手推移镜筒逐渐向开散侧移动，直至被检查者报告不能判断画片内容的远近或画片内容破裂，则回到原位置后又找出立体视觉被破坏位置的开始点。

14. 反复检查开始点和最大分界点，此时用的符号为外侧“—”。

15. 向内转动把手找出辐辏侧融合点，此时用的符号为向内侧“+”。发散侧立体视点与辐辏侧立体视点的差值即为立体视范围。

【结果记录】

结果记录示例如下：

同时知觉：+3°

融合功能：−6°~+20°

立体视觉：−5°~+18°

【注意事项】

1. 检查同时视时需测量至少3次，若同一检查画片的3次检查结果差别较大，则应注意患者是否存在正常同时视，结果是否可靠。

2. 若主觉斜视角与他觉斜视角差别>5°，则考虑存在异常视网膜对应。

3. 双眼视三级视功能的检查为同视机使用最广泛的检查，当患者存在三级视功能异常时，可使用同视机其他图片进行检查。

4. 患者的头位需平放直立，双目平视前方，头无后仰或下颌无内收。

【正常参考值】

融合功能的辐辏平均为15°~20°，分开平均为4°~6°。

【复习思考】

测量融合功能与立体视觉的初始度数为多少？

二、他觉斜视角测量

【目的】

使用同视机对缺乏正常同时视的患者测量他觉斜视角。

【操作前准备】

1. 操作环境　安静明室。

2. 仪器及物品　同视机、同时知觉画片。

3. 适用人群　能配合检查的无正常同时视的患者。

【操作步骤】

1. 调整工作台与同视机高度、调整同视机瞳距、将同视机各数据置于零位。

2. 被检查者配戴远屈光矫正眼镜。

3. 打开光源、将同时画片插入两侧卡槽中（如狗和笼子）。

4. 在注视眼侧插入狗，斜视眼侧插入笼子。

5. 令患者注意其中一个画片，检查者推动另一臂，至角膜反射恰居于斜眼角膜中心。

6. 交替地点亮及熄灭两镜筒的照明装置，观察眼球有无恢复注视位之运动。

7. 稍移动画片位置至两眼完全不动时的角度即为患者的他觉斜视角。

8. 把左右的画片对换插入后用同样的方法检查，即为另一眼注视时的斜视度。

9. 如果两眼分别注视时的斜视度相差5°以上，则为非共同性斜视。

10. 在0°内侧时则用（+）符号，表示内（隐）斜视，外侧时用（-）符号，表示外（隐）斜视。

【结果记录】

结果记录示例：

客观斜视角：-20°；提示患者存在外斜，度数为20°。

【注意事项】

1. 结果记录时需注意区分注视眼，在结果上注明是左眼注视（LEF）还是右眼注视（REF）。

2. 若他觉斜视角在左眼注视与右眼注视时斜视度相差5°以上，则为非共同性斜视。

3. 患者的头位需平放直立，双目平视前方，头无后仰或下颌无内收。

【复习思考】

当存在大γ角影响时，测量他觉斜视角时应注意什么问题？

三、垂直斜视角的检查

【目的】

使用同视机对具有垂直斜视的患者记录下其垂直斜视的度数。

【操作前准备】

1. 操作环境　安静明室。

2. 仪器及物品　同视机、同时知觉画片。

3. 适用人群　垂直斜视患者。

【操作步骤】

1. 调整工作台与同视机高度、调整同视机瞳距、将同视机各数据置于零位。

2. 被检查者配戴远屈光矫正眼镜。

3. 使用同时知觉画片，一开始应用最小的图案。如用狗和笼子画片，在注视眼侧插入狗，斜视眼侧插入笼子。

4. 水平推动同视机手臂，至两画面在水平方向重合，患者报告画片有垂直差异。

5. 患者报告其中一个物像较另一个物像高，则证明对侧眼有上斜（图 7-23）。

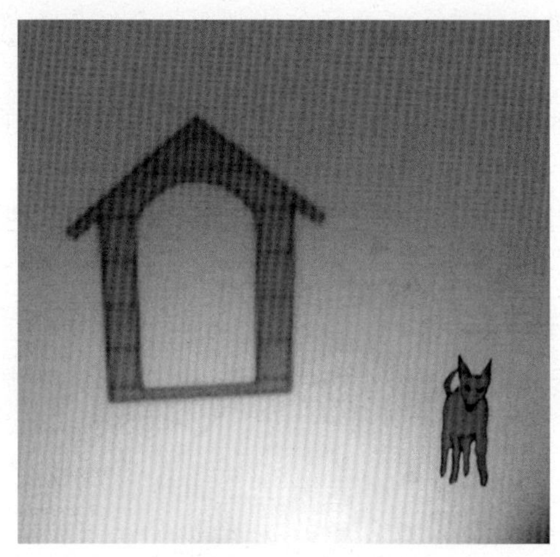

图 7-23 同视机画片

6. 检查者可旋转镜筒上控制画片高度的旋钮，使一画片上升或下降直到患者报告两者居于同一水平线上。

7. 从镜筒上旋钮面板的刻度读出角度即为垂直斜视度（图 7-24）。

8. 有垂直斜视时，应记录为 R/LXΔ（右眼比左眼高 XΔ）或 L/RXΔ。

【注意事项】

患者的头位需平放直立，双目平视前方，头无后仰、下颌无内收。

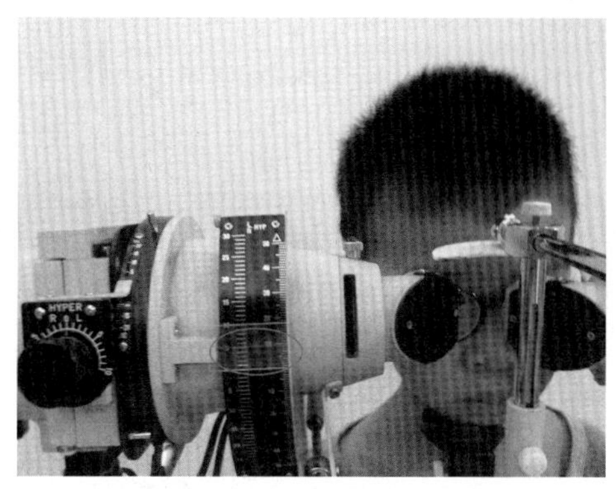

图 7-24　同视机垂直刻度

【复习思考】

当患者存在 DVD 时，测量垂直斜视角需注意什么问题？

四、旋转斜视角的检查

【目的】

使用同视机对具有旋转斜视的患者记录下其旋转斜视的眼别与度数。

【操作前准备】

1. 操作环境　安静明室。
2. 仪器及物品　同视机、旋转画片。
3. 适用人群　旋转斜视患者。

【操作步骤】

1. 调整工作台与同视机高度、调整同视机瞳距、将同视机各数据置于零位。
2. 被检查者配戴远屈光矫正眼镜。
3. 使用同时知觉画片，一开始应用最小的图案。如用狗和笼子画片，在注视眼侧插入狗，斜视眼侧插入笼子。
4. 水平推动同视机手臂，至两画面在水平方向重合。
5. 在垂直方向旋转画片高度，直至患者报告垂直方向重合。

6. 当患者主觉某一侧图片的画面有倾斜时，即存在旋转斜视（图 7-25）。

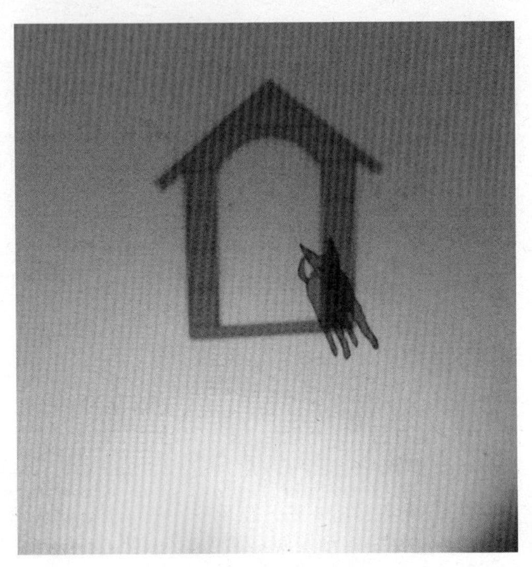

图 7-25　旋转画片

7. 将同时画片取出，使用旋转画片。

8. 调节旋转旋钮直到患者报告两侧图片保持平行，这时旋转旋钮的刻度即为患者的旋转斜视度（图 7-26）。

9. 旋转斜视时记录为外旋 ExcXΔ 或内旋 1ncXΔ。

【注意事项】

患者的头位需平放直立，双目平视前方，头无后仰、下颌无内收。

五、九方位斜视角的测量

【目的】

使用同视机检查九方位他觉斜视角。

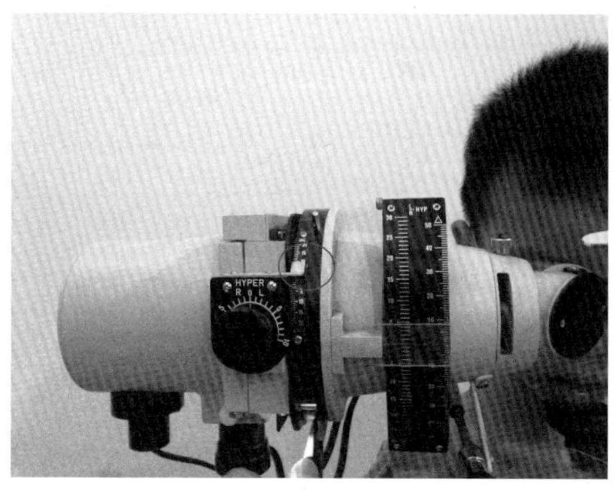

图 7-26　同视机旋转刻度

【操作前准备】

1. 操作环境　安静明室。

2. 仪器及物品　同视机、同时知觉画片。

3. 适用人群　能配合检查的患者。

【操作步骤】

1. 调整工作台与同视机高度、调整同视机瞳距、将同视机各数据置于零位。

2. 被检查者配戴远屈光矫正眼镜。

3. 使用同时知觉画片，一开始应用最小的图案。如用狗和笼子画片，在注视眼侧插入狗，斜视眼侧插入笼子。

4. 九方位测量时除镜筒的位置摆放，其余同他觉斜视角。

5. 分别将同视机双侧镜筒放在正前方、往左偏移 15°、往右偏移 15°、往上转 25°、往下转 25°、往左 15°往上 15°、往左 15°往下 15°、往右 15°往上 15°、往右 15°往下 15°。

6. 按照九方位记录下结果。

【结果记录】

按照以下九方位，分别将在九个方位上测量出的斜视角值记录下。

左上方（视左15°、上15°）	上方（上25°）	右上方（视右15°、上15°）
左方（视左15°）	正前方（0°）	右方（视右15°）
左下方（视左15°、下15°）	下方（下25°）	右下方（视右15°、下15°）

【复习思考】

1. 当患者存在A外斜时，九方位的测量结果会表现出一个什么样的趋势？

2. 当患者出现V内斜时，九方位的测量结果会表现出一个什么样的趋势？

六、γ角的检查

【目的】

使用同视机检查γ角。

【操作前准备】

1. 操作环境　安静明室。

2. 仪器及物品　同视机、γ角画片。

3. 适用人群　能配合检查的患者。

【操作步骤】

1. 在被检眼侧插入检查γ角画片，让被检者注视γ角检查画片中心。把另一侧的灯全部关闭。

2. 角膜反射光点若在瞳孔中心的鼻侧，可判定γ角为正值，如果是在瞳孔中心的颞侧，可判定γ角为负值。

3. 让患者按从逐渐增大的顺序注视画片上的数字，使角膜反射光点达到角膜中心点。

4. 记录下此时患者所注视的数值即为患者受检眼的γ角值。

【注意事项】

1. 在检查眼位时，若患者一眼为旁中心注视，各眼角膜映光点在角膜中心时的镜筒角度就是客观斜视度。此外，如果中心注视的患者能注视图形中心时，但角膜映光点在瞳孔中央以外时，则考虑 γ 角异常问题。

2. γ 角正常值范围为+3°~+5°。

3. 患者的头位需平放直立，双目平视前方，头无后仰或下颌无内收。

【正常参考值】

γ 角的正常值范围为+3°~+5°。

【复习与思考】

大阳性 γ 角对内斜患者与外斜患者的角膜映光点检查结果的影响分别是什么？

七、视网膜对应点的检查

【目的】

使用同视机判断被检查者是否属于正常视网膜对应。

【操作前准备】

1. 操作环境　安静明室。

2. 仪器及物品　同视机、后像画片。

3. 适用人群　能配合检查的患者。

【操作步骤】

1. 使用后像画片，先后放置在两侧镜片室中，一侧使画片中的横条水平放置，另一侧使横条垂直放置。

2. 移开树脂板，打开较亮的光源。

3. 患者两眼先后注视画片中横条的中间方块 1~2 分钟，以使两眼产生后像。

4. 让患者注视暗室中的白色墙壁，并报告所见到的后像。

5. 若十字交叉，表示正常视网膜对应。

6. 若十字交叉，但一线中间或部分缺失，表示正常视网膜对应，有抑制。

7. 若仅见一线，表示另一眼有抑制。

8. 若两线不在中间交叉，表示异常视网膜对应。

【结果记录示例】

正常视网膜对应（图 7-27）。

正常视网膜对应，有抑制（图 7-28）。

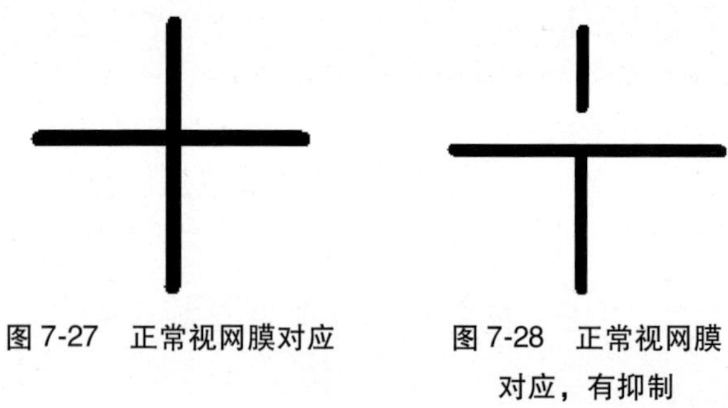

图 7-27　正常视网膜对应

图 7-28　正常视网膜对应，有抑制

一眼有抑制，仅看见其中一条线（图 7-29）。

图 7-29　单眼抑制

【注意事项】

患者的头位需平放直立，双目平视前方，头无后仰、下颌无内收。

八、脱抑制治疗

【目的】

使用同视机对存在单眼抑制的患者进行脱抑制治疗，帮助建立正常双眼视。

【操作前准备】

1. 操作环境　安静明室。

2. 仪器及物品　同视机、后像画片。

3. 适用人群　能配合治疗的单眼抑制患者。

【操作步骤】

1. 插入后像画片，打开同视机的强光光源。

2. 嘱患者观察所形成的后像。

3. 令患者连续注视后像之变化，从垂直与水平两线不联系，到能形成一个完整的十字形。

4. 在能保持完整的十字形以前，不插入其他画片。

5. 在后像已能保持完整的十字形以后，可先插入同时知觉画片中之一张，如狗，使重合于十字中心。

6. 如能很稳定的重合，再把笼子画片插入另一眼前，使狗与笼子重合。

7. 如已能重合，可换用融合画片，并作异向及同向融合训练。

【注意事项】

患者的头位需平放直立，双目平视前方，头无后仰或下颌无内收。

【复习思考】

哪些患者适用于脱抑制治疗？

九、异常视网膜对应的治疗

【目的】

使用同视机纠正异常视网膜对应，建立正常的视网膜对应，以进一步训练正常双眼单视。

【操作前准备】

1. 操作环境　安静明室。

2. 仪器及物品　同视机、同时知觉画片、融合功能画片。

3. 适用人群　能配合治疗的异常视网膜对应患者。

【操作步骤】

1. 黄斑刺激法

（1）将较大、容易分辨并有垂直或中心对照点的融合画片，放置在患者他觉斜视角处。

（2）有抑制的斜眼或相对抑制较重的眼所注视的一侧镜筒保持不动，但用画片夹下拨动棍推动画片上下跳动，从而消除抑制。

（3）治疗者掌握另一镜筒，在注视眼黄斑处前后移动选用不同的画片刺激双眼黄斑处前后移动。

（4）开始非注视眼之像，离注视眼图像很远，但可能两者逐渐接近以达到最后重合。

（5）减缓推动镜筒的速度，直到不动，能有一瞬间在他觉斜视角处两像重合。

（6）最后使两像能在他觉斜视角处较长时间地重合。

2. 两眼视网膜动力刺激法

（1）两张具有垂直或中心对照点的融合画片，放在客观斜视角处。

（2）把两个镜筒锁起来，由治疗者向两侧推动，使两眼视网膜黄斑部和邻近黄斑的对应点同时受刺激。

（3）镜筒的移动速度由快逐渐减慢，直到患者主觉当镜筒不动时，能产生两像重合。

3. 交替法

（1）可用融合画片或同时知觉画片，但必须选用图像小的画片。

（2）将两镜筒先摆在比测定他觉斜视角稍近 0°处。

（3）令患者集中精力交替用两眼注视镜筒内画片。

（4）然后再改变为注视他觉斜视角处之画片。

（5）合作患者可直接从他觉斜视角处开始训练亦可。

4. 闪烁法

（1）用黄斑中心凹型最小图形的融合画片，放在他觉斜视角处。

（2）利用同视机内自动控制之间歇照明器（用手掌握亦可），使两镜筒内灯光交替点灭。点灭速度由快至慢。

（3）最后两眼灯光一齐开亮，双眼同时看，能在他觉斜视角处使两像重合。

5. 捕捉法

（1）将笼子与犬的图片置于同视机中。

（2）治疗者掌握有犬画片之镜筒，患者掌握有笼子画片之镜筒。

（3）嘱患者将犬关进笼子中。

（4）患者将犬推入笼子后，医生将镜筒向左方或右方移动几度，患者也应作相同的动作推镜筒，使犬再入笼内。

（5）稍停片刻以便患者看清狗，但勿迁延过久，以免重新出现抑制。

（6）重复（3）~（5）步。

6. 融合异常的治疗

（1）在两侧镜筒中放置融合画片，镜筒置于患者主观斜视角处，或0位附近。

（2）此时患者应能融合两侧画片。

（3）保持两侧画片重合同时分别推移镜筒向集合和发散方向，直到两侧画片分离。

（4）重复步骤（1）~（3）。

（5）反复训练直到融合范围达到正常。

【注意事项】

黄斑刺激法适于中幼儿童及分析能力不强的患者。其缺点是对黄斑的刺激是短暂的，刺激面不大，是一个客观方法，不易引起兴趣且训练结果只凭患者反映，不好判断是否准确地重合了两画片。

两眼视网膜动力刺激法应当用较小画片，以免在异常角<10°时，大的物像同时刺激正常黄斑与异常视网膜区域。此训练法适用于中央有抑制区的企图正常或企图异常视网膜对应都。抑制区大的，两镜筒运动的范围也应加大。

此法不适于斜视角小，有异常融合力的情况。斜视角多变的情况以及有垂直斜位妨碍两眼黄斑同用的情况也不适用。在训练时，患者应精神集中，保证两眼始终注视前方，不要随镜筒一齐转动。

【复习思考】

黄斑刺激法与两眼视网膜动力刺激法适用对象是什么？

（唐昂藏　刘陇黔）

第五节　Hess 屏检查

【目的】

用于斜视的分析和诊断。

【操作前准备】

1 操作环境　安静暗室。

2. 仪器及物品　Hess 屏、红绿笔灯、红绿色镜、记录纸。

3. 适应人群　麻痹性斜视患者。

【操作步骤】

1. 患者坐在距屏幕 0. 5m 处，头放在颌托上，调整颌托使两眼与屏幕中心点等高对齐。

2. 患者戴上红绿色镜，患者手持绿笔灯，视光师持红笔灯。

3. 先将绿色镜片置于患者右眼前，此时患者的右眼为测试眼；再转换红绿镜，将绿色镜片置于患者左眼前，此时患者的左眼为测试眼。

4. 视光师将手中的红色光点分别置于屏幕上 15°径线上的 9 个点，嘱患者用自己手中的绿色光点依次重合红点，用记录纸将结果相应的记录下来。

5. 左右眼的结果分别记录下来，并将记录下的 9 个点连成“田”字。

【结果分析】

1. 结果分析原则

（1）两张检查图，图形面积较小的即表明当时戴绿镜片的眼为患眼。

（2）任一图形中较原来标志向内收缩部分，表明该肌肉功能不足，向外扩张部分表明某肌肉功能过强，斜视度可由图形与原标志的距离求得，1 格 5°。

2. 结果示例见图 7-30。

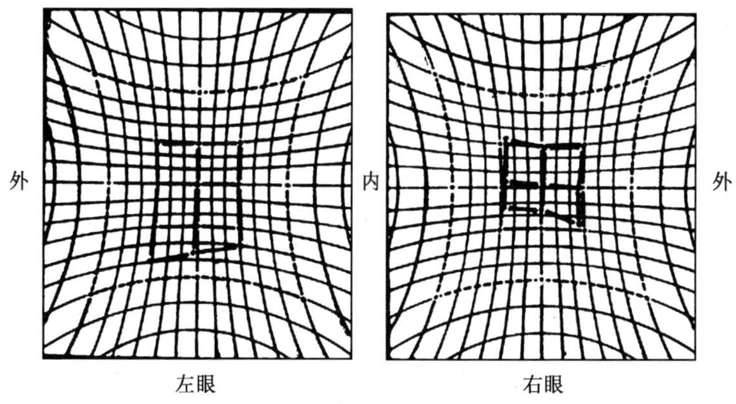

图 7-30　右上斜肌麻痹

【注意事项】

患者的双眼与屏幕中心点等高对齐，在检查的整个过程中，患者的头部是处于固定不动的状态，如患者在注视的过程中改变了头位，则会影响检查结果。

【复习思考】

请根据肌肉的作用方向，绘制左眼内直肌麻痹的检查图像。

（唐昂藏　刘陇黔）

第六节　眼电生理检查

【目的】

进行视觉诱发电位（VEP）、视网膜电流图（ERG）及眼电图（EOG）检测。

【操作前准备】

1. 操作环境　眼电生理室（暗室）。

2. 仪器及物品　视觉电生理诊断仪（包含 CRT 图形刺激器、Ganzfeld 刺激器、放大器、电源箱及电脑主机），皮肤电极，DTL 电极，角膜接触镜电极，消毒棉签，胶布，电极清洁膏，导电膏，眼罩等。

3. 适应人群　视觉通路传导异常的患者；视网膜疾病患者。

【操作步骤】

1. 图形视觉诱发电位（P-VEP）

（1）电脑主机上输入患者的姓名、性别、出生日期等信息。

（2）嘱患者正坐于距离 CRT 图形刺激器 1m 处，用电极清洁膏清洁电极放置的相应部位。地极放置于耳后，负极放置于前额正中，正极放置于枕骨粗隆上 1～2cm 的位置。用胶布及头带将三个电极固定。

（3）用眼罩遮住患者视力较差眼，嘱其双眼平视前方注视刺激器上的红色注视点。然后点击 Start，开始检测。

（4）先测视力较好眼，再测另一眼。每只眼依次选定 P-VEP 1.0deg 和 P-VEP 15 分钟两种频率进行检测。

2. 闪光视觉诱发电位（F-VEP）

（1）电脑主机上输入患者的姓名、性别、出生日期等信息。

（2）嘱患者正坐于 Ganzfeld 刺激器前，用电极清洁膏清洁电极放置的相应部位。地极放置于耳后，负极放置于前额正中，正极放置于枕骨粗隆上 1～2cm 的位置。用胶布及头带将三个电极固定。

（3）用完全遮光眼罩遮住患者视力较差眼，嘱其双眼睁开。

（4）嘱患者将头放置于刺激器内的下颌托上，然后点击 Start，开始检测。先测视力较好眼，再测另一眼。每只眼都选定 F-VEP 2HZ 进行检测。

3. 图形视网膜电流图（P-ERG）

（1）电脑主机上输入患者的姓名、性别、出生日期等信息。

（2）嘱患者正坐于距离 CRT 图形刺激器 1m 处，用电极清洁膏清洁电极放置的相应部位。1 通道负极置于右眼外眦处，2 通道负极置于左眼外眦处，地极置于前额正中，用胶布固定。

（3）将 DTL 电极放置于双眼眼睑内，用胶布固定电极内端，电极外端用红色皮肤电极固定，并分别连接至放大器的正极上。

（4）嘱其双眼平视前方注视刺激器上的红色注视点。然后点击 Start，开始检测。依次选定 PERG1 0.48 分钟，PERG2 0.48 分钟进行检测。

4. 全视野视网膜电流图（F-ERG）

（1）检测前先散瞳，嘱患者闭眼在暗环境中适应 30 分钟。

（2）电脑主机上输入患者的姓名、性别、出生日期等信息。

（3）嘱患者正坐于 Ganzfeld 刺激器前，用电极清洁膏清洁电极放置的相应部位。1 通道负极置于右眼外眦处，2 通道负极置于左眼外眦处，地极置于前额正中，用胶布固定。

（4）在患者双眼睑内各滴入一滴表面麻醉剂，在角膜接触镜电极内表面滴一滴甲基纤维素，嘱患者双眼睁开平视前方。

（5）将角膜接触镜电极放置于双眼角膜前表面。注意 1 通道右眼，2 通道左眼。

（6）嘱其双眼平视前方注视刺激器上的红色注视点。然后点击 Start，开始检测。依次选定 Rod-Response-15Db、Standard Combined ERG 0Db、Osz Potentails 0dB 进行检测，再明适应 10 分钟，依次选定 Cone-Response 0Db，30Hz Flicker 0dB 进行检测。

5. 多焦视网膜电流图（mfERG）　操作方法同全视野视网膜电流图

6. 眼电图（EOG）

（1）电脑主机上输入患者的姓名、性别、出生日期等信息。

（2）嘱患者正坐于 Ganzfeld 刺激器前，用电极清洁膏清洁电极放置的相应部位。将作用电极及参考电极分别固定于患者的双眼内、外眦皮肤处，地极置于前额正中。

（3）嘱患者跟随刺激器中的指示灯左右转动，记录患者的波峰电位与波谷电位的比值。

【注意事项】

1. 图形视觉诱发电位（P-VEP）

（1）必须单眼检查，一眼检测时另一眼用眼罩遮住。

（2）不能散瞳。

（3）若患者有屈光不正，要在屈光矫正下进行检测。

（4）测量时间较长时，要考虑患者视疲劳对检测结果的影响。

2. 闪光视觉诱发电位（F-VEP）

（1）必须单眼检查，一眼检测时另一眼用完全遮光眼罩严密遮住。

（2）散瞳及屈光矫正不影响。

（3）测量时间较长时，要考虑患者视疲劳对检测结果的影响。

3. 视网膜电流图

（1）F-ERG进行前必须进行30分钟以上暗适应，若检查前患者刚做了荧光血管造影或眼底检查，则至少暗适应1个小时。

（2）F-ERG及mfERG检查要求充分散大瞳孔。

4. 眼电图　眼电图检测所需时间较长，患者配合度要求高，应在检测前与患者进行良好的沟通。

【复习思考】

1. 怎样通过视觉诱发电位检查或视网膜电流图检查来判断患者的病变范围？

2. 眼电图的应用范围是什么？

【典型案例】

1. 正常人的P-VEP见图7-31。

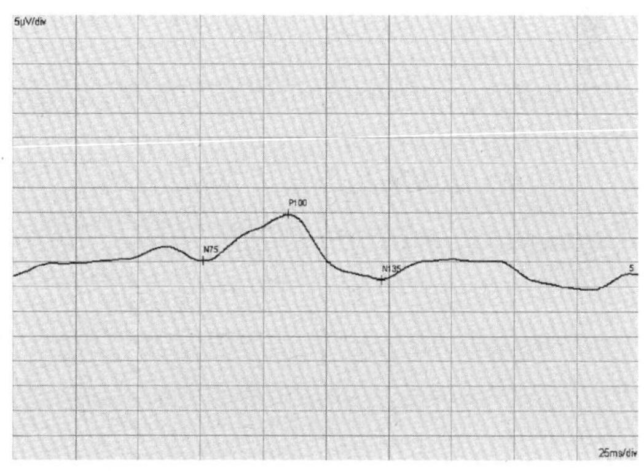

图7-31　正常P-VEP

2. 正常人的 F-VEP 见图 7-32。

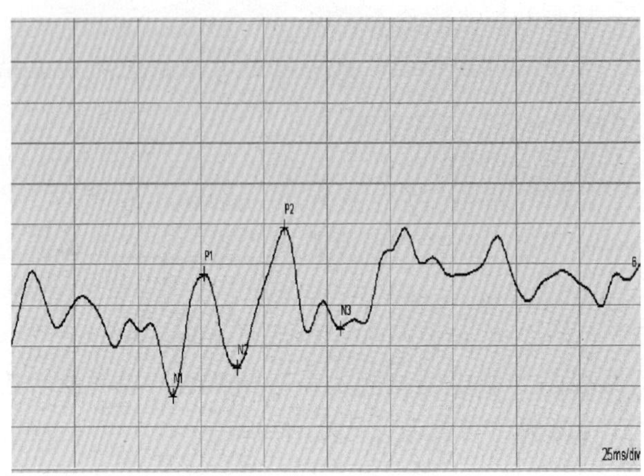

图 7-32　正常 F-VEP

3. 正常人的 F-ERG 见图 7-33。

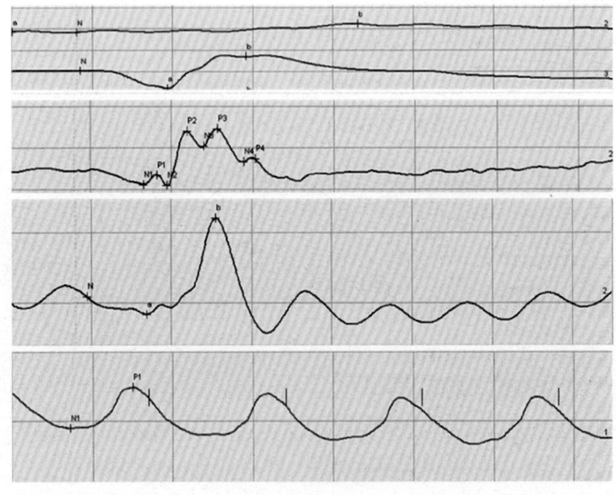

图 7-33　正常 F-ERG

4. 正常人的 EOG 见图 7-34。

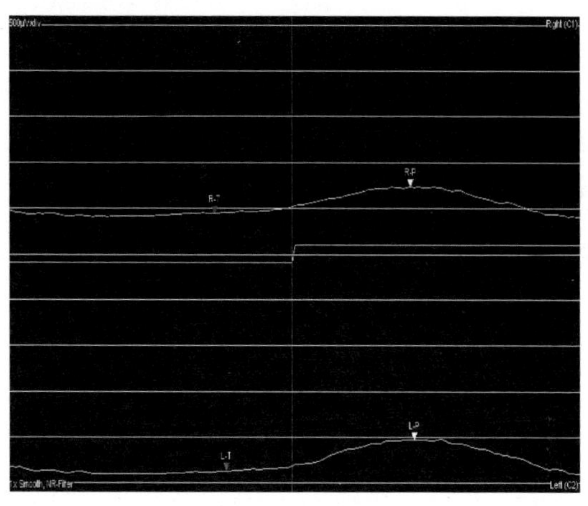

图 7-34　正常 EOG

5. 视神经炎患者的 P-VEP　可见 P-VEP P100 波潜伏时延迟，振幅降低（图 7-35）。

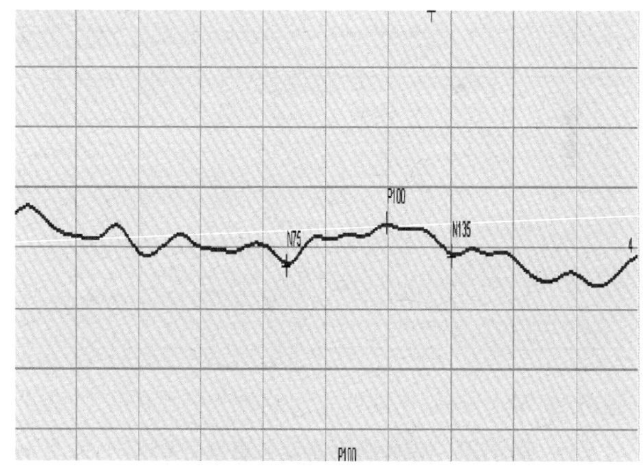

图 7-35　视神经炎患者的 P-VEP

6. 视神经萎缩患者的 F-VEP　可见 F-VEP P1、P2 波振幅明显降低，潜伏时延迟（图 7-36）。

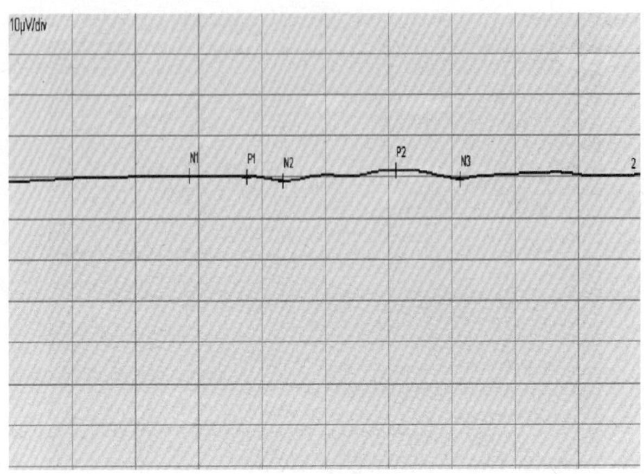

图 7-36　视神经萎缩患者的 F-VEP

7. 视网膜色素变性患者的 F-ERG　可见 F-ERG 各反应振幅明显降低（图 7-37）。

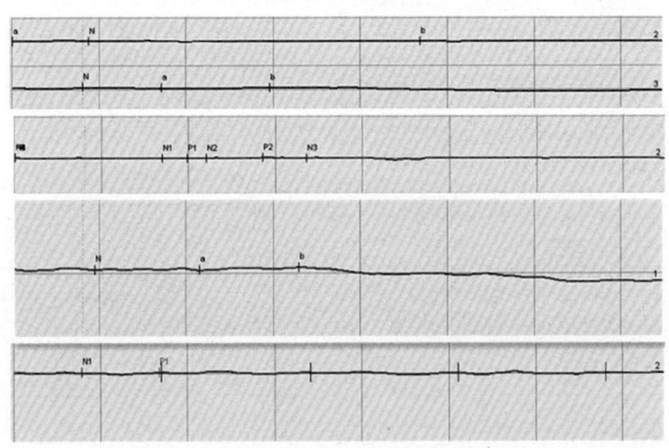

图 7-37　视网膜色素变性患者 F-ERG

8. 卵黄状黄斑变性患者的 EOG　可见双眼 EOG 波形平淡，Arden 比值降低（图 7-38）。

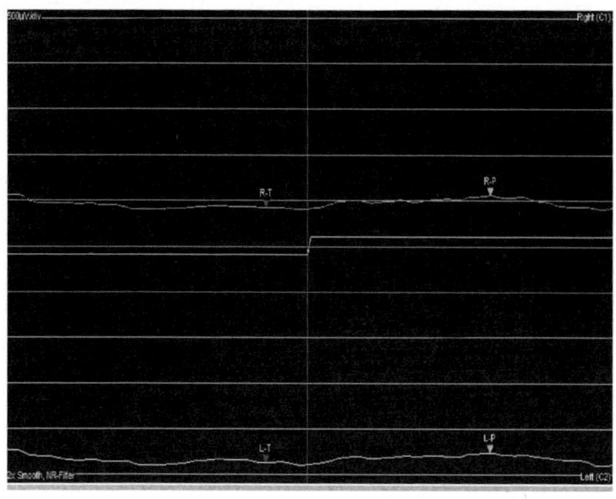

图 7-38　卵黄状黄斑变性患者 EOG

（王晓悦）

第七节　眼部照相

一、外眼照相

【目的】

通过影像记录外眼异常或疾病，以便保存和观察变化。

【操作前准备】

1. 操作环境　自然光线检查室。

2. 仪器及物品　照相机。

3. 适应人群　眼睑整形、睑外翻、上睑下垂、斜视矫正等手术前后及其他眼外部特殊病变，需要作治疗前后疗效比较的患者。

【操作步骤】

1. 输入患者的资料，嘱患者正坐于检查者前。

2. 打开照相机开关，嘱患者面对照相机的镜头。

3. 通过照相机的目镜观察患者病眼的部位，调节焦距使眼部清晰成像于照相机目镜，有需要可以改变患者的眼位采集眼部病变的部位。

4. 采集照片，打印照片，并在电脑登记本上分类登记，以便查找。

【注意事项】

1. 拍照时注意将焦距对准病变部位。

2. 一般情况下，同时照双眼好作比较。

3. 每次拍照完毕时记住关闭照相机。

二、眼球前节裂隙灯照相

【目标】

通过影像记录眼表和眼前节异常或疾病，以便保存和观察变化。

【操作前准备】

1. 操作环境　暗室。

2. 仪器及物品　眼前节分析系统。

3. 适应人群　各类眼前节疾病的患者。

【操作步骤】

1. 把裂隙灯调焦棒安装到裂隙灯上。

2. 打开裂隙灯电源开关和闪光灯的电源开关，通过观察调焦棒调节观察目镜的瞳距，屈光补偿与操作者的瞳距和屈光度相同，然后卸下调焦棒。

3. 电脑中输入患者的资料，嘱患者正坐于仪器前，嘱其将下颌放于下颌托内，前额抵住前额托，调节下颌托的高度到眼位标识处，根据检查者的需要调节裂隙灯光源的亮度，裂隙宽度以及放大倍率。

4. 控制操作杆对准患者需要检查的眼睛，然后操纵操作杆让裂隙灯的裂隙光聚焦到需要检查的部位，此时检查者在目镜里面就可以看到需要检查部位的图像，然后轻轻按下裂隙灯底座处的拍摄按钮就可以拍下刚才所看到的图像。

【典型案例】

1. 正常眼前节见图 7-39。

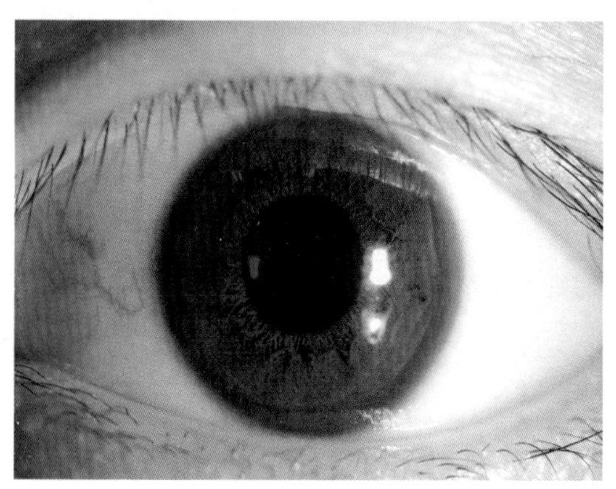

图 7-39　正常眼前节

2. 角膜溃疡见图 7-40。

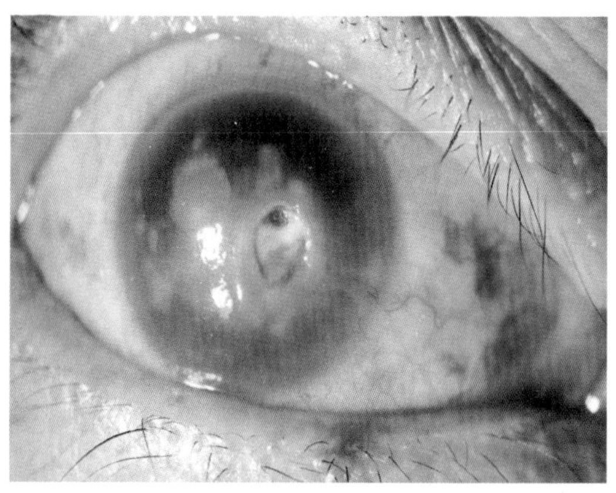

图 7-40　角膜溃疡

3. 角膜移植术后见图 7-41。

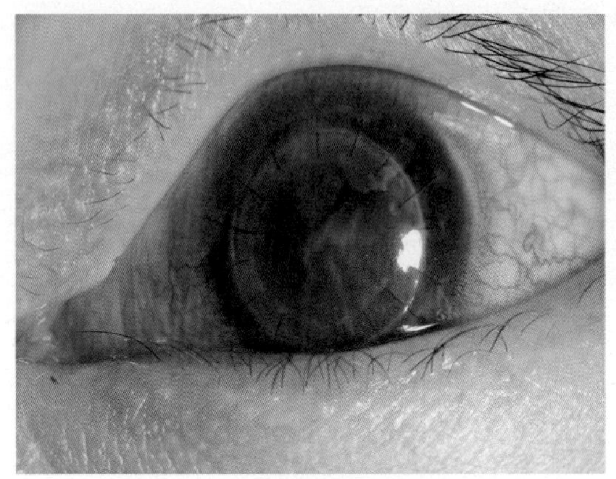

图 7-41 角膜移植术后

4. 皮质瘤见图 7-42。

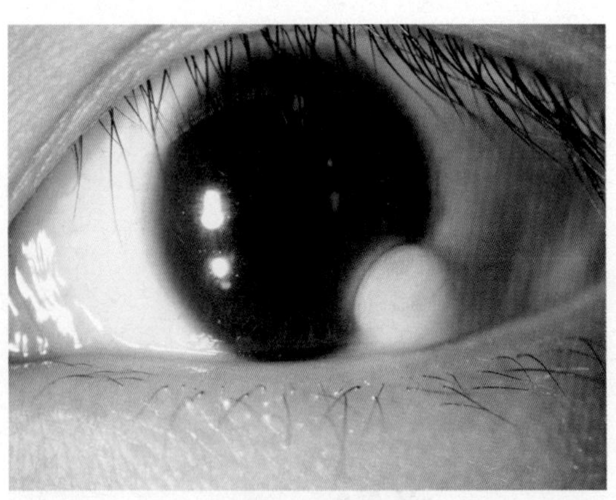

图 7-42 皮质瘤

5. 翼状胬肉见图 7-43。

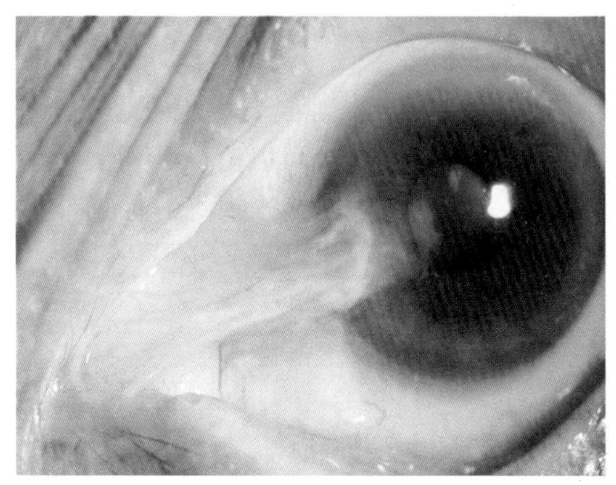

图 7-43　翼状胬肉

【注意事项】

1. 拍照时注意将焦距对准病变部位。
2. 注意患者的眼别。
3. 每次拍照完毕时要进行消毒。

三、眼底照相

【目的】

通过影像记录眼底异常或疾病，以便保存和观察其变化。

【操作前准备】

1. 操作环境　暗室，患者照相前应充分散大瞳孔。
2. 仪器及物品　眼底照相机。
3. 适应人群　各类眼底疾病的患者。

【操作步骤】

1. 电脑中输入患者的资料，嘱患者正坐于仪器前，嘱其将下颌放于下颌托内，前额抵住前额托，调节下颌托的高度使眼位到标识处。

2. 打开眼底照相机电源开关，嘱患者盯住固视灯，控制操作杆对准患者需要检查的眼睛，然后操纵操作杆使照相机的光源聚焦于瞳孔上，此时检查者在目镜里面就可以看见眼底的图像，调整屈光补偿按钮使目镜中观察的患者眼底像清晰，然后轻轻按下操纵杆处的拍摄按钮就可以拍下刚才所看到的图像。

3. 采集图片，可以通过变换固视灯的位置采集眼底不同位置的病变部位。

【注意事项】

1. 拍照时注意将焦距对准病变部位。

2. 注意患者的眼别。

3. 每次拍照完毕时要进行消毒。

（包　力）

第八节　眼底荧光造影

【目的】

检查视网膜及脉络膜病变。

【操作前准备】

1. 操作环境　低照明检查室。

2. 仪器及物品　造影仪，复方托吡卡胺滴眼液，10%浓度荧光素钠注射液 5ml，一次性 5ml 注射器，压脉带，医用棉签。

3. 人员准备

（1）询问患者药物过敏史，肝肾功能情况，是否患有哮喘，是否怀孕。

（2）请患者阅读血管造影知情同意书，在确定无禁忌证后，请患者签署同意书。

（3）嘱患者用复方托吡卡胺滴眼液滴眼 40 分钟，充分散大瞳孔。

【操作步骤】

1. 用一次性注射器抽取荧光素钠 5ml 备用。再用 5ml 注射器抽取 3～4ml 生理盐水，将其注入抽空的荧光素钠瓶内，配成稀释液抽出待用。

2. 翻阅患者的病例，确定主照眼。固定患者头部，请患者盯住镜头内的指示光标，调节屈光度。

3. 以黄斑为中心拍摄一张眼底彩照（图 7-44），照片鼻侧应该包含完整视盘图像。以同样方法拍摄另一眼照片。以 RF 模式拍摄无赤光图像（图 7-45）。以 AF 模式拍摄自发荧光（图 7-46）。

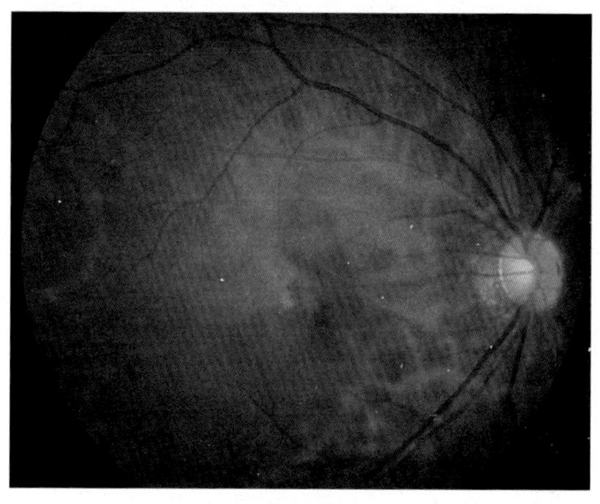

图 7-44　眼底彩照

4. 用压脉带绑紧患者肘部上方，从肘静脉穿刺，见回血确定穿刺成功。

5. 推入稀释液作为预实验，观察 10 分钟患者有无不良反应。若没有不良反应，更换为检查用药液。

6. 再次固定患者头部，将镜头对准主照眼，以黄斑为中心，快推注射器（5 秒左右推完），在推药的同时开始计时，计时的同时拍摄一张照片，推药结束后拍摄一张照片，两次之间的间隔为推药时间。

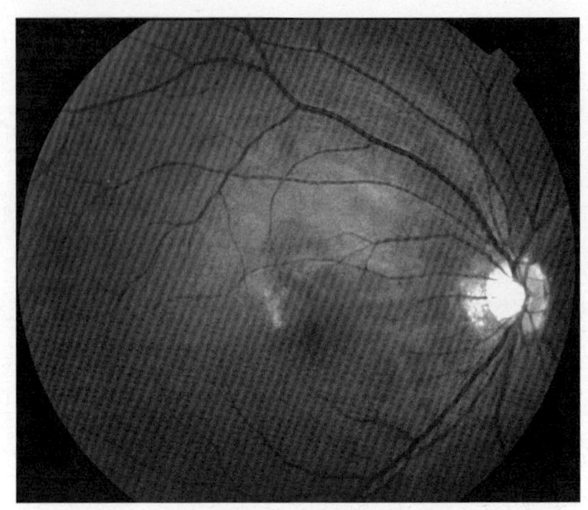

图 7-45　无赤光

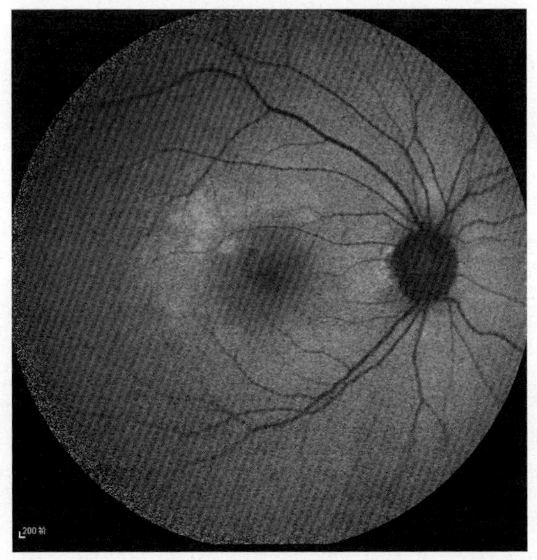

图 7-46　自发荧光

7. 10 秒开始，每隔 1～2 秒拍摄一次，抓拍动脉显影时间，此为动脉期（图 7-47）。此后静脉开始显示层流，此为动静脉期（图 7-48）。20~30 秒后，静脉完全充盈，此为高峰期（图 7-49）。

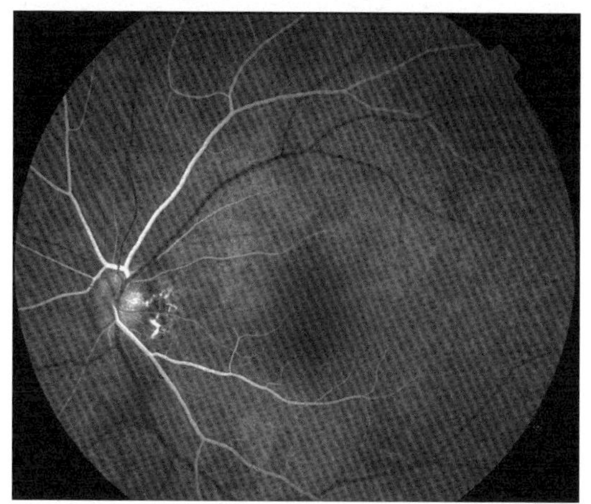

图 7-47　动脉期

13 秒动脉已充盈，静脉还未显影，背景荧光为脉络显影

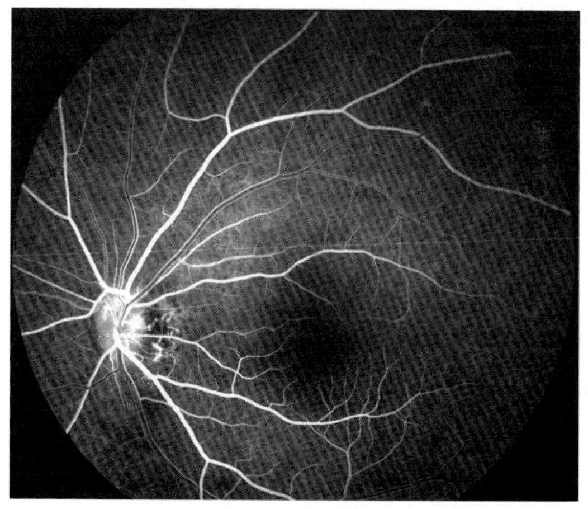

图 7-48　动静脉期

16 秒，动脉明亮，静脉壁开始显影出现层流

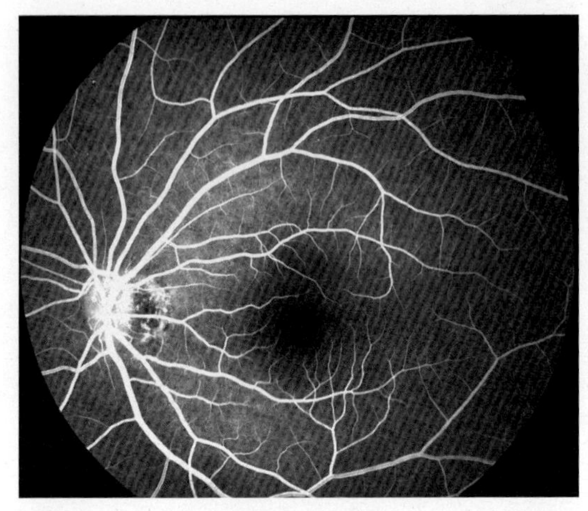

图 7-49 高峰期

20 秒，静脉完全充盈

8. 将镜头对准另一眼，以黄斑为中心拍摄一张。

9. 再将镜头对准主照眼，以黄斑为中心拍摄一张。此后嘱患者转动眼球（或者转动照相机）以鼻侧，鼻上方，正上方，颞上方，颞侧，颞下方，正下方，鼻下方，依次拍摄 8 张图片。当病变部位出现在特定部位时，优先以此部位进行拍摄。

10. 以 9 的方法拍摄另一眼，嘱患者休息。

11. 5 分钟以 9 的方法再次拍摄双眼。此为晚期（图 7-50）。

12. 10 分钟再次以 9 方法拍摄双眼，此时荧光素已接近排空。最后以黄斑为中心分别拍摄两眼。造影结束（图 7-51）。

【典型病例】

1. 中心性浆液性脉络膜视网膜病变（CSC）见图 7-52、图 7-53）。

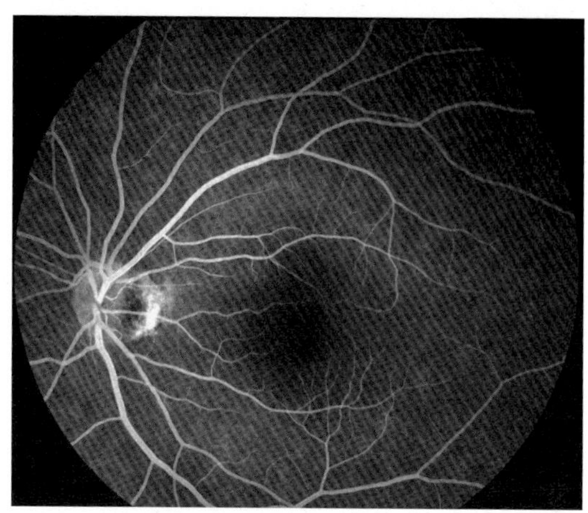

图 7-50　晚期

5 分钟，荧光减弱，静脉较动脉明亮，晚期

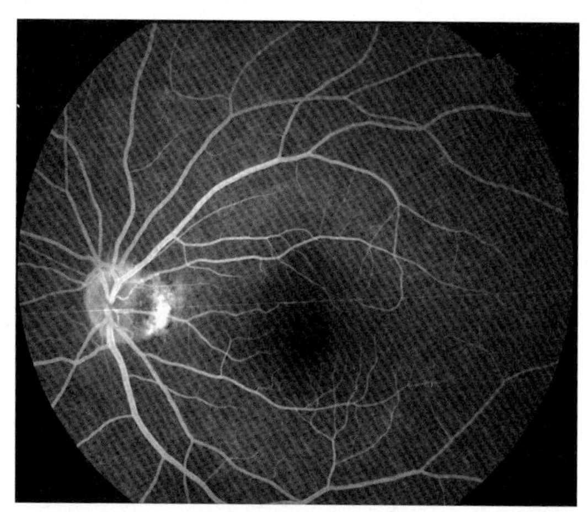

图 7-51　造影结束

10 分钟，荧光进一步减弱。

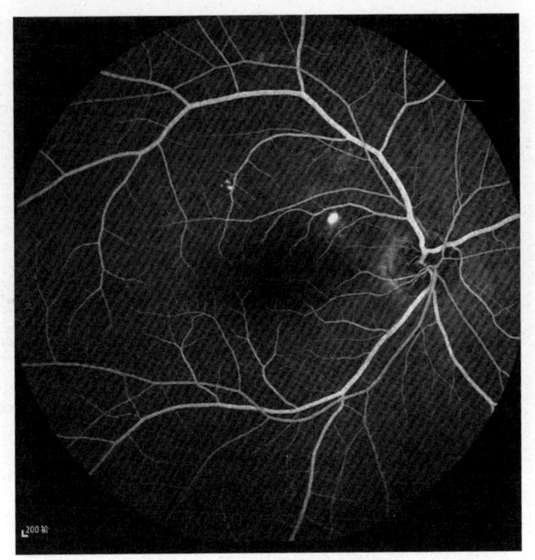

图 7-52 CSC 造影早期

静脉充盈完毕，黄斑鼻上方出现点状强荧光

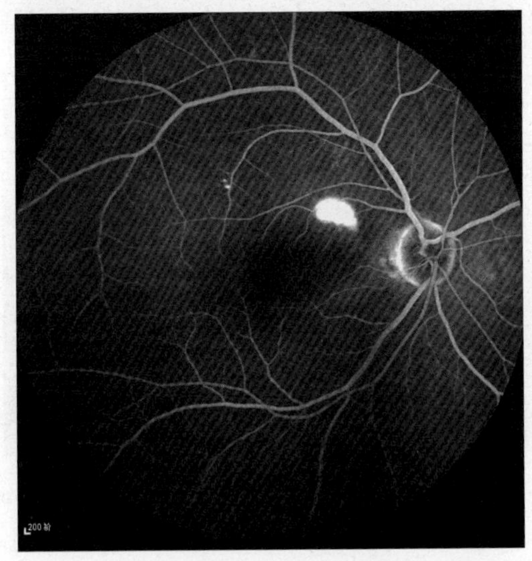

图 7-53 CSC 造影晚期

荧光素逐渐积存，显影范围增大

2. 分支静脉阻塞（BRVO）见图 7-54、图 7-55。

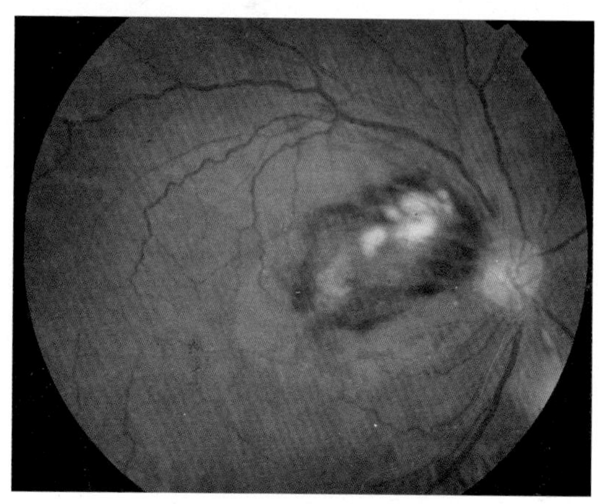

图 7-54　BRVO 眼底彩照

可见鲜红片状浅层出血，并见白色软性渗出

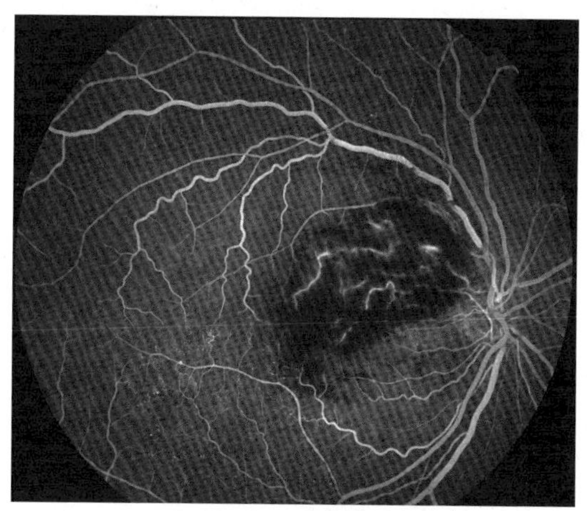

图 7-55　BRVO 造影高峰期

出血遮蔽背景荧光，出血处可见迂曲的血管，周围静脉末端同样迂曲

3. 糖尿病视网膜病变（DR）见图 7-56、图 7-57。

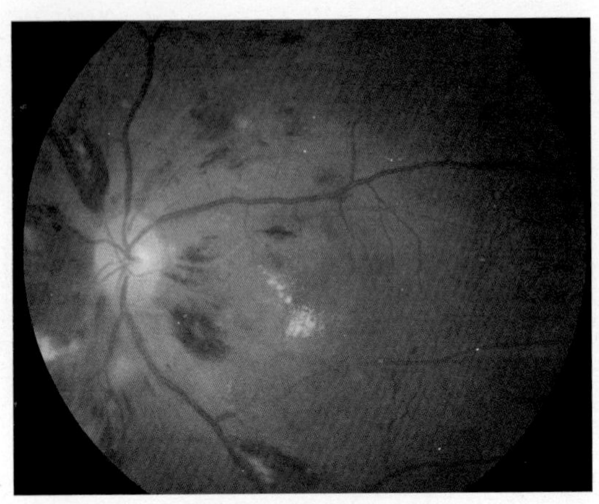

图 7-56 DR 眼底彩照

可见散在浅层出血，黄斑区可见硬性渗出，散在白色软性渗出

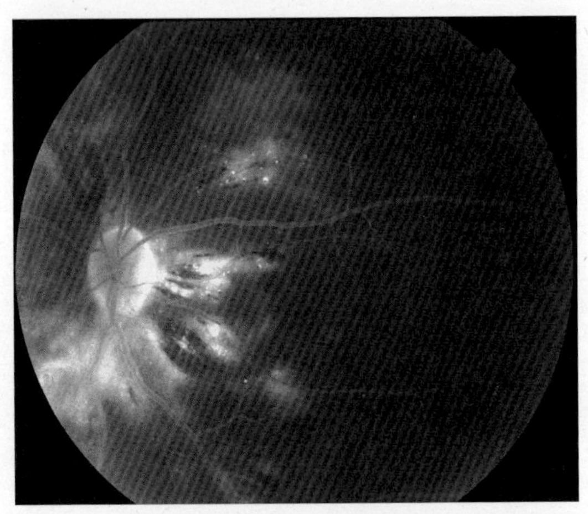

图 7-57 DR 造影晚期

荧光素沿血管漏出，出血处的荧光被血液遮蔽呈黑色，点状荧光为微血管瘤

【注意事项】

1. 恶心呕吐　药物注射45秒后，少数患者会出现恶心呕吐的症状，此时最好暂停拍摄，取下针头，询问患者有无不适，如无不适方可继续拍摄。

2. 荨麻疹和皮肤发痒　几分钟后少数患者会出现荨麻疹和皮肤瘙痒，常在几小时后消失，一般不需特殊处理。

3. 皮肤黄染和尿液发黄　荧光素注射后1天内，皮肤黄染，尿液发黄均属正常现象。

4. 支气管痉挛和过敏反应　极少患者发生，需使用肾上腺素，全身类固醇，氨茶碱以及对血压增高的药剂。

5. 休克和昏厥　极少患者发生，出汗，冷感，严重者可昏厥。让患者平躺，足部抬高，需要急救。

【复习思考】

1. 影响显影时间的因素有哪些？

2. 在拍摄极周边部的病变部位时，患者眼位和相机的角度应该做哪些调整？

（曾志冰）

第九节　吲哚菁绿血管造影

吲哚菁绿（ICG）血管造影是将吲哚菁绿这种红外线染料注入静脉，经血液循环到达眼底，通过观察染料的循环过程的一种检查手段。被ICG激发的近红外光波穿透力强，可以更好地显示脉络膜病变。

【目的】

检查脉络膜病变。

【操作前准备】

1. 操作环境　低照明检查室。

2. 仪器及物品　造影仪，复方托吡卡胺滴眼液，吲哚菁绿粉剂及注射用水，一次性 5ml 注射器，压脉带，医用棉签。

3. 人员准备

（1）询问患者药物过敏史，肝肾功能情况，是否患有哮喘，是否怀孕。

（2）请患者阅读血管造影知情同意书，在确定无禁忌证后，请患者签署同意书。

（3）嘱患者用复方托吡卡胺滴眼液滴眼 40 分钟，充分散大瞳孔。

【操作步骤】

1. 配制吲哚菁绿注射液。用 5ml 注射器抽取 3～4ml 注射用水，将其注入吲哚菁绿瓶内，摇匀，待充分溶解后抽出待用。

2. 翻阅患者的病例，确定主照眼。

3. 固定患者头部，将镜头对准主照眼，请患者盯住镜头内的指示光标，调整屈光度。

4. 以黄斑为中心拍摄眼底彩照，使用 RF 模式拍摄无赤光图像。使用 AF 模式拍摄自发荧光。

5. 用压脉带绑紧患者肘部上方，从肘静脉穿刺，见回血确定穿刺成功。

6. 推入稀释液作为预实验，观察 5 分钟患者有无不良反应。若没有不良反应，更换为检查用药液。

7. 将拍摄模式调整为 ICG，再次固定患者头部，将镜头对准主照眼，以黄斑为中心，快推注射器（5 秒左右推完），在推药的同时开始计时，计时的同时拍摄一张照片，推药结束后拍摄一张照片，两次之间隔为推药时间。

8. 从 10 秒开始，每隔 1～2 秒拍摄一次。当静脉完全充盈后，将镜头对准另一眼，以黄斑为中心拍摄一张。此时时间为 45 秒～1 分钟，为早期（图 7-58，图 7-59）。

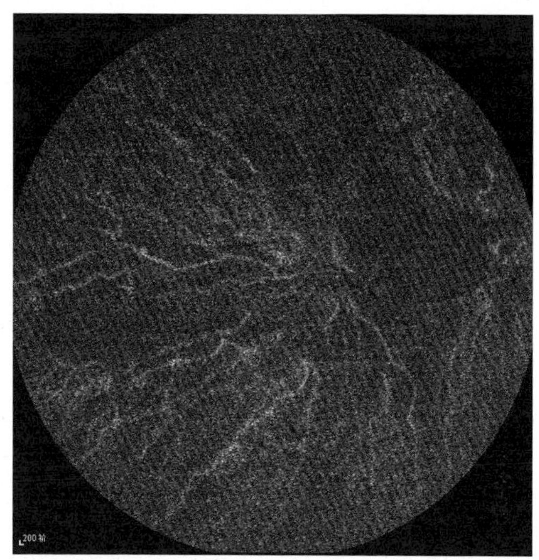

图 7-58 早期示意图 A

14 秒，脉络膜血管开始显影，视网膜血管仍未充盈

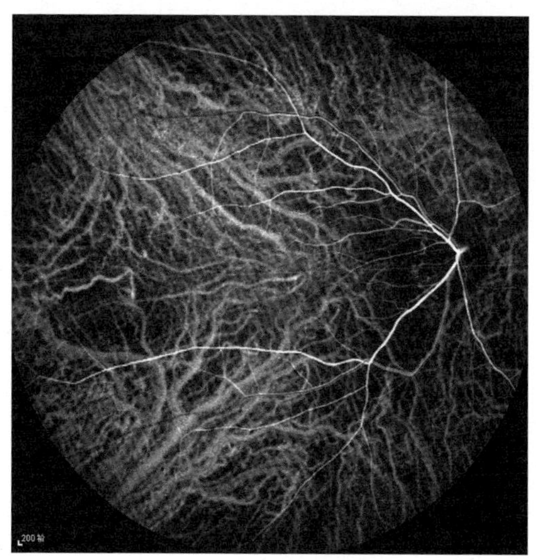

图 7-59 早期示意图 B

19 秒，视网膜静脉开始出现层流。脉络膜大血管充盈明显

9. 再将镜头对准主照眼，以黄斑为中心拍摄一张。此后嘱患者转动眼球（或者摆动照相机）以鼻侧，鼻上方，正上方，颞上方，颞侧，颞下方，正下方，鼻下方，依次拍摄 8 张图片。以此方法拍摄另一眼。嘱患者休息。当病变部位出现在特定部位时，优先以此部位进行拍摄。

10. 5 分钟以 9 的方法再次拍摄双眼（图 7-60）。

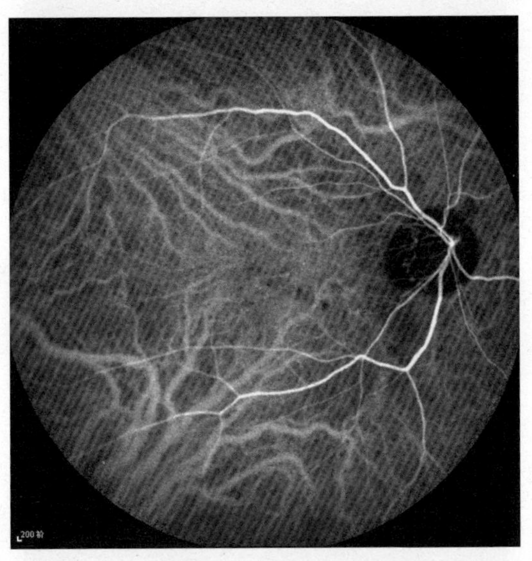

图 7-60　5 分钟示意图

脉络中小血管开始变模糊，黄斑区周围开始出现黑色小斑点

11. 10 分钟再次以 9 方法拍摄双眼（图 7-61）。

12. 15 分钟 再次以 9 方法拍摄双眼。5～15 分钟为中期（图 7-62）。

13. 20 分钟再次以 9 方法拍摄双眼，此为晚期（图 7-63）。

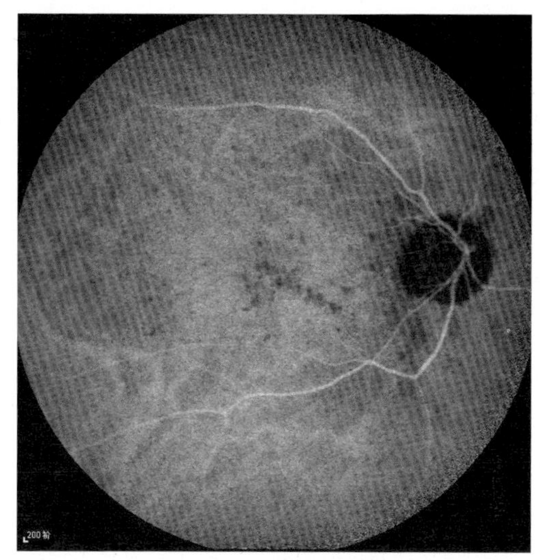

图 7-61　10 分钟示意图

脉络膜大血管变得模糊，黑色斑点变得更明显

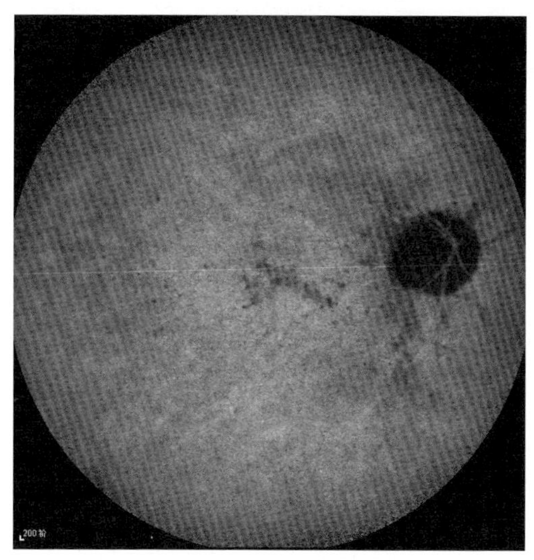

图 7-62　15 分钟示意图

视网膜血管，脉络膜血管都模糊不清

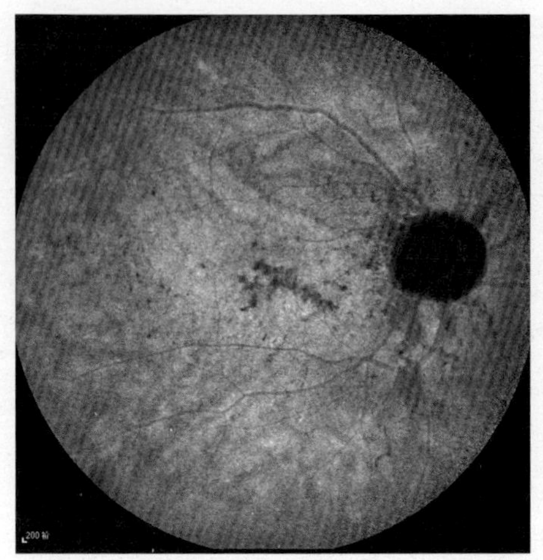

图 7-63　20 分钟示意图
看不清视网膜或脉络膜血管细节，视盘暗黑。
黑色斑点犹在。此病例为一过性白点综合征

【典型病例】

1. 多发性一过性白点综合征（MEWDS）见图 7-64、图 7-65。

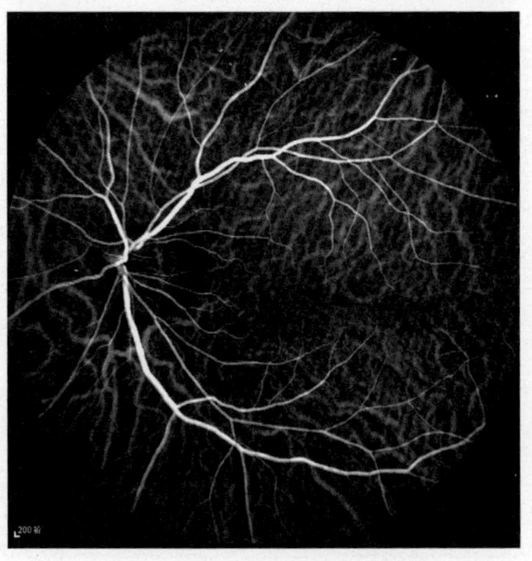

图 7-64　MEWDS 造影早期
早期并无异常

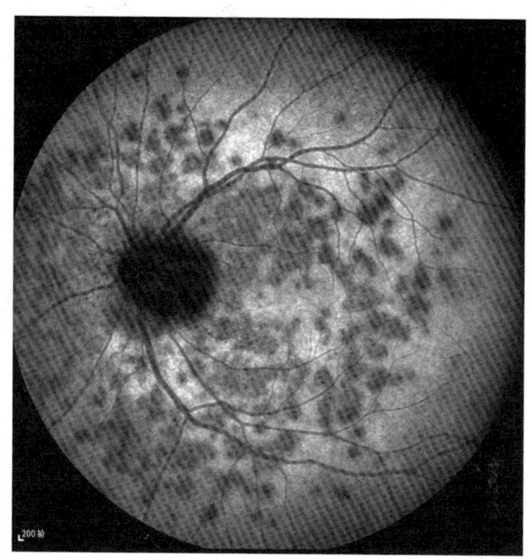

图 7-65　MEWDS 造影晚期

20 分钟后，后极部出现大量散在点圆形弱荧光

2. 息肉状脉络膜血管改变（PCV）见图 7-66、图 7-67。

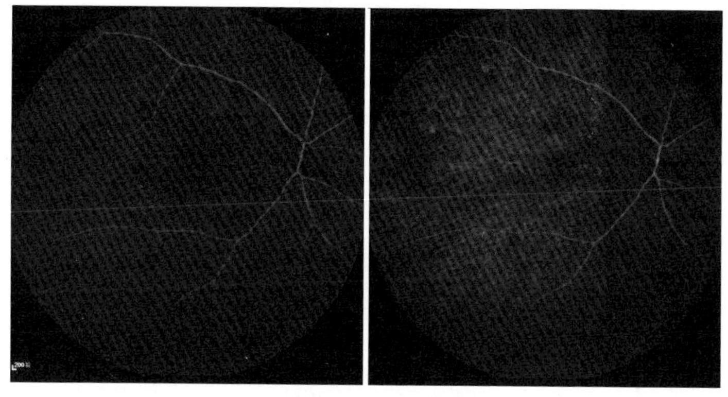

图 7-66　PCV 造影早期 1

荧光素钠与吲哚菁绿混合造影。早期脉络膜开始显影，后极部见异常脉络膜血管

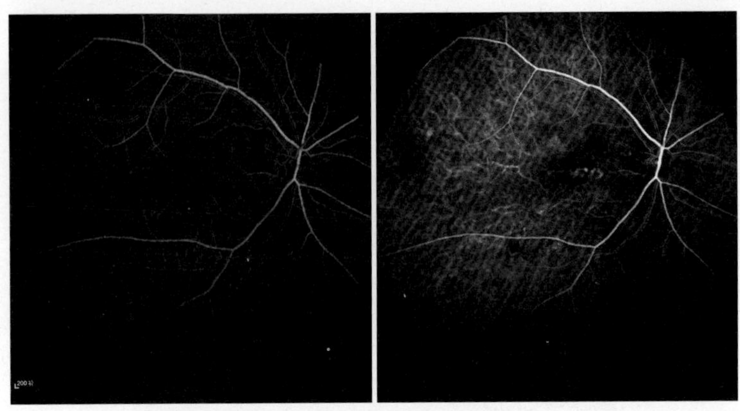

图 7-67 PCV 造影早期 2

25 秒，异常血管末端见血管瘤样扩张称之为息肉样改变

【注意事项】

1. ICG 和 FA 可以同步造影。可以将吲哚菁绿和荧光素钠混合后同时注射于静脉，在显示屏上可以同时观察造影过程。

2. 造影过程中对 9 方位的拍摄是为了解整个视网膜的情况，对病变部位应该着重拍摄，而中后期对无病变的部位可以酌情减少拍摄。

3. 吲哚菁绿需遮光，密闭，在冷处（2~10℃）保存，临用前调配注射液。

4. 一定要用附带的灭菌注射用水溶解药品，并使其完全溶解。

5. 吲哚菁绿也可能引起休克、过敏样症状。用药前应预先备置抗休克急救药品及器具。在开始注射时到检查结束后都应进行密切观察。

【复习思考】

1. 吲哚菁绿血管造影相比荧光素纳血管造影的优势在哪里？

2. 吲哚菁绿血管造影特别适用于哪些病变的检查?

（曾志冰）

第十节　光学相干断层成像检测

【目的】

进行光学相干断层成像检测。

【操作前准备】

1. 操作环境　安静明室。

2. 仪器及物品　光学相干断层成像仪。

【操作步骤】

1. 电脑主机上输入患者的姓名、性别、出生日期等信息。

2. 嘱患者正坐于OCT仪前，头部正放于下颌托内，前额抵住上额托，调整下颌托的高度使患者的外眦与仪器标注的外眦线水平。

3. 嘱患者平视前方，调整操作手柄使OCT仪的镜头正对患者右眼的正前方，通过电脑主机上的实时监控画面观察，当患者瞳孔反光点位于观察野正中时，缓慢向前推进镜头。

4. 当患者的后极部视网膜全部充满观察野及OCT图像出现时，停止推近镜头。

5. 旋转屈光补偿按钮，调整观察野中的视网膜像到最清晰为止。

6. 再微调操作手柄使OCT图像位于水平正中，选择不同的扫描模式，点击获取图片按钮进行扫描。

【典型案例】

1. 正常OCT见图7-68。

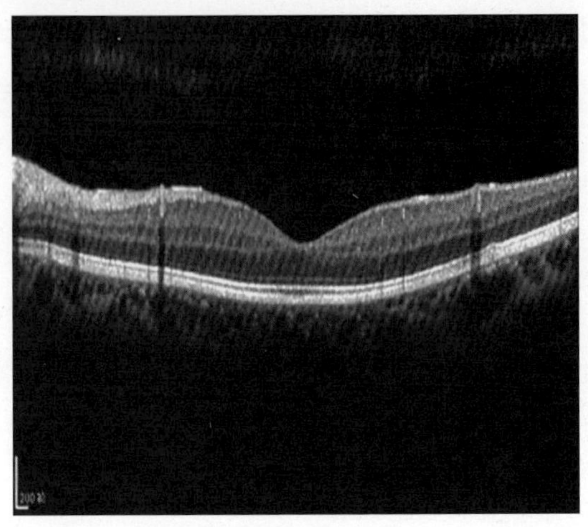

图 7-68　正常 OCT

2. 视网膜脉络膜新生血管见图 7-69。
3. 黄斑囊样水肿见图 7-70。
4. 黄斑裂孔见图 7-71。

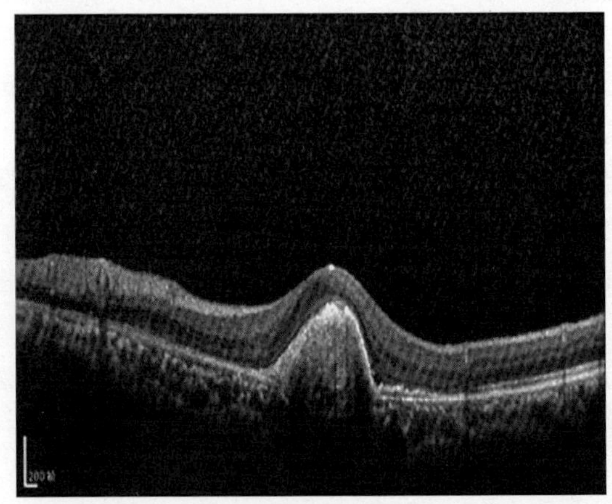

图 7-69　视网膜脉络膜新生血管

可见视网膜色素上皮层连续性破坏，局部增厚隆起，内部不均匀高反射病灶

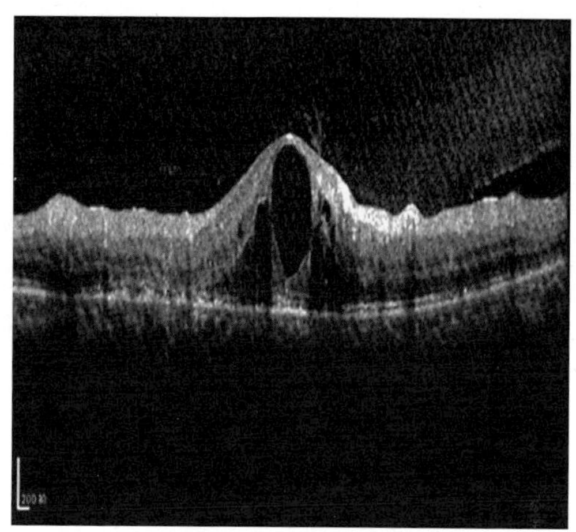

图 7-70　黄斑囊样水肿

可见视网膜高度水肿增厚，黄斑呈囊样水肿

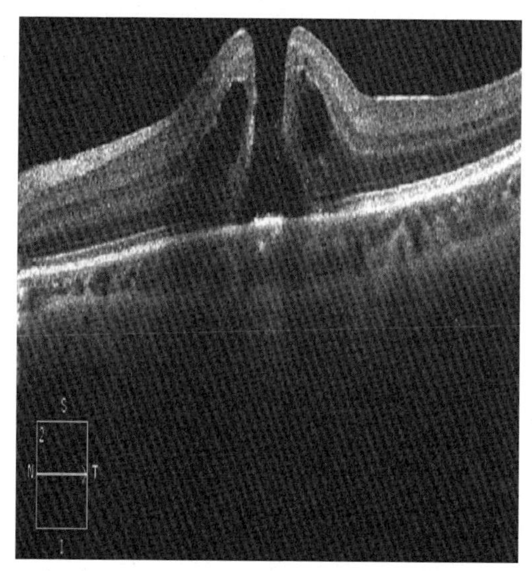

图 7-71　黄斑裂孔

可见黄斑处视网膜神经感觉层全层断裂，
裂孔边缘的视网膜形成囊样水肿

5. 中心性浆液性脉络膜视网膜病变见图 7-72。

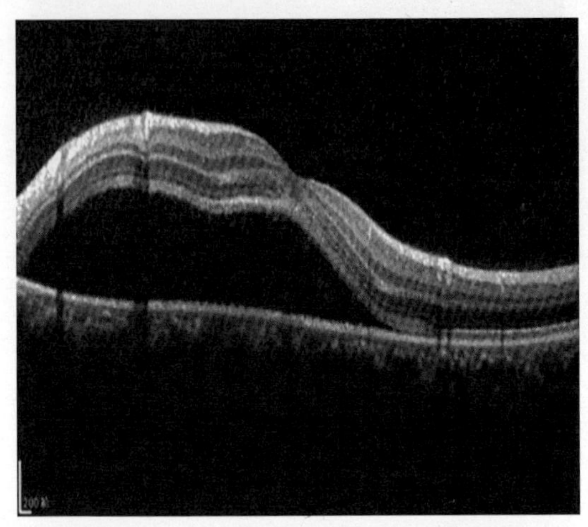

图 7-72　中心性浆液性脉络膜视网膜病变

可见视网膜色素上皮层脱离，高高隆起，
视网膜下方为无反射的液性光学空腔

【注意事项】

1. 在镜头前推的过程中要缓慢进行，防止镜头直接接触患者的眼睛。

2. 对于配合较差或视力不好的患者，可以利用外置指引灯帮助进行检查。

【复习思考】

1. 视网膜各层在 OCT 上的光反射情况是什么？

2. 常见的视网膜异常情况在 OCT 上的表现是什么？

（王晓悦）

第十一节　活体超声生物显微镜检查

【目的】

显示眼前段和部分眼眶结构图像，用于生物学参数测量和疾病的诊断。

【操作前准备】

1. 操作环境　安静的相对暗室。

2. 仪器及物品　表面麻醉剂、抗生素滴眼液、棉签、眼杯、无菌生理盐水、卫生纸、75%酒精、超声生物显微镜、20ml 注射器。

3. 患者准备

（1）了解被检查病史，确定本次检查重点。

（2）为被检查者讲解本次检查目的及过程，缓解其紧张情绪。

（3）被检查者仰卧位。

（4）移动身体使眼睛正对探头。

（5）嘱其睁开双眼滴入表面麻醉剂。

（6）用卫生纸塞住外耳道。

4. 仪器准备

（1）辨别探头标记点，其标示出探头的扫描平面及屏幕图像的左侧。

（2）根据睑裂大小选择合适的眼杯。

（3）用酒精棉球探擦拭探头和眼杯，达到消毒的目的。

【操作步骤】

1. 检查方法

（1）放射状扫描：扫描平面与角膜缘垂直的检查方式，标记位于巩膜侧（图 7-73）。

（2）水平扫描：扫描平面与角膜缘平行的检查方式（图 7-74）。

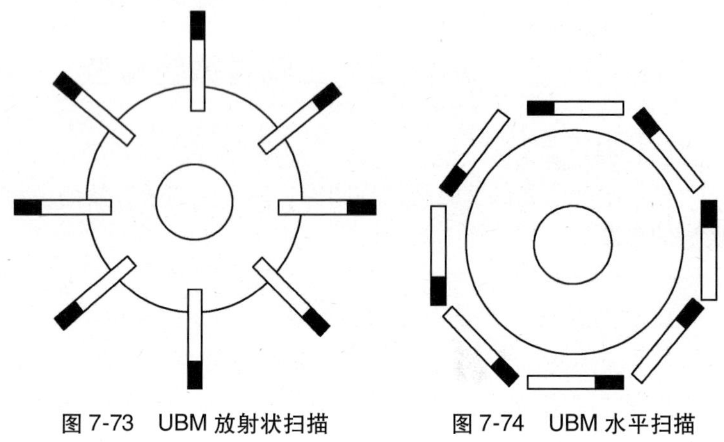

图 7-73　UBM 放射状扫描　　　图 7-74　UBM 水平扫描

2. 操作过程

（1）放置眼杯

1）嘱被检查者眼睛下转，检查者请用示指向上扒开上睑暴露被检查者上穹窿，置入眼杯一侧。

2）嘱被检查者眼睛上转，检查者拉开下睑暴露下穹窿，置入眼杯对侧。

（2）眼杯内注入适量无菌生理盐水。

（3）嘱被检查者用非检查眼注视固视灯，使待检查部位正对 UBM 探头。

（4）调整探头方位并标记，保持探头垂直缓慢进入液面。

（5）轻柔调整探头高度，使被检查区域清晰成像。

（6）采集典型图像。

（7）检查结束后，被检查者向颞侧偏头倒出眼杯液体。

（8）检查者用手分开被检查者眼睑取出眼杯。

（9）给被检查眼滴入抗生素眼液。

（10）用纸巾轻轻吸干探头表面液体。

（11）用酒精棉签轻轻擦拭探头。

【结果分析】

1. 正常 UBM 图像　具体见图 7-75。

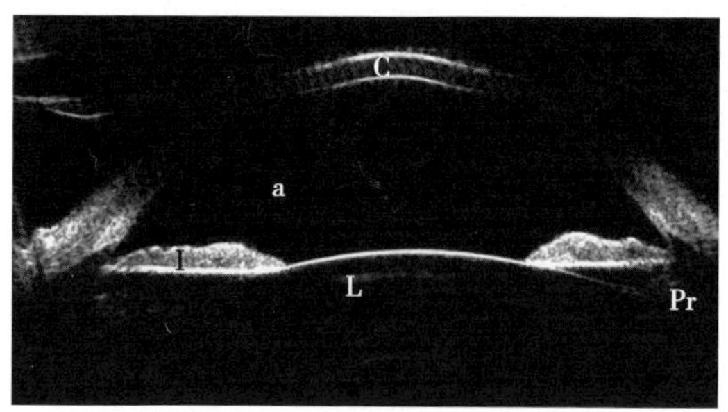

图 7-75　正常 UBM 图像

C 角膜；a 前房；I 虹膜；L 晶体；Pr 睫状突

2. 虹膜囊肿　具体见图 7-76。

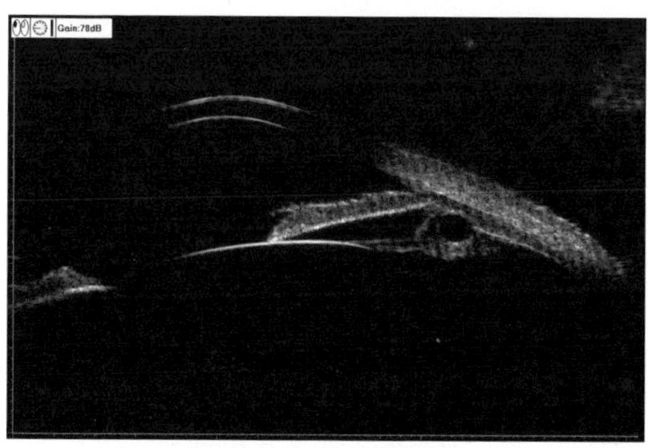

图 7-76　虹膜囊肿

3. 睫状体脱离　具体见图 7-77。

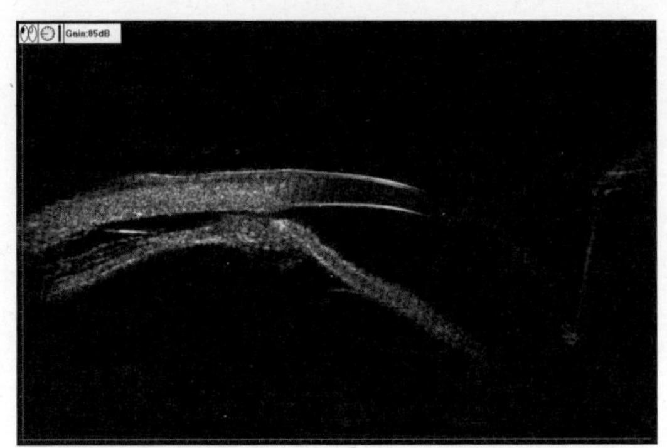

图 7-77　睫状体脱离

4. 人工晶体　具体见图 7-78。

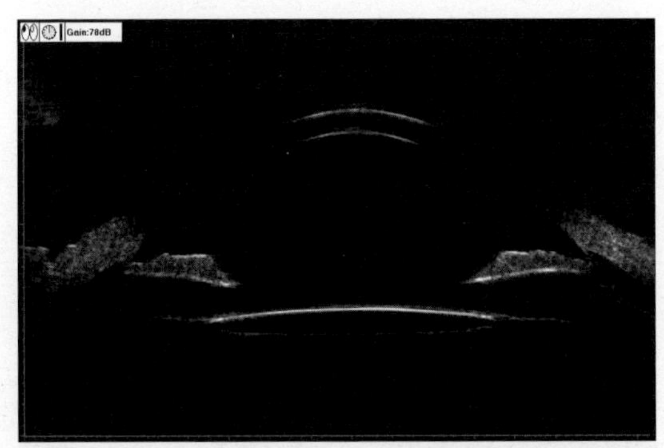

图 7-78　人工晶体眼

5. 恶性青光眼　具体见图 7-79。

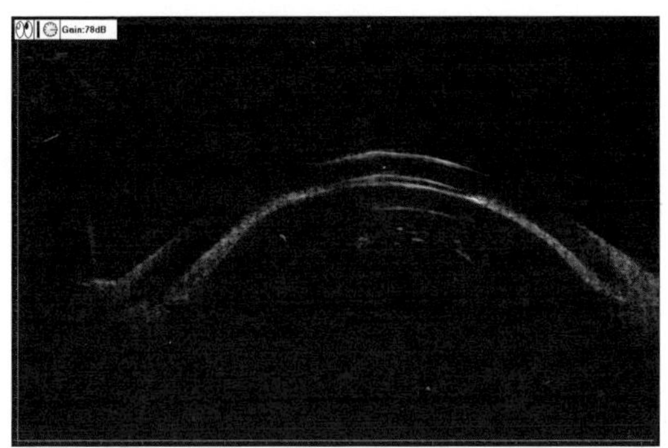

图 7-79　恶性青光眼

6. 虹膜占位　具体见图 7-80。

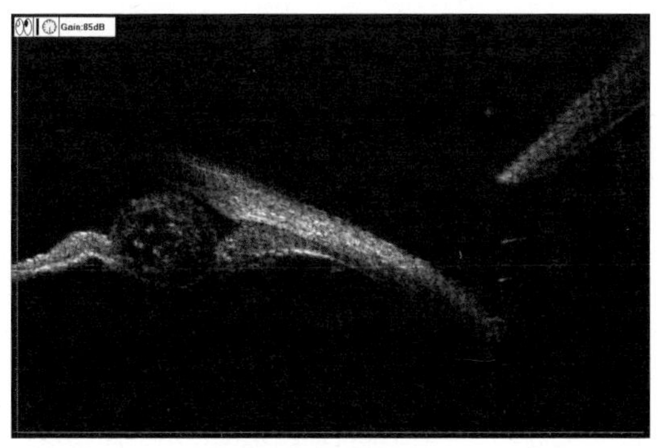

图 7-80　虹膜占位

7. 青光眼相关参数的测量 具体见图 7-81、图 7-82。

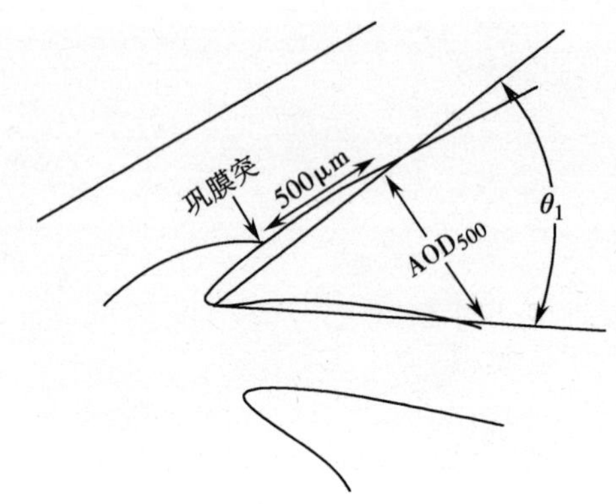

图 7-81 青光眼参数测量示意图 A

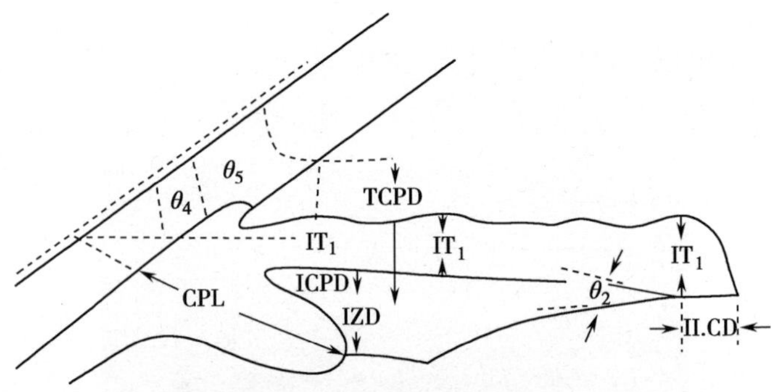

图 7-82 青光眼参数测量示意图 B

（一）反映房角开放程度的参数

1. 房角开放距离$_{500}$ 在巩膜突前 500μm 处小梁网上一点，垂直于角膜作一直线与虹膜相交，两点间的距离为房角开放距离$_{500}$（AOD_{500}）。

2. 小梁虹膜夹角 以房角隐窝为顶点非别向 AOD 两端作直线，两者的夹角（θ_1）。

（二）与瞳孔阻滞力有关的参数

虹膜晶状体接触距离（ILCD） 虹膜内表面与晶状体前表面夹角的定点至瞳孔缘的距离。

（三）反映虹膜形态及位置的参数

1. 虹膜膨隆程度 在Pavlin测量方法中虹膜悬韧带距离（IZD）、虹膜晶状体夹角（θ_2）可以反映虹膜膨隆程度。

2. 虹膜厚度（IT） 虹膜厚度$_1$，虹膜厚度$_2$，虹膜厚度$_3$，分别表示巩膜突前500微米出小梁网一点作垂线相交于虹膜处的虹膜厚度，距虹膜根部2mm处虹膜厚度；瞳孔缘附近最大的虹膜厚度。

3. 虹膜根部附着位置 虹膜根部附着于巩膜突或睫状体前部或睫状体后部，进行记录。

（四）有关睫状体的参数

1. 睫状体厚度 12点钟眼球子午线方向垂直于角巩膜缘的直线所截得的睫状体厚度的最大值。

2. 睫状突厚度 12点钟眼球冠状横切面，连续测量相邻3个睫状突厚度的平均值。

3. 睫状突长度（CPL） 在眼球垂直或水平子午线方向，以睫状突尖端与晶状体悬韧带连接点作睫状突长轴线，所载得的睫状突长度最大值。

4. 睫状体晶状体距离 晶状体前囊下高反射声带在赤道部末端的投影，作为测量睫状体晶状体距离的一个端点，另一点为相对的睫状突距晶状体的最近点，两点连线的距离为睫状体晶状体距离。

（五）反映睫状体位置的参数

1. 小梁睫状体距离 从巩膜突沿角巩膜内表面向前500μm处，从此点作虹膜的垂直线，延伸与睫状体相交的另一点，两点间距离为小梁睫状体距离（TCPD）。

2. 虹膜睫状体距离 自巩膜突沿角巩膜内表面向前

500μm 一点，向虹膜作一垂线，通过虹膜至睫状突，自虹膜内表面至睫状突的距离为虹膜睫状体距离（ICPD）。

3. 巩膜睫状体夹角　巩膜外侧面与睫状突长轴的夹角（θ_4）。

【正常参考值】

眼前段结构主要参数见表 7-2。

表 7-2　眼前段结构主要参数

测量参数	$\bar{X}$±S	测量参数	$\bar{X}$±S
眼轴长度(mm)	23.52±1.00	虹膜厚度 1(μm)	390.88±88.27
前房深度(μm)	2926.37±372.24	虹膜厚度 2(μm)	481.17±57.70
晶体厚度(mm)	3.89±0.36	虹膜厚度 3(μm)	800.42±84.92
小梁睫状体距离(μm)	1210.43±134.25	小梁虹膜夹角(°)	33.43±8.58
虹膜睫状体距离(μm)	62.41±134.25	虹膜晶体夹角(°)	17.22±5.24
虹膜悬韧带距离(μm)	939.95±406.20	虹膜外侧面虹膜长轴夹角(°)	37.44±5.28
虹膜晶体接触距离(μm)	978.13±207.16	虹膜外侧面睫状突夹角(°)	71.63±13.87

【注意事项】

1. 检查时须避免探头划伤眼睛。

2. 检查时动作轻柔减轻对眼球的压迫。

3. 检查右眼用右手握杯，左手，检查左眼反之。

4. 执探头的手置于被检查者额头，避免悬空手臂导致的突然下拉探头划伤角膜。

【复习思考】

1. UBM 的特点有哪些?

2. UBM 和眼前节光学相干断层成像能否相互替代?

3. UBM 的分辨率是多少?

4. UBM 探头和 B 超探头结构有何异同?

（唐雪林）

第十二节　角膜内皮显微镜检查

【目的】

用于分析角膜内皮细胞形态和密度。

【操作前准备】

1. 操作环境　安静暗室。

2. 仪器及物品　角膜内皮细胞分析仪。

3. 患者的准备

（1）了解患者病史，确定本次检查重点。

（2）为被检查者讲解本次检查目的及过程，缓解其紧张情绪。

（3）患者坐位，额头及下颌紧贴托架，注视内固视灯。

【操作步骤】

1. 录入被检查基本信息。

2. 启动检查软件。

3. 水平或垂直调整仪器探头位置（X 轴和 Y 轴）使仪器对准角膜映光点。

4. 前后移仪器调整其焦平面（Z 轴）。

5. 仪器自动获取并保存图像。

6. 传输图像。

7. 分析图像。

【分析结果】

见图 7-83。

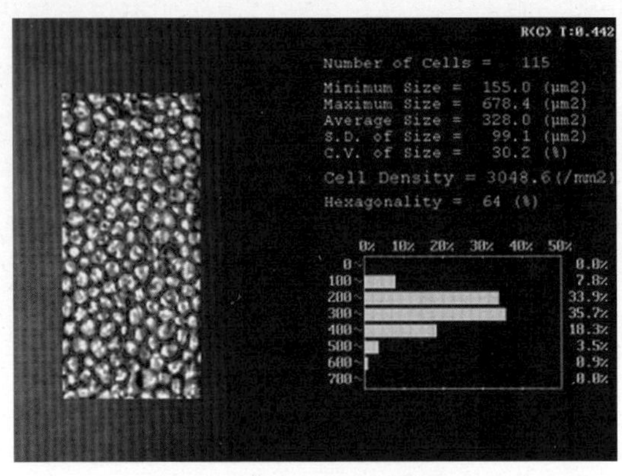

图 7-83 内皮细胞示意图

内皮细胞分析参数：

1. 角膜内皮细胞密度
2. 六角细胞比例
3. 最大内皮细胞面积
4. 最小内皮细胞面积
5. 平均细胞面积
6. 分析细胞数量
7. 细胞面积标准差

【正常参考值】

青年人角膜内皮细胞密度为 2700~3500 个/mm^2。

【注意事项】

检查过程中患者需凝视固视灯，保持眼睛不动。

【复习思考】

单眼固视不良患者如何检查？

（唐雪林）

第十三节　眼前节光学相干断层成像检查

【目的】

用于眼前段结构生物测量和疾病的诊断。

【操作前准备】

1. 操作环境　安静明室。

2. 仪器及物品　眼前节光学相干断层扫描仪。

3. 人员的准备

（1）了解患者病史，确定本次检查重点。

（2）为被检查者讲解本次检查目的及过程，缓解其紧张情绪。

（3）患者坐位。

4. 仪器的准备

（1）完成仪器校准，每天一次。

（2）录入被检查者基本信息。

（3）调整仪器高度，使其与被检者身高相匹配。

【操作步骤】

1. 被检查者额头和下颌放入托架。

2. 嘱被检者睁开双眼，注视固视灯。

3. 移动固视灯，被检者眼睛随固视灯做追随运动，使待检查部位转向正前方。

4. 选择适当的检查程序。

（1）角膜扫描模式，主要获取角膜图像。

（2）前房扫描模式，主要获取眼前节全景图像。

（3）晶体扫描模式，主要获取晶体图像。

（4）角膜厚度扫描模式，主要获取角膜厚度信息。

5. 微调托架位置使被检查区域位于屏幕中央（X、Y 轴）。

6. 调整焦距时被检查区域清晰成像（Z 轴）。

7. 采集典型及高质量的图像并保存。

8. 如果图像质量较差，可选择优化程序再次采集图像，优化图像。

9. 如果发现局部细微结构病变，选择高分辨扫描程序再次采集图像，观察局部细微结构。

10. 利用分析软件分析检查结果。

【结果分析】

1. 图像分析

（1）白内障见图 7-84。

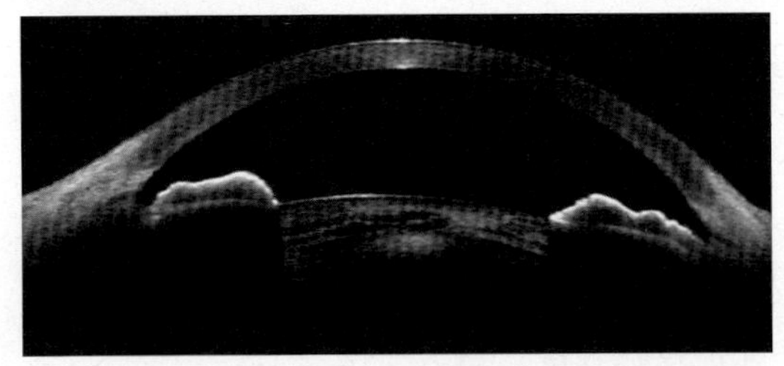

图 7-84　白内障

晶体前囊弧形高反光，晶体内部见团状不同强度的高反光

（2）人工晶体见图 7-85。

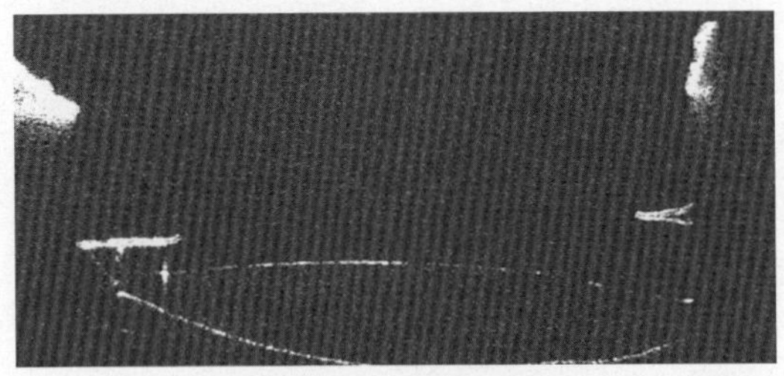

图 7-85　人工晶体

人工晶体前后表面弧形高反光

（3）泪河见图 7-86。

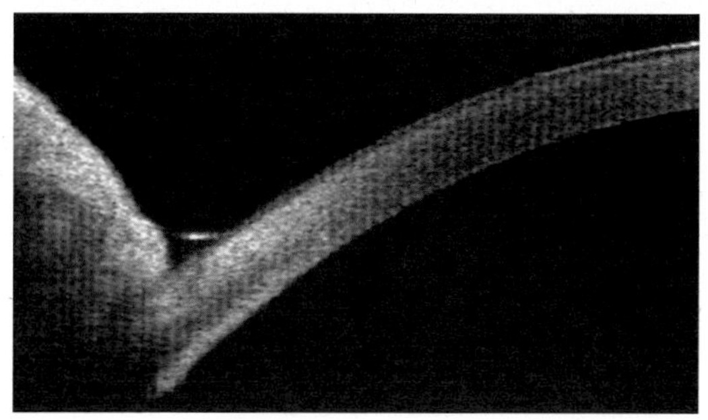

图 7-86 泪河

患者下泪河呈三角形

(4) 睫状体脱离见图 7-87。

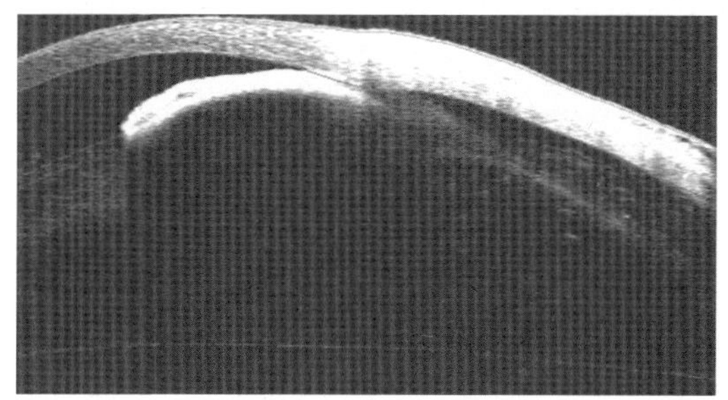

图 7-87 睫状体脱离

睫状体与巩膜分离，其间可见丝状反光

(5) 角膜后弹力层脱离见图 7-88。

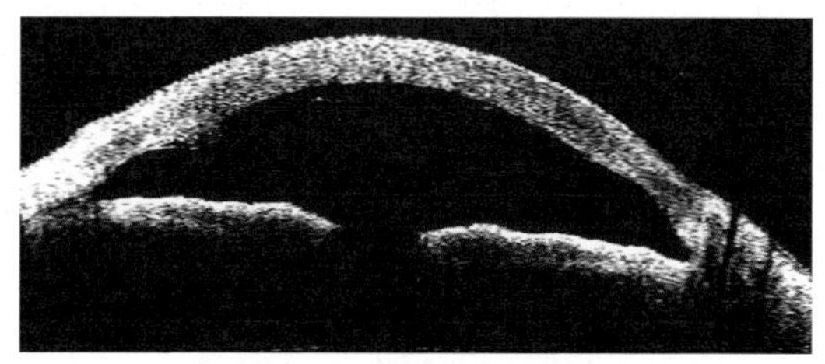

图 7-88 角膜后弹力层脱离

角膜内皮呈线状高反光，与角膜基质分离

（6）恶性青光眼见图 7-89。

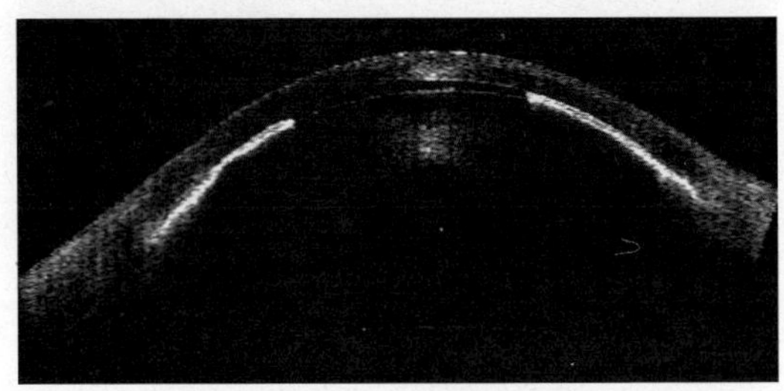

图 7-89　恶性青光眼

晶体虹膜隔极度前移前房基本消失

（7）角膜厚度图见图 7-90。

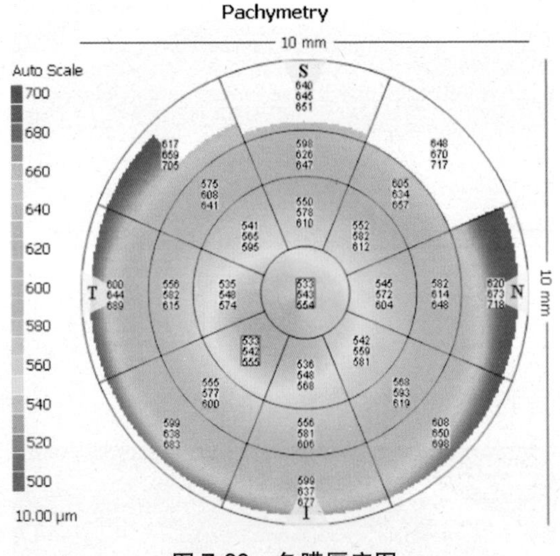

图 7-90　角膜厚度图

2. 眼前段结构的定量测量

眼前节光学相干断层扫描仪的定量参数如下（图 7-91）。

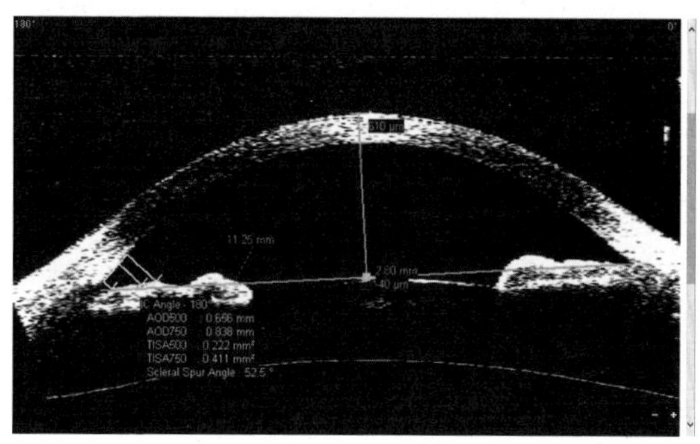

图 7-91　生物测量

（1）前房深度（anterior chamber depth，ACD）：角膜后顶点到晶体前表面距离。

（2）房角开放距离 500μm 或 750μm（angle opening distance at 500μm or 750μm，AOD500 或 AOD750）：在巩膜突前 500μm 或 750μm 处小梁网上一点，垂直于角膜作一直线与虹膜相交，两点间的距离为房角开放距离 500。

（3）房角隐窝面积 500μm^2 或 750μm^2（angle recess area at 500μm^2 or 750μm^2，ARA500 或 ARA750）：以房角隐窝为顶点，虹膜前表面、角膜缘内表面、AOD500 或 AOD750 共同围成区域的面积。

（4）虹膜-小梁网间面积 500μm^2 或 750μm^2（trabecula-iris space area at 500μm^2 or 750μm^2，TISA500 或 TISA750）：在巩膜突及前方 500μm 或 750μm，垂直于角膜内表面作两条直线与虹膜相交，由这两条直线与虹膜前边面、角膜缘内表面共同围成区域的面积。

（5）虹膜—小梁网接触长度（trabecula-iris contact length，TICL）：以巩膜突为起点，虹膜与小梁网接触最远处为止点，作一直线的距离。

（6）小梁网长度（length of trabecular meshwork）：巩膜突和角膜内皮止点间的距离。

（7）小梁网面积（area of trabecular meshwork）：由巩膜突、schwalbe 线及 Schlemm 管后界三者围成三角形区域的面积。

（8）Schlemm 管长度（length of schlemm's canal）：schlemm 管前后两端的距离。

【注意事项】

检查过程中尽量睁大眼睛，避免睫毛遮挡。

【复习思考】

UBM 和眼前节光学相干断层扫描仪对眼前段结构显示各自特点是什么？

（唐雪林）

第十四节 角膜共焦显微镜检查

【目的】

用于角膜病的基础研究和临床诊断。

【操作前准备】

1. 操作环境 安静明室。

2. 仪器及物品 共焦激光角膜显微镜、角膜帽（图 7-92）、表面麻醉剂、超声耦合剂、棉签、75%酒精。

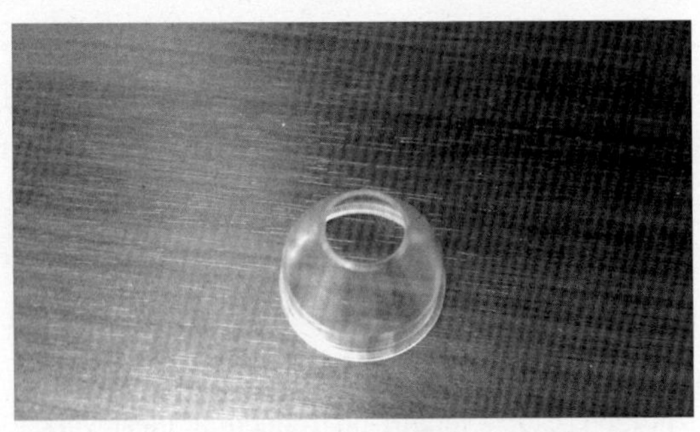

图 7-92 角膜帽

3. 人员的准备

（1）了解患者病史及麻药过敏史，确定本次检查重点。

（2）对患者讲解本次检查目的及过程，缓解患者的紧张情绪。

（3）给待检查眼滴入表面麻醉剂。

（4）患者坐位。

4. 仪器准备

（1）录入被检查者基本信息。

（2）调整仪器高度，使其与被检者身高相匹配。

【操作步骤】

1. 录入被检查者基本信息。

2. 启动检查软件。

3. 角膜帽内注入超声耦合剂，然后将其置于角膜共焦显微镜前端（图 7-93）。

4. 旋转探头调节焦点深度（Z 轴），使焦点位于角膜帽前表面。

5. 此时图像采集窗口表现为满屏亮光；并设置此处为零焦点。

6. 如果此时屏幕亮光集中于屏幕某一区域，提示耦合剂注入时进入气泡，请重复步骤 2~5。

7. 旋转探头从零焦点后退约 500μm，如果屏幕出现亮光提示零点设置正确，否则请重复步骤 3~6。

8. 嘱被检查者额头及下颌紧贴托架（图 7-94）。

9. 嘱被检查者用非检查眼注视外固视灯。

10. 移动固视灯，被检者眼睛追随固视灯，使待检查眼的病变区域转向正前方。

11. 选择适当的成像模式

（1）section 模式：单张摄取图像。

（2）sequence 模式：6 秒内连续摄取 100 张同一平面图像，帧频 10f/s。

（3）volume 模式：连续摄取 40 张，间距 2μm 的不同焦面图像。

12. 移动固视灯，被检者眼睛随固视灯做追随运动，使待检查部位转向正前方。

13. 调整仪器探头位置（X 轴和 Y 轴）使角膜上的红色反光点位于待检查的角膜区域。

14. 前移探头接触角膜表面。

15. 调整探头水平位置和焦点深度，检查角膜。

16. 采集典型及高质量的图像并保存。

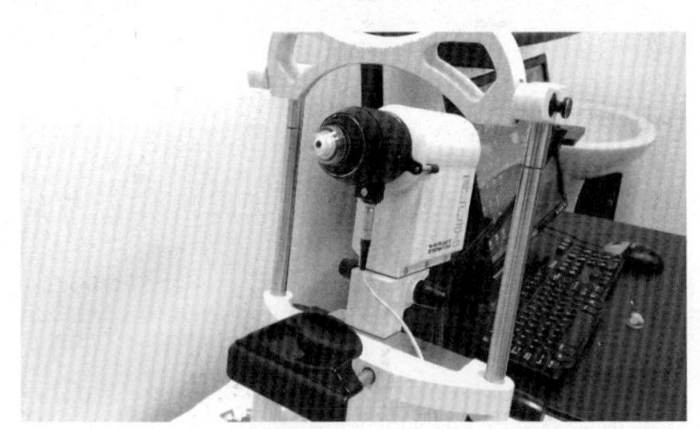

图 7-93 安装角膜帽

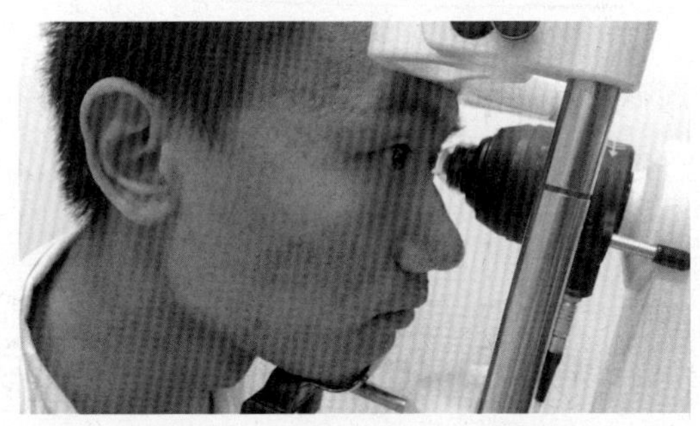

图 7-94 被检查者紧靠托架

【分析结果】

1. 正常的角膜结构见图 7-95 ~ 图 7-98。

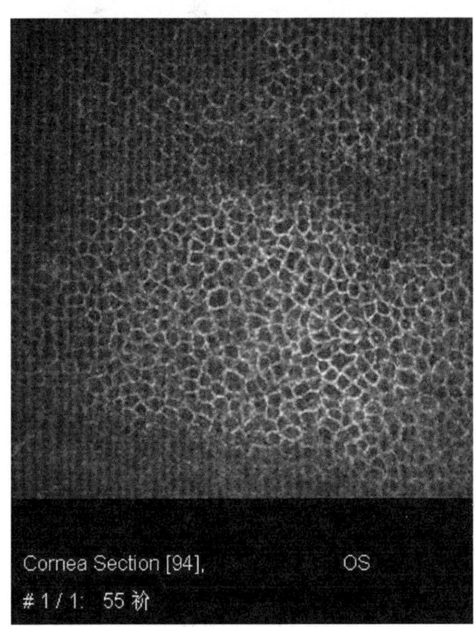

图 7-95　角膜上皮

扁平细胞，胞体高反光，细胞核居中低反光

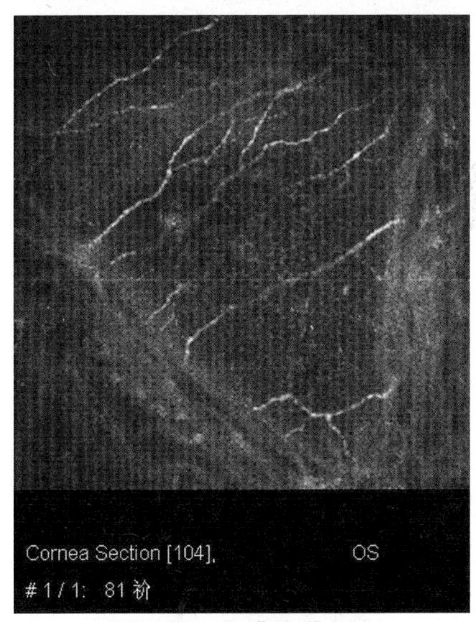

图 7-96　角膜前弹力层

前弹力层不能显示，只能看到白色的神经纤维丛

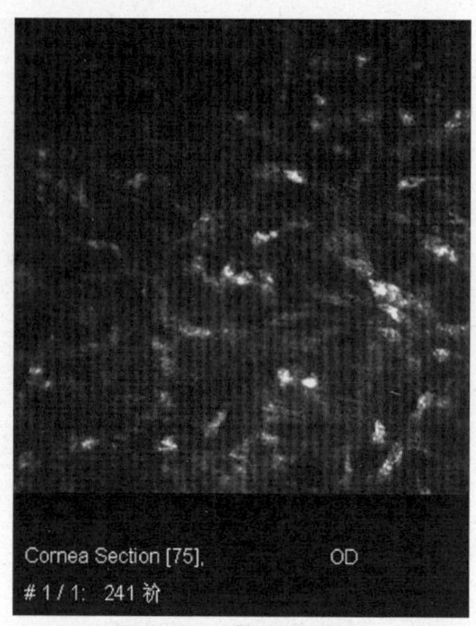

图 7-97　基质细胞层

高反光的椭圆形细胞核及网状连接的低反光胞体

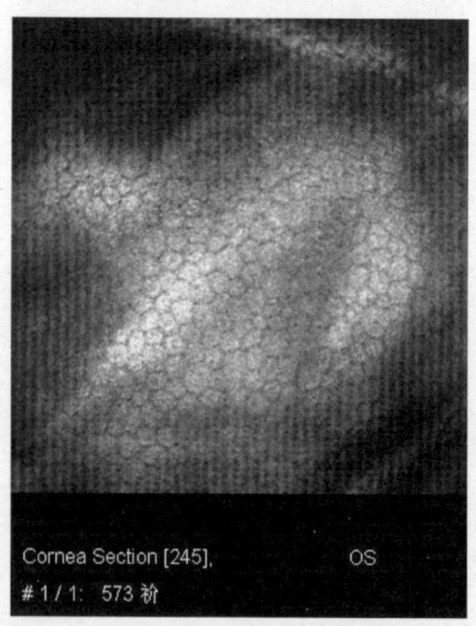

图 7-98　角膜内皮细胞

大小一致边界清晰的高反光六角细胞。在角膜内皮焦面通过 Z-scan 功能测量角膜厚度

2. 感染性角膜病变见图 7-99、图 7-100。

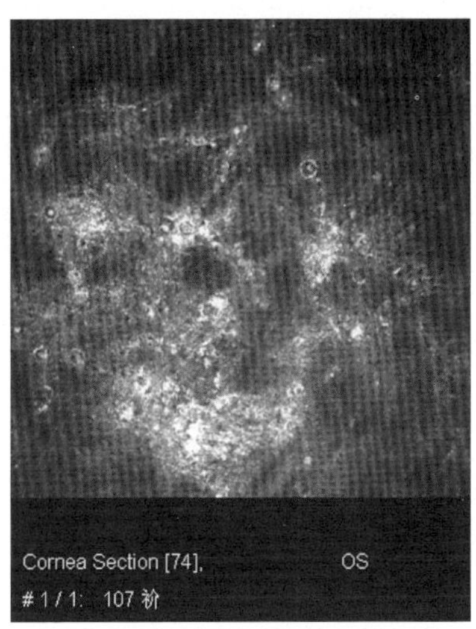

图 7-99　棘阿米巴

常见成簇状或成对排列的圆形白点状阿米巴包囊

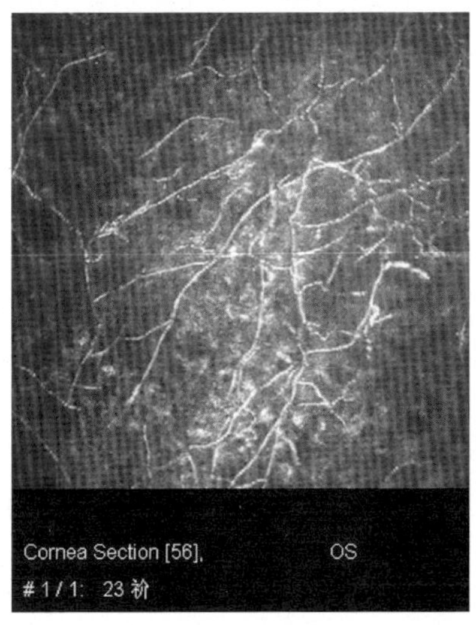

图 7-100　菌丝

呈丝状的高反光

【注意事项】

1. 耦合剂注入角膜帽时不能有空气。

2. 探头接触角膜时动作轻柔。

3. 检查过程中叮嘱患者睁大眼睛并保持头位不动。

【复习思考】

1. 如何通过角膜共焦显微镜获取角膜的矢状面图像?

2. 真菌性角膜炎检查的重点区域在哪里?

3. 角膜共焦显微镜的分辨率和放大倍率是多少?

（唐雪林）

第十五节　波前像差的检查

【目的】

检查眼的光学质量，用于屈光性眼病的诊断与治疗。

【操作前准备】

1. 操作环境　暗室环境。

2. 仪器及物品　像差仪。

3. 人员准备　根据对检查信息的不同需求，决定是否给被检者滴散瞳眼液。

【操作程序】

1. 自动模式

（1）被检者坐位，将下巴及额头倚靠在像差仪的腮托及额托部位，保持头正位。

（2）嘱被检者双眼注视正前方。

（3）将白色十字线定位于被检者瞳孔的中心。

（4）移动数据采集单元，使瞳孔中心的四个白点聚焦。

（5）扫描模式自动出现，采集256个点的图像。

2. 手动模式

（1）被检者坐位，将下巴及额头倚靠在像差仪的腮托及额托部位，保持头正位。

（2）嘱被检者双眼注视正前方。

（3）按 Enter 键，进入手动模式。

（4）将白色十字线定位于被检者瞳孔的中心。

（5）当眼部对准后，十字线中心和瞳孔中心之间的绿线将消失。

（6）移动数据采集单元，使瞳孔中心的四个白点聚焦。

（7）使用键盘上键▲或下键▼，调整激光点阵列直径大小。

（8）按下操纵杆采集扫描图像。

3. 半自动模式

（1）被检者坐位，将下巴及额头倚靠在像差仪的腮托及额托部位，保持头正位。

（2）嘱被检者双眼注视正前方。

（3）按 Tab 键，进入半自动模式。

（4）使用键盘上上键▲或下键▼，调整激光点阵列直径大小。

（5）将白色十字线定位于被检者瞳孔的中心。

（6）移动数据采集单元，使瞳孔中心的四个白点聚焦。

（7）扫描模式自动出现，采集图像。

【结果分析】

1. 常见显示见图 7-101。

（1）眼部图

（2）视网膜点列图

（3）水平点图像

（4）垂直点图像

2. 像差综合显示见图 7-102。

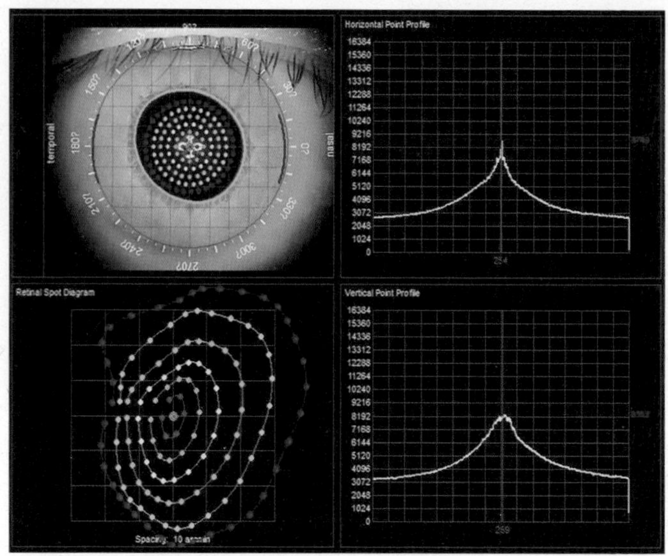

图 7-101　常见波前像差显示

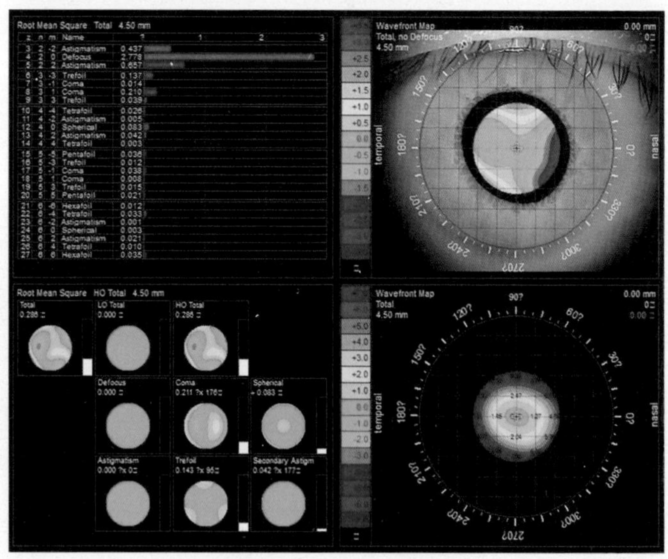

图 7-102　像差综合显示

【注意事项】

1. 注意被检者的固视情况。

2. 图像采集后，如不合格数据点超过 10 个，需重新测试；但若重复测试后，不合格数据点仍超过 10 个，则认为这些点的数据受到损害，并且只能用于诊断用途。

【复习思考】

影响像差的主要因素有哪些？

（颜　月）

第十六节　角膜地形图检查

【目的】

1. 检查角膜形态和曲率的变化。

2. 分析角膜性状。

3. 诊断角膜曲率异常。

【操作前准备】

1. 操作环境　安静明室。

2. 仪器及物品　自动角膜地形图仪。

3. 人员准备　被检测者坐位，调整工作台和角膜地形图仪的下颌托，使被检测者下颌放于颌托上，前额紧靠额托，使眼外眦与外眦标志线对齐。

【操作步骤】

1. 开机，使用模拟眼校正系统。

2. 输入被检者信息。

3. 嘱被检查者尽量睁受检眼注视角膜镜中央的固视灯。

4. 检查者通过前后上下调整手柄至显示幕上的 Placido 环和虹膜纹理最清晰，对准瞳孔中心（即 Placido 环同心圆中心）后按动手柄按钮取图。

5. 每眼取四幅图。

【分析结果】

1. 分析角膜地形图

（1）角膜 Placido 环为同心圆，边缘光滑完整，无畸形，各映象环之间的距离大致相等。

（2）角膜的解剖中心区应位于视觉中心偏颞上方。

（3）角膜由中心区向周边区曲率逐级变大，屈光度逐级变小，此变化在鼻侧比颞侧更明显（图 7-103）。

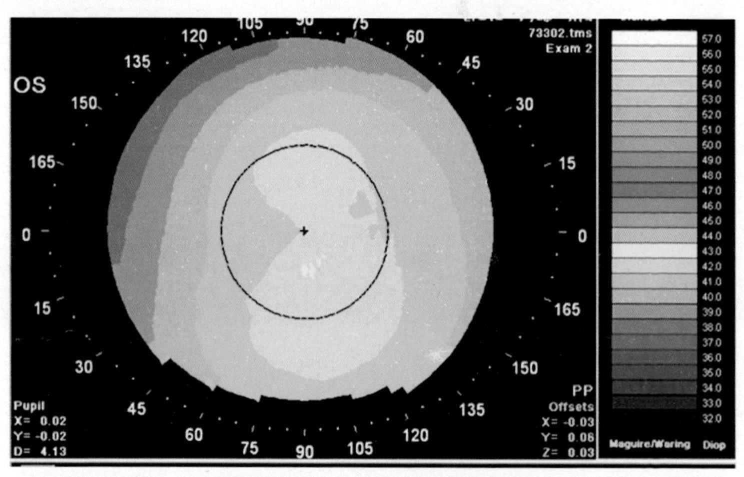

图 7-103　散光角膜地形图

2. 圆锥角膜的地形图（图 7-104）

（1）颞下方角膜变陡，曲率增加。

（2）角膜中央区屈光力不均匀对称性分布。

（3）中央和周边区曲率差异明显，达到 10D 以上。

【注意事项】

1. 被检查者尽量睁大眼睛暴露角膜，避免眼睑遮挡。

2. 若 Placido 环出现不完整或畸形，滴入人工泪液并嘱患者眨眼。

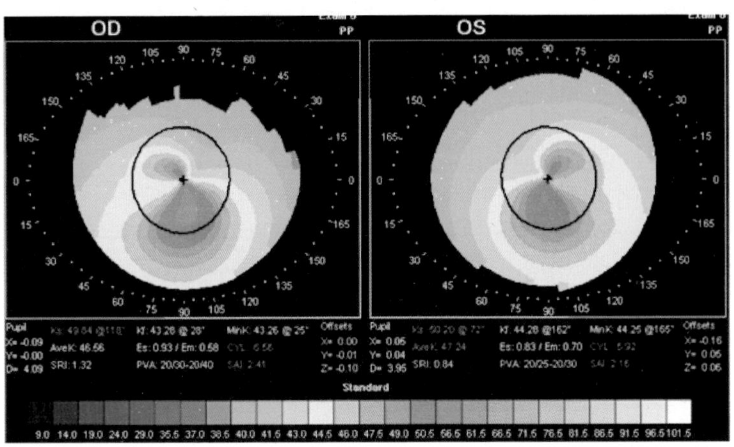

图 7-104　圆锥角膜地形图

【复习思考】

有哪些原因可以导致 Placido 环不完整或畸形？

（陈　浩）

第十七节　眼表分析仪

一、非侵入性泪膜破裂时间检查

【目的】

评估泪膜稳定性。

【操作前准备】

1. 操作环境　明亮的检查室。

2. 仪器及物品　眼表综合分析仪。

3. 人员的准备

（1）了解患者病史，确定本次检查重点。

（2）为被检查者讲解本次检查目的及过程，缓解其紧张情绪。

（3）患者坐位。

4. 仪器的准备

（1）录入被检查者基本信息。

（2）调整仪器高度，使其与被检者身高相匹配。

【操作步骤】

1. 被检者将下巴及额头依靠在仪器托架上，保持头正位。

2. 启动 NIKBUT 程序。

3. 嘱被检查者注视固视灯。

4. 调整仪器水平和垂直轴，placido 映像环中心与角膜中心重合。

5. 前后推动手柄，使 placido 环成像清晰。

6. 当检查界面出现“Blink 2 times”，嘱被检查者连续完全瞬目两次然后睁开。

7. 开始采集数据，再次瞬目采集结束。

8. 计算机存储分析结果。

【结果分析】

见图 7-105。

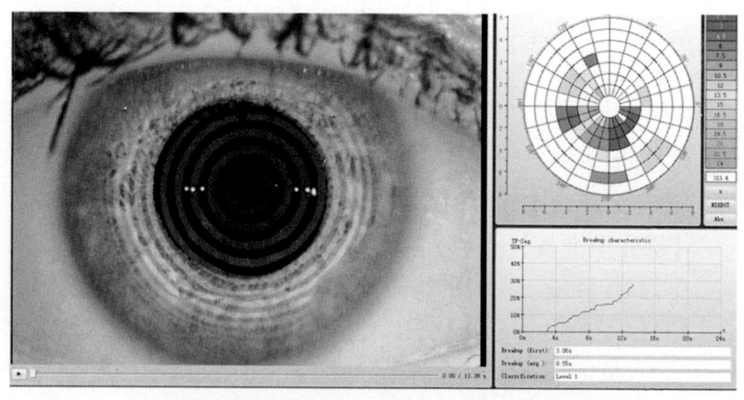

图 7-105 非侵入性泪膜破裂时间检查

显示第一次破裂时间、干眼分级及泪膜破裂部位

【参考值】

干眼分级见表 7-3。

表 7-3　干眼分级

临床评估	干眼分级	第一次破裂时间（s）	平均破裂时间（s）
正常	Level 0	≥10	14
临界	Level 1	6～9	7～13
干眼	Lever 2	≤5	7

【注意事项】

检查过程中尽力睁大眼睛并保持。

【复习思考】

1. 常见泪膜破裂部位是哪里？
2. 如何通过普通角膜地形图来观察泪膜破裂时间？
3. NIKBUT 与 BUT 比较优势有哪些？

二、泪河高度检查

【目的】

评估泪膜分泌量。

【操作前准备】

请参考非侵入性泪膜破裂时间检查的操作前准备。

【操作步骤】

1. 被检者将下巴及额头依靠在仪器托架上，保持头正位。
2. 启动 Tear Menisus 程序。
3. 选择白光或红外光测量。
4. 嘱被检查者注视固视灯。
5. 调整仪器水平和垂直轴，使泪河位于屏幕中央或略偏下。
6. 前后调整焦距使下睑缘泪河清晰。
7. 采集按钮获取图像。
8. 计算机存储结果。

9. 测量瞳孔中央偏鼻侧 2mm 处泪河上边缘与下边缘的垂直距离。

【结果分析】

1. 定性分析　观察泪河是否连续、光滑。

2. 定量分析　泪河高度测量（tear meniscus height，TMH）（图 7-106）

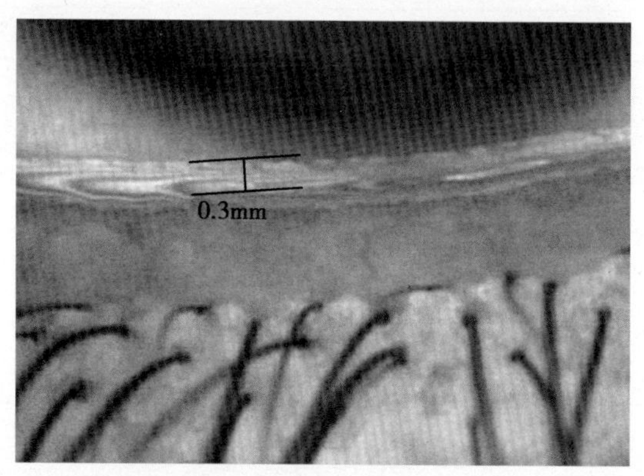

图 7-106　非侵入性泪河高度测量

临界 TMH≥0. 2mm

【注意事项】

检查过程中尽力睁大眼睛并保持。

【复习思考】

为什么大部分干眼患者泪河高度无降低？

三、睑板腺拍照

【目的】

评估睑板腺。

【操作前准备】

请参考非侵入性泪膜破裂时间检查的操作前准备。

【操作步骤】

1. 被检者将下巴及额头依靠在仪器托架上，保持头正位。
2. 启动 Meibo scan 程序。
3. 翻开患者眼睑。
4. 调整仪器水平和垂直轴，使睑板腺位于屏幕中央。
5. 前后调整焦距使睑板腺清晰。
6. 前后调整焦距使眼睑清晰。
7. 采集按钮获取图像。
8. 计算机存储分析结果。

【结果分析】

1. 观察睑板腺有无缩短或缺失（图 7-107，图 7-108）。

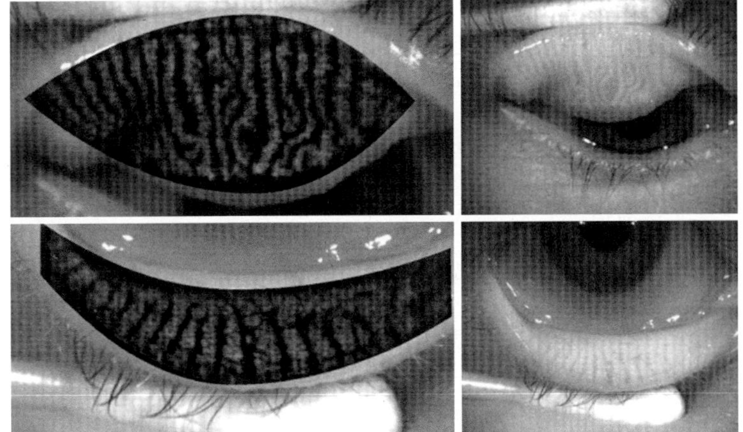

图 7-107　睑板腺数量及长度正常

2. 睑板腺评分：

（1）腺体萎缩占整体的 1/3：1 分。

（2）腺体萎缩占整体的 1/3 到 2/3：2 分。

（3）腺体萎缩占整体的 2/3 以上：3 分。

（4）上下睑板腺均分析，最高分数 6 分。

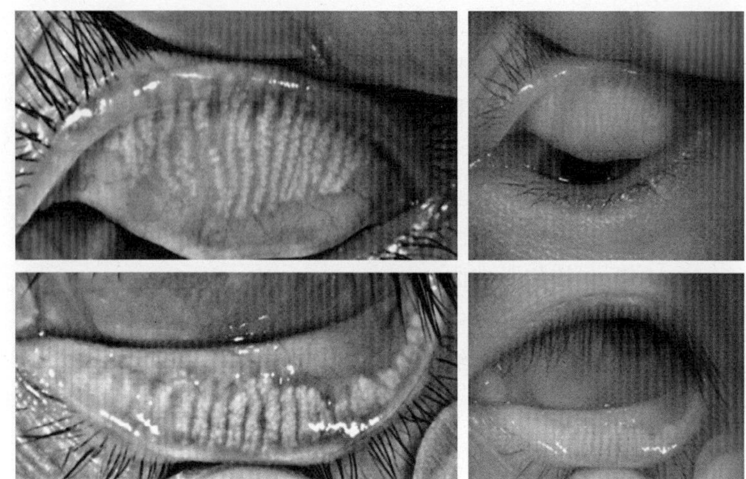

图 7-108　睑板腺数量减少，长度缩短

【注意事项】

1. 检查过程需要患者的积极配合。

2. 40～50 岁的生理状态会有明显的腺体缺损。

【复习思考】

不用眼表分析仪如何检查睑板腺的数量和长度？

四、脂质层观察

【目的】

评估脂质层的厚度。

【操作前准备】

请参考非侵入性泪膜破裂时间检查的操作前准备。

【操作步骤】

1. 被检者坐位，将下巴及额头依靠在仪器托架上，保持头正位。

2. 启动 Lipid Layer 程序。

3. 前后调整焦距使下睑缘泪河位置清晰。

4. 采集按钮获取图像。
5. 计算机存储分析结果。
6. 测量瞳孔中央偏鼻侧 2mm 处泪河高度。

【结果分析】

1. 薄脂质层见图 7-109～图 7-112。

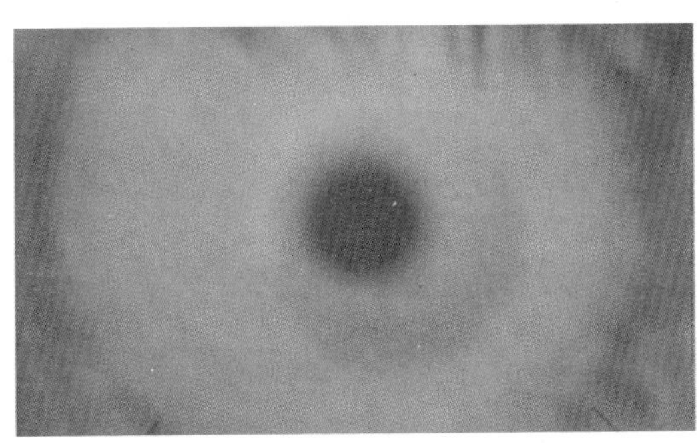

图 7-109　开放性网格

脂质层厚度为 13～50μm

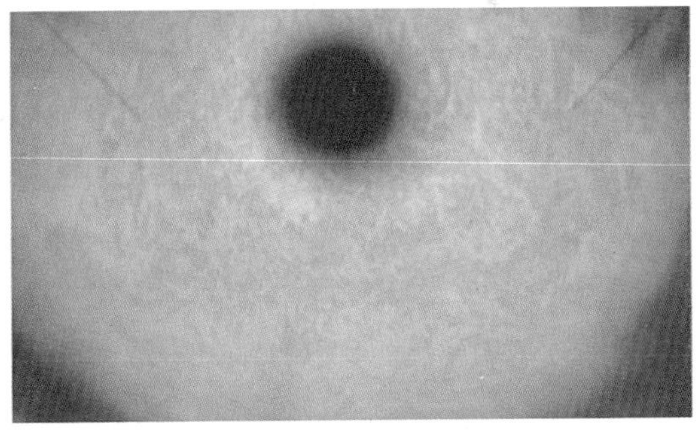

图 7-110　封闭性网格

脂质层厚度为 13～50μm

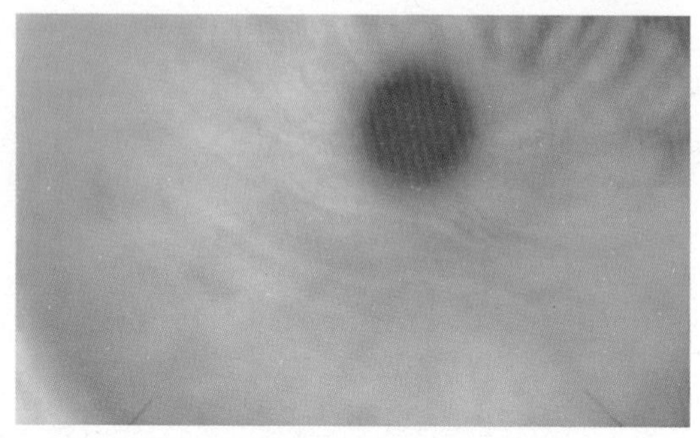

图 7-111　波浪形

脂质层厚度为 50~70μm

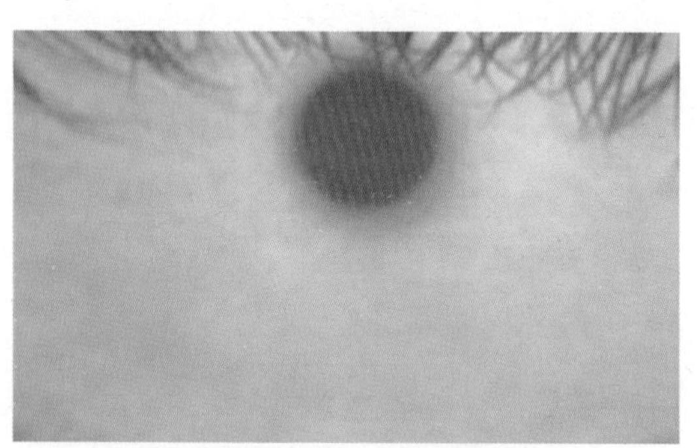

图 7-112　无固定型

脂质层厚度为 80~90μm

薄脂质层：见泪膜流动，未见色彩，分布不均，偶尔伴有颗粒状物质流动

2. 正常脂质层见图 7-113。

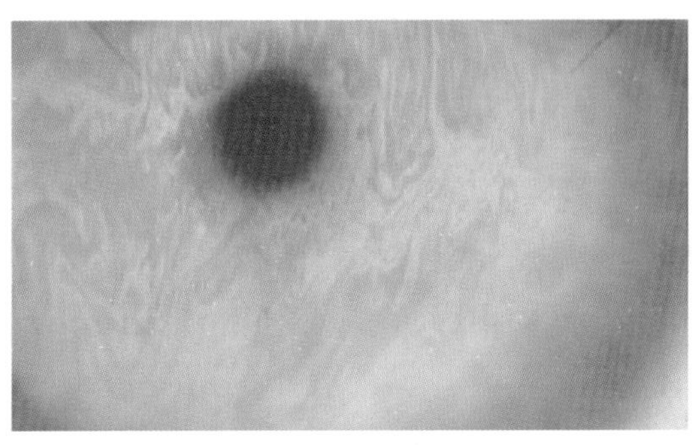

图 7-113　正常彩色条纹

脂质层厚度约 90~180μm

正常脂质层：色彩丰富呈五颜六色，分布均匀

3. 厚脂质层见图 7-114。

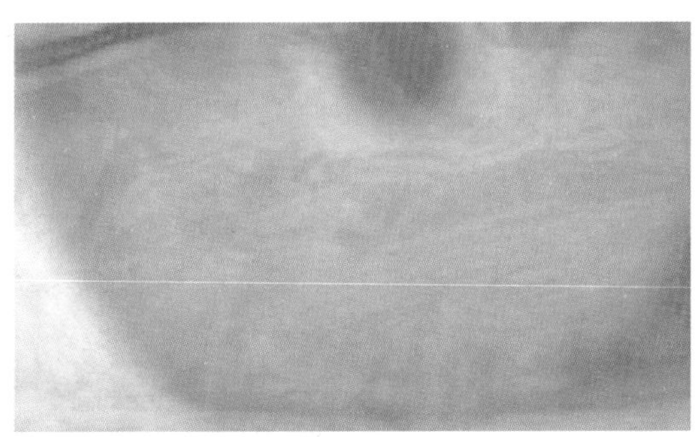

图 7-114　异常彩色条纹

脂质层厚度>180μm

厚脂质层：色彩更加艳丽，分布面积广且均匀。

【注意事项】

检查过程中尽力睁大眼睛并保持。

【复习思考】

哪些情况提示患者不能佩戴角膜接触镜？

（唐雪林）

第十八节　眼震电图描记法

【目的】

分析眼球震颤的幅度、频率，耳鼻喉科多用来评估前庭功能。

【操作前准备】

1. 操作者准备　着装整洁，不佩戴手表、戒指；指甲长短合适。

2. 受试者准备　清洗干净面部，不涂化妆品，用牙膏或75%乙醇清洁眼部及眶周皮肤，使电阻降到10kΩ以下。

3. 环境准备　眼震电图既可在暗室也可在亮室进行，要求环境保持安静。

【操作程序】

眼科最常采用凝视试验测定眼球震颤患者的方向、类型、强度、频率，寻找慢相眼位，或用于评估先天性眼球震颤患者的手术效果，故本节重点介绍凝视试验的操作过程。扫视试验、平稳跟踪试验、视动性眼震试验、静态位置试验、动态位置试验和冷热试验的检查等请查看耳科学相关章节。

1. 安置电极　将2个垂直通道电极片分别贴于受试者眉弓上缘、下眶骨下缘中分的位置。水平通道电极片分别贴于左、右眼外眦角外侧约1cm位置。地极电极片贴于眉心上方约2cm位置。

2. 定标　电极安放完毕后，先水平定标，嘱受试者平视正前方正中视标，再依次将视标向左、右水平移动，使视标夹角与视线各成10°，共计20°，然后调定放大器增益，使记录系统的偏移幅度达到 20° = 20mm。若有需要，也可垂直定标。

3. 凝视试验　眼科检查常在睁眼情况下测试，受试者凝视正前方、上方 30°、下方 30°、左侧 30°、右侧 30°视标，每个视标记录时间不少于 20 秒。也可自行选择凝视视标的角度（如：选择每个视标与视线的夹角为 5°或 10°，或自行将视标放置于肉眼观察到的慢相眼位的方向）。

【注意事项】

1. 旋转性眼球震颤的患者，眼球位在原位转动，不发生位移，故眼震电图不能记录，只能用眼震视图记录。

2. 眨眼、皮肤电阻过大、角膜—视网膜电位差异等因素可以引起伪迹，影响图形分析。

3. 眼震电图不能用于皮肤对电极片过敏的患者。

（杨国渊）

第十九节　肌 电 图

【目的】

了解眼外肌周围神经、神经元、神经肌肉接头及肌肉本身的功能状态，肌肉内注射肉毒素的部位选择。

【操作前准备】

1. 患者准备　了解病史，明确检查目的，确定需检查的眼外肌以及检查的步骤。解释检查的正常反应，消除患者恐惧心理。

2. 操作者准备　完成针电极及检查部位的选择和消毒。

3. 环境准备　清洁，安静，无干扰的检查室（屏蔽室最佳）。

【操作步骤】

1. 在眼部滴用抗生素眼液及表面麻醉剂 2~3 次（间隔 3 分钟）。

2. 经结膜，将消毒的针电极插入需要检查的眼外肌，记录插针时、肌肉松弛时和肌肉作随意运动时的肌肉生物电活动。

【结果分析】

1. 眼外肌插针时，肌电图示波屏会出现电位波动。

2. 眼外肌松弛时，肌电图示波屏会出现一根基线，无电位活动。

3. 眼外肌轻度收缩时，可有双相或三相的电位，幅度为0.5~1mV，频率为5~20Hz。

4. 肌肉松弛时出现自发电位，如纤颤电位、正峰波、束颤电位等，说明肌肉存在病变，其中纤颤电位具有诊断意义。

【注意事项】

1. 操作完成后，电流输出回零。

2. 空腹时不宜进行肌电图检查，预防晕针。

（魏 红）

第二十节 视网膜断层扫描

【目的】

分析和诊断视网膜断层结构异常。

【操作前准备】

1. 操作环境 安静明室。

2. 仪器及物品 视网膜断层扫描仪。

【操作步骤】

1. 电脑主机上输入患者的姓名、性别、出生日期等信息。

2. 嘱患者正坐于视网膜断层扫描仪前，头部正放于下颌托内，前额抵住上额托，调整下颌托的高度使患者的外眦与仪器标注的外眦线水平。

3. 嘱患者注视内部红色固视灯，调整操作手柄使视网膜断层扫描仪的镜头正对患者被检查眼的正前方，通过电脑主机上的实时监控画面观察，当患者瞳孔反光点位于观察野正中时，缓慢向前推进镜头。

4. 当患者的后极部视网膜全部充满观察野及眼底图像出现时，停止推进镜头，旋转屈光补偿按钮，调整观察野中的视网膜像到最清晰为止，再微调操作手柄使视盘图像位于水平正中，点击获取图片按钮进行扫描。

5. 在获取的图片上描出视盘轮廓线。

【结果分析】

结果分图详见图 7-115～图 7-119，视盘断层扫描分析结果参考表 7-4。

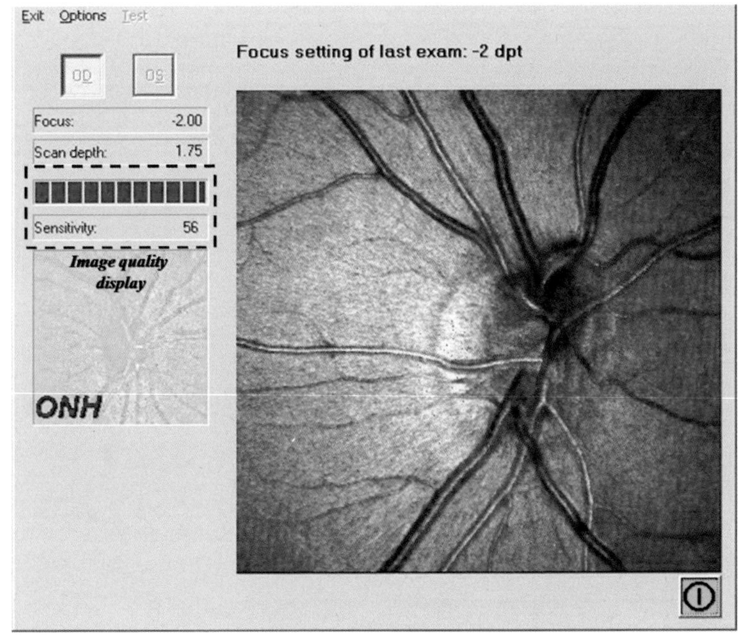

图 7-115　视盘（正常）

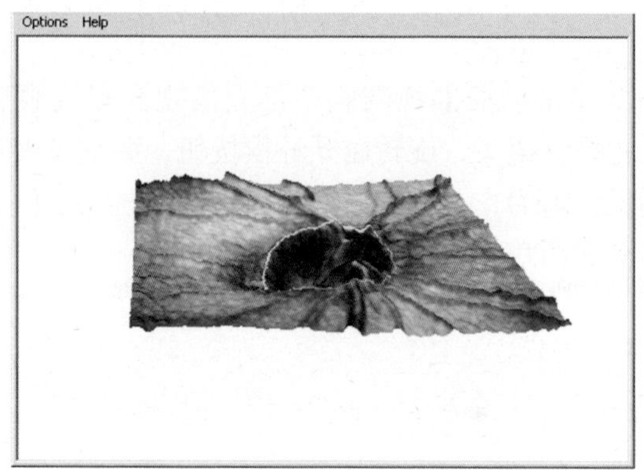

图 7-116　3D 视盘（正常）

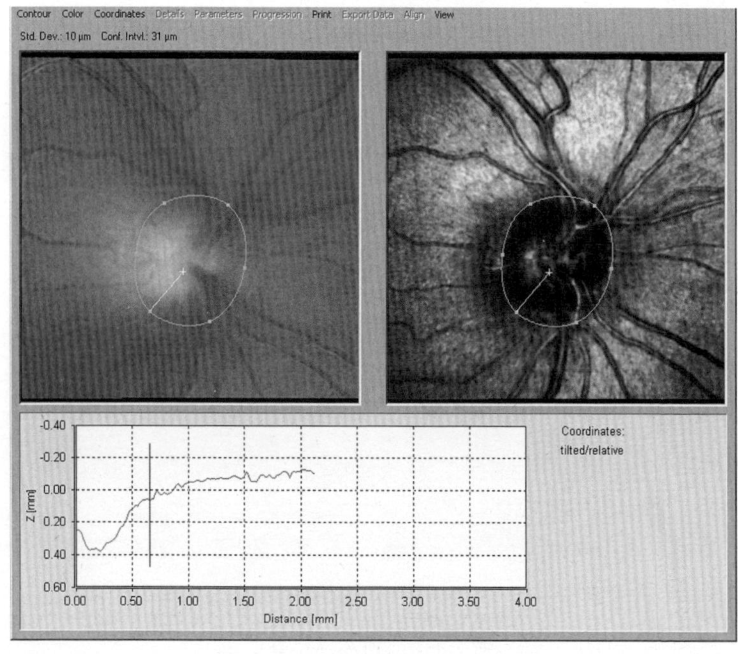

图 7-117　视盘轮廓线（正常）

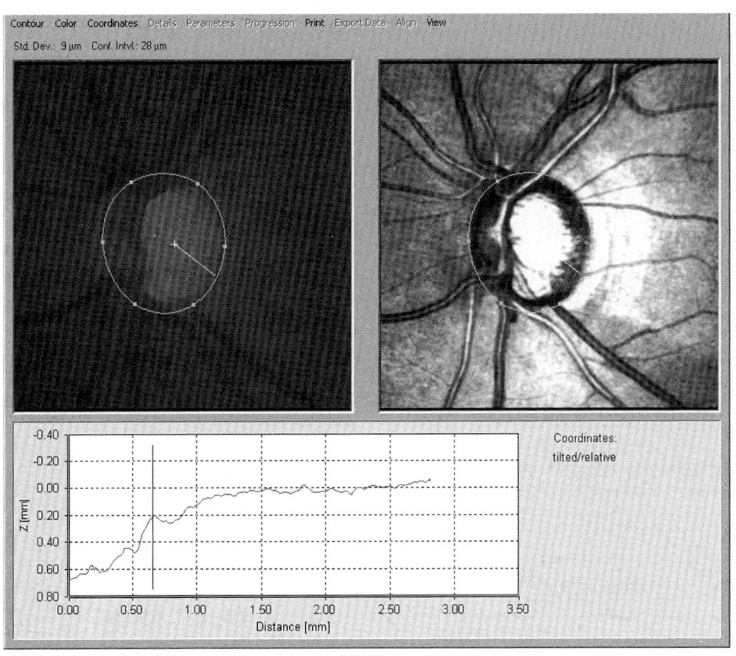

图 7-118　视盘轮廓线（大杯盘比）

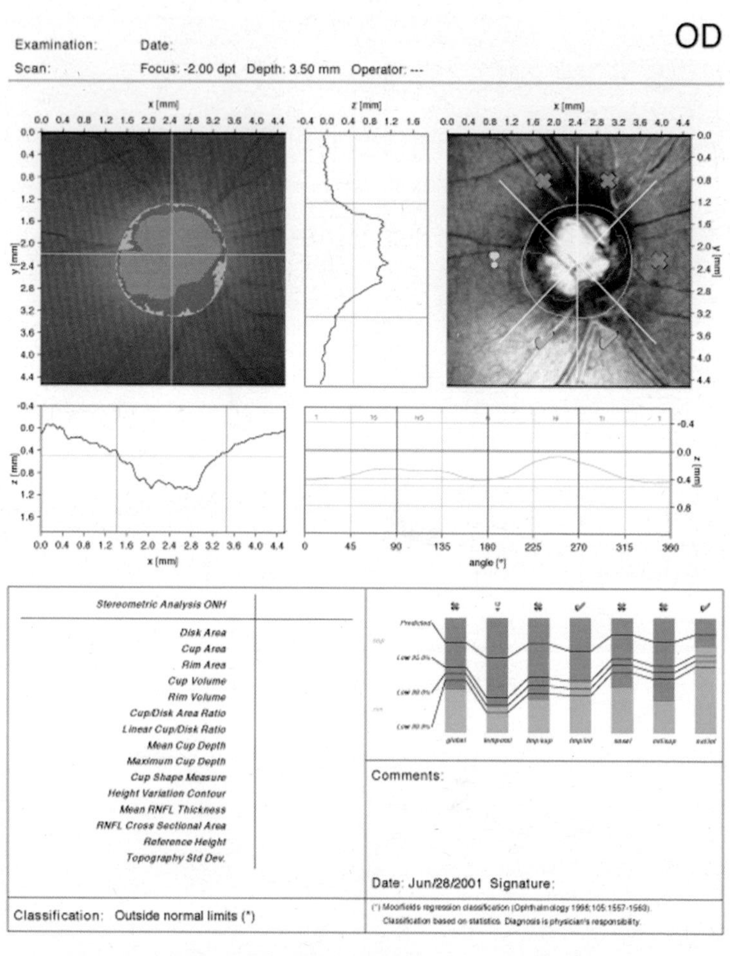

图 7-119　视盘断层扫描分析报告单（Outside normal limits）

表 7-4　视盘断层扫描分析结果参考表

项目	参考范围
视盘面积 mm	1. 69~2. 82
视杯面积 mm	0. 26~1. 27
盘缘面积 mm	1. 20~1. 78
视杯体积 cmm	-0. 01~0. 49
盘缘体积 cmm	0. 24~0. 49
视杯面积/视盘面积	0. 16~0. 47
杯底面积/视盘面积	0. 36~0. 80
视杯的平均厚度 mm	0. 14~0. 38
视杯的最大深度 mm	0. 46~0. 90
视杯的形态大小	-0. 27~-0. 09
高度变化范围 mm	0. 30~0. 47
视神经纤维层平均厚度 mm	0. 18~0. 31
视神经纤维横断面 mm	0. 95~1. 61

【注意事项】

1. 在镜头前推的过程中要缓慢进行，防止镜头直接接触患者的眼睛。

2. 对于配合较差或视力不好的患者，可以利用外置指引灯帮助进行检查。

3. 散光>1D 患者需戴眼镜或接触镜。

【复习思考】

哪些疾病适用于 HRT Ⅱ视网膜断层扫描检查？

（陈　浩）

第二十一节　人工晶体生物测量仪检查

【目的】

用于测量眼轴长度、角膜曲率、前房深度、角膜直径并利用结果计算人工晶体屈光力等。

【操作前准备】

1. 操作环境　自然光线下的检查室。

2. 仪器及物品　人工晶体生物测量仪（IOLMaster）。

3. 适应人群　各类需要测量眼轴长度、角膜曲率、前房深度、角膜直径及人工晶体度数的患者。

【操作步骤】

1. 电脑主机上输入患者的姓名、性别、出生日期等信息。

2. 嘱患者正坐于IOLMaster仪前，头部正放于下颌托内，前额抵住上额托，调整下颌托的高度使患者的外眦与仪器标注的外眦线水平。

3. 嘱患者平视前方，调整操作手柄使IOLMaster仪的镜头正对患者右眼的正前方，通过电脑主机上的实时监控画面观察，当患者角膜反光点与位于观察野正中时，前后推动仪器调整焦距，当患者角膜反光点最清晰时停止移动并按动仪器操作杆上的获取按钮进行采集。

4. 仪器会先后采集患者的角膜曲率、眼轴长度、前房深度、及角膜直径，然后根据程序中事先录入的不同方法计算人工晶体度数的公式来得出患者不同情况下的人工晶体度数。

【结果分析】

结果分析见图7-120。

【注意事项】

1. 进行检查前要向患者交待清楚，检查过程中要保持头位固定，眼球平视前方，因为在采集数据的过程中如果随意的

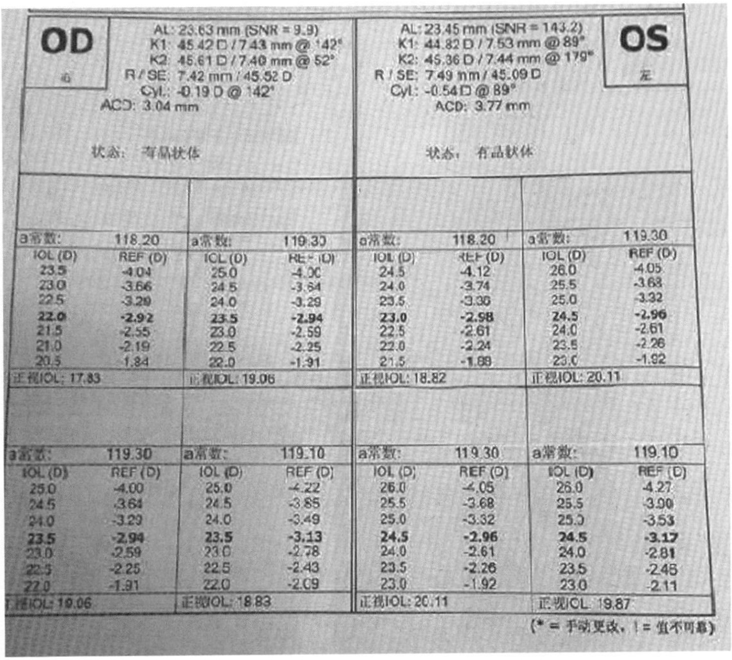

OD 右

AL: 23.63 mm (SNR = 9.9)
K1: 45.42 D / 7.43 mm @ 142°
K2: 45.61 D / 7.40 mm @ 52°
R / SE: 7.42 mm / 45.52 D
Cyl.: -0.19 D @ 142°
ACD: 3.04 mm

状态：有晶状体

OS 左

AL: 23.45 mm (SNR = 143.2)
K1: 44.82 D / 7.53 mm @ 89°
K2: 45.36 D / 7.44 mm @ 179°
R / SE: 7.49 mm / 45.09 D
Cyl.: -0.54 D @ 89°
ACD: 3.77 mm

状态：有晶状体

OD a常数: 118.20		a常数: 119.30		OS a常数: 118.20		a常数: 119.30	
IOL (D)	REF (D)	IOL (D)	REF (D)	IOL (D)	REF (D)	IOL (D)	REF (D)
23.5	-4.04	25.0	-4.00	24.5	-4.12	26.0	-4.05
23.0	-3.66	24.5	-3.64	24.0	-3.74	25.5	-3.68
22.5	-3.29	24.0	-3.29	23.5	-3.36	25.0	-3.32
22.0	**-2.92**	**23.5**	**-2.94**	**23.0**	**-2.98**	**24.5**	**-2.96**
21.5	-2.55	23.0	-2.59	22.5	-2.61	24.0	-2.61
21.0	-2.19	22.5	-2.25	22.0	-2.24	23.5	-2.26
20.5	-1.84	22.0	-1.91	21.5	-1.88	23.0	-1.92
正视IOL: 17.83		正视IOL: 19.06		正视IOL: 18.82		正视IOL: 20.11	

OD a常数: 119.30		a常数: 119.10		OS a常数: 119.30		a常数: 119.10	
IOL (D)	REF (D)	IOL (D)	REF (D)	IOL (D)	REF (D)	IOL (D)	REF (D)
25.0	-4.00	25.0	-4.22	26.0	-4.05	26.0	-4.27
24.5	-3.64	24.5	-3.85	25.5	-3.68	25.5	-3.90
24.0	-3.29	24.0	-3.49	25.0	-3.32	25.0	-3.53
23.5	**-2.94**	**23.5**	**-3.13**	**24.5**	**-2.96**	**24.5**	**-3.17**
23.0	-2.59	23.0	-2.78	24.0	-2.61	24.0	-2.81
22.5	-2.25	22.5	-2.43	23.5	-2.26	23.5	-2.46
22.0	-1.91	22.0	-2.09	23.0	-1.92	23.0	-2.11
正视IOL: 19.06		正视IOL: 18.83		正视IOL: 20.11		正视IOL: 19.87	

(* = 手动更改，! = 值不可靠)

图 7-120　生物测量仪结果打印图

移动可能会造成结果的不准确。

2. 检查完成后要注意分析检查结果的准确性，例如对同一眼几次测量结果进行比较，如果偏差较大要进行重复检查。

3. 若同一患者两只眼结果偏差较大，应结合其他的检查来确定结果的准确性。

【复习思考】

1. 晶体缺如的患者怎样通过 IOLMaster 确定其人工晶体度数？

2. 部分视网膜脱离的患者 IOLMaster 测出其眼轴长度偏短，试分析其原因？

（包　力）

参考文献

1. 瞿佳. 眼视光学理论和方法［M］. 2 版. 北京：人民卫生出版社，2013.

2. 徐广第. 眼科屈光学［M］. 2 版. 北京：军事医学科学出版社，2001.

3. 施殿雄. 实用眼科诊断［M］. 上海：上海科学技术出版社，2005.

4. 李凤鸣，谢立信. 中华眼科学［M］. 3 版. 北京：人民卫生出版社，2014.

5. 齐备. 眼镜验光员（高级）［M］. 北京：中国劳动社会保障出版社，2008.

6. 郭俊来，高祥璐，侯雯莉. 双目间接检眼镜的特点及其在眼科学中的应用［J］. 医疗卫生装备，2007：33-35.

7. 廖文江，欧阳君，屈晓勇，等. 非接触眼压计与 Schiotz 眼压计对青光眼患者眼压测量结果比较［J］. 实用临床医学，2009：93-94.

8. 张会芝，徐梅贞，成新莲，等. Schiotz 与 Goldmann 眼压计对眼压测量的比较研究［J］. 滨州医学院学报，2008：201-02.

9. 张绍阳，周和政，江文珊，等. 三种不同眼压计眼压测量值的比较［J］. 国际眼科杂志，2010：270-72.

10. 张学勇，马建国，卢荣胜. 眼压检测技术应用研究［J］. 合肥工业大学学报（自然科学版），2011：976-81.

11. 韩杰，张洪君. 实用眼科护理及技术［M］. 北京：科学技术出版社，2008.

12. 赵堪兴. 斜视弱视学［M］. 北京：人民卫生出版社，2011.

13. 赵堪兴，杨培增. 眼科学［M］. 7 版. 北京：人民卫生出版社，2008.
14. 王光霁. 双眼视觉学［M］. 2 版. 北京：人民卫生出版社，2012.
15. 严宏. 弱视［M］. 北京：科学技术出版社，2007.
16. 刘意，张洪波. 双眼视与低视力［M］. 郑州：郑州大学出版社，2012.
17. 瞿佳. 眼镜学［M］. 2 版. 北京：人民卫生出版社，2012：108-109.
18. 呼正林. 渐进眼镜原理·验光·配镜［M］. 北京：军事医学科学出版社，2007：112-115.
19. 梅满海. 视光眼镜问题集［M］. 天津：天津科学技术出版社，2008：286-292.
20. 劳动和社会保障部职业技能鉴定中心. 眼镜定配工（高级）［M］. 北京：中国财政经济出版社，2004：15-16.
21. 吕帆. 接触镜学［M］. 2 版. 北京：人民卫生出版社，2011.
22. 谢培英. 临床接触镜学［M］. 北京：北京大学医学出版社，2004.
23. 齐备. 隐形眼镜手册［M］. 上海：上海科学技术出版社，1996.
24. 钟兴武. 实用隐形眼镜学［M］. 龚向明. 北京：科学出版社，2004.
25. 吕帆. 接触镜学实训指导［M］. 北京：人民卫生出版社，2011.
26. 谢培英. 实用角膜塑形学［M］. 北京：人民卫生出版，2012.
27. 谢培英. 角膜塑形镜验配技术（基础篇）［M］. 北京：人民卫生出版社，2014 年.
28. 谢培英. 图释圆锥角膜［M］. 北京：北京大学医学出版社，2009.
29. 王明旭. 不规则散光诊断与治疗（中文翻译版）［M］. 北京：科学出版社，2009.
30. 徐亮. 低视力学［M］. 2 版. 北京：人民卫生出版社，2011.
31. 孙葆忱. 低视力患者生存质量与康复［M］. 北京：人民卫生出版社，2009.
32. 刘家琦，李凤鸣. 实用眼科学［M］. 3 版. 北京：人民卫生出版社，2012.

33. 魏兰. 自动视野检查［M］. 北京：人民卫生出版社，2009.
34. 吴旬生. Octopus 视野计检测可疑青光眼［J］. 眼科，2003，03：135-136.
35. 吕帆，徐亮. 眼视光器械学［M］. 北京：人民卫生出版社，2004.
36. 李立新. 眼部超声诊断图谱［M］. 北京：人民卫生出版社，2003.
37. 俞自萍. 色盲检查图［M］. 5 版. 北京：人民卫生出版社，2004.
38. 吴乐正，吴德正. 临床视觉电生理学［M］. 北京：科学出版社，1999.
39. 罗文玲. 视觉电生理的临床应用研究进展［J］. 中外医学研究，2015，05.
40. 王宁利，刘文. 活体超声生物显微镜眼科学［M］. 3 版. 北京：科学出版社，2010.
41. 徐建江，乐琦骅. 眼前节光学相干断层扫描［M］. 上海：复旦大学出版社，2013.
42. 乐琦骅，徐建江，张朝然，等. 裂隙灯适配光学相干断层扫描成像术在角膜移植术后的应用［J］. 眼科研究，2008，26：291-295.
43. 杨智宽. 临床视光学［M］. 北京：科学出版社，2008.
44. 谢立信，史伟云. 角膜病学［M］. 北京：人民卫生出版社，2007：372-374.
45. 夏卫东，陈积中，宋汝庸. 角膜地形图分析在圆锥角膜早期诊断中的重要作用［J］. 临床眼科杂志，2002，10：515-517.
46. 李晓璐. 眼震电图检查和眼震视图检查［M］. 北京：人民卫生出版社，2007.
47. 吴玲玲，国松志保，铃木康之，等. 应用海德堡视网膜断层扫描仪检测开角型青光眼的视盘改变［J］. 中华眼科杂志，2001，37：414-417.

48. 夏翠然，徐亮. HRT 在青光眼诊断和视神经监测中的应用［J］. 国外医学眼科学分册 2001，25（6）：355-360.
49. 俞素勤. 简明 OCT 阅片手册［M］. 北京：人民卫生出版社，2012.
50. 魏文斌，杨丽红. 同仁荧光素眼底血管造影手册［M］. 北京：人民卫生出版社，2014.
51. 张承芬. 眼底病学［M］. 2 版. 北京：人民卫生出版社，2010.
52. 罗光伟，龙时先. 临床视觉电生理标准化进展［J］. 眼科学报. 2007，23（1）：1-8.
53. 黄时州，吴德正. 多焦视觉电生理临床应用及基础研究［J］. 医学研究通讯. 2005，34（1）：28.
54. 罗文玲. 视觉电生理的临床应用研究进展［J］. 中外医学研究，2015，13（5）：162-164.
55. Andrew WK，Caroline C. Clinical Optics and Refraction［M］. Butterworth-Heinemann，2007.
56. Grosvenor TP. Primary Care Optometry［M］. 5th edition. Butterworth-Heinemann，2006.
57. Mitchell S，Bruce W. Clinical Management of Binocular Vision［M］. 4th edition. Lippincott Williams and Wilkins，2013.
58. Scheiman M，Wick B. Clinical Management of Binocular Vision：Heterophoric，Accommodative，and Eye Movement Disorders［M］. 4th edition. Lippincott Williams and Wilkins，2013.
59. Nathan Efron. Contact Lens Practice［M］. 2nd edition. Butterworth-Heinemann，2010.
60. Lambert M Surhone，Mariam T Tennoe，Susan F Henssonow Orthokeratology［M］. Betascript Publishing，2011.
61. A. Jonathan Jackson，James S. Wolffsohn. Low vision manual［M］. Elsevier Medicine，2006.

62. Wolffsohn JS, Peterson RC. Current knowledge on electronic vision enhancement systems (EVES) for the visually impaired [J]. Ophthalmic and Physiological Optics, 2003, 23: 35-42.

63. Bailey IL. Refracting low vision patients [J]. Optometric Monthly, 1978: 519-523.

64. Woodhouse JM, Meades JS, Leat ST. Reduced accommodation in children with Down's syndrome [J]. Investigative Ophthalmology and Visual Science 1993, 34: 2382-2387.

65. Lebensohn JE. Practical problems relating to presbyopia [J]. American Journal of Ophthalmology, 1949, 32: 22.

66. Rajan MS, Keilhorn I, Bell JA. Partial coherence laser interferometry vs conventional ultrasound biometry in intraocular lens power calculations [J]. EYE, 2002, (05): 552-556.